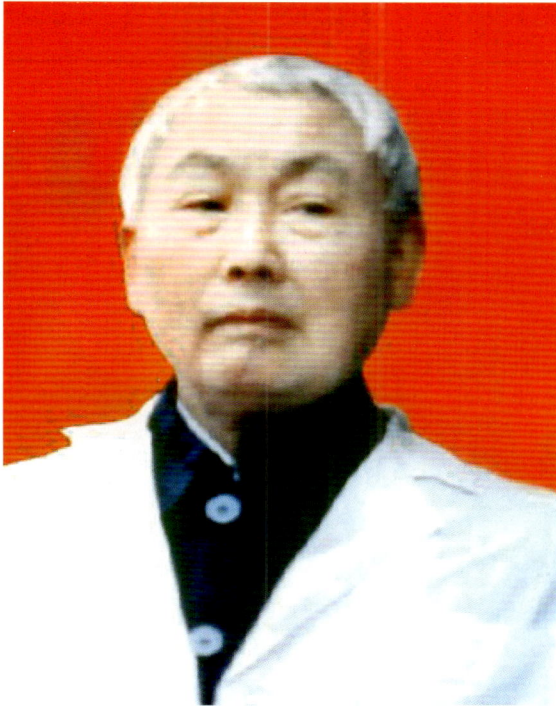

李仲愚

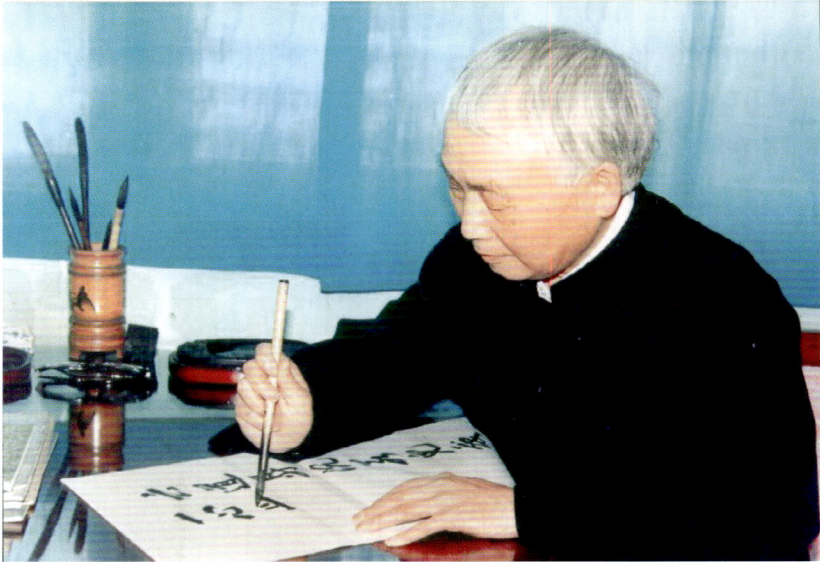

李仲愚写书法

李仲愚

川派中医药名家系列丛书

赵 文 主编

中国中医药出版社
·北 京·

图书在版编目（CIP）数据

川派中医药名家系列丛书．李仲愚／赵文主编．—北京：中国中医药出版社，2018.12

ISBN 978 – 7 – 5132 – 4787 – 0

Ⅰ．①川⋯　Ⅱ．①赵⋯　Ⅲ．①李仲愚（1920–2003）—生平事迹　②中医临床—经验—中国—现代　Ⅳ．① K826.2　② R249.7

中国版本图书馆 CIP 数据核字（2018）第 037348 号

中国中医药出版社出版

北京市朝阳区北三环东路 28 号易亨大厦 16 层

邮政编码　100013

传真　010–64405750

廊坊市祥丰印刷有限公司印刷

各地新华书店经销

开本 710×1000　1/16　印张 15　彩插 0.5　字数 252 千字

2018 年 12 月第 1 版　2018 年 12 月第 1 次印刷

书号　ISBN 978 – 7 – 5132 – 4787 – 0

定价　65.00 元

网址　www.cptcm.com

社 长 热 线　010-64405720

购 书 热 线　010-89535836

维 权 打 假　010-64405753

微信服务号　zgzyycbs

微商城网址　https://kdt.im/LIdUGr

官 方 微 博　http://e.weibo.com/cptcm

天猫旗舰店网址　https://zgzyycbs.tmall.com

如有印装质量问题请与本社出版部联系（010-64405510）

客金陵 一九八五年冬，因診務客南京。

中山笑眼為誰開，士女如雲去復來。金陵毓秀橫天碧，瑞靄深寧雨花臺，過玄武，繞秦淮，冰薄霜輕，舒望眼，森森王氣千秋萬世庶民共有，哪箇能埋！

導游員曰金陵係楚威王埋金人以鎮王氣，余聞之啞然。謂之全屬夢想。王者之氣，人心集成。失人心者失王氣，得人心者得王氣，萬古不易之理也。書畢，警衛窩孫勾長笑而進言，李先念主席主席笑曰大夫不少英雄之流，賜曰不敢。願候教！

李仲愚书法

总序————————加强文化建设，唱响川派中医

四川，雄居我国西南，古称巴蜀，成都平原自古就有天府之国的美誉，天府之土，沃野千里，物华天宝，人杰地灵。

四川号称"中医之乡、中药之库"，巴蜀自古出名医、产中药，据历史文献记载，自汉代至明清，见诸文献记载的四川医家有 1000 余人，川派中医药影响医坛 2000 多年，历久弥新；川产道地药材享誉国内外，业内素有"无川（药）不成方"的赞誉。

医派纷呈　源远流长

经过特殊的自然、社会、文化的长期浸润和积淀，四川历朝历代名医辈出，学术繁荣，医派纷呈，源远流长。

汉代以涪翁、程高、郭玉为代表的四川医家，奠定了古蜀针灸学派。郭玉为涪翁弟子，曾任汉代太医丞。涪翁为四川绵阳人，曾撰著《针经》，开巴蜀针灸先河，影响深远。1993 年，在四川绵阳双包山汉墓出土了最早的汉代针灸经脉漆人；2013 年，在成都老官山再次出土了汉代针灸漆人和 920 支医简，带有"心""肺"等线刻小字的人体经穴髹漆人像是我国考古史上首次发现，应是迄今

我国发现的最早、最完整的经穴人体医学模型，其精美程度令人咋舌！又一次证明了针灸学派在巴蜀的渊源和影响。

四川山清水秀，名山大川遍布。道教的发祥地青城山、鹤鸣山就坐落在成都市。青城山、鹤鸣山是中国的道教名山，是中国道教的发源地之一，自东汉以来历经2000多年，不仅传授道家的思想，道医的学术思想也因此启蒙产生。道家注重炼丹和养生，历代蜀医多受其影响，一些道家也兼行医术，如晋代蜀医李常在、李八百，宋代皇甫坦，以及明代著名医家韩懋（号飞霞道人）等，可见丹道医学在四川影响深远。

川人好美食，以麻、辣、鲜、香为特色的川菜享誉国内外。川人性喜自在休闲，养生学派也因此产生。长寿之神——彭祖，号称活了800岁，相传他经历了尧舜夏商诸朝，据《华阳国志》载，"彭祖本生蜀"，"彭祖家其彭蒙"，由此推断，彭祖不但家在彭山，而且他晚年也落叶归根于此，死后葬于彭祖山。彭祖山坐落在成都彭山县，彭祖的长寿经验在于注意养生锻炼，他是我国气功的最早创始人，他的健身法被后人写成《彭祖引导法》；他善烹饪之术，创制的"雉羹之道"被誉为"天下第一羹"，屈原在《楚辞·天问》中写道："彭铿斟雉，帝何飨？受寿永多，夫何久长？"反映了彭祖在推动我国饮食养生方面所做出的贡献。五代、北宋初年，著名的道教学者陈希夷，是四川安岳人，著有《指玄篇》《胎息诀》《观空篇》《阴真君还丹歌注》等。他注重养生，强调内丹修炼法，将黄老的清静无为思想、道教修炼方术和儒家修养、佛教禅观会归一流，被后世尊称为"睡仙""陈抟老祖"。现安岳县有保存完整的明代陈抟墓，有陈抟的《自赞铭》，这是全国独有的实物。

四川医家自古就重视中医脉学，成都老官山出土的汉代医简中就有《五色脉诊》（原有书名）一书，其余几部医简经初步整理暂定名为《敝昔医论》《脉死候》《六十病方》《病源》《经脉书》《诸病症候》《脉数》等。学者经初步考证推断极有可能为扁鹊学派已经亡佚的经典书籍。扁鹊是脉学的倡导者，而此次出土的医书中脉学内容占有重要地位，一起出土的还有用于经脉教学的人体模型。唐代杜光庭著有脉学专著《玉函经》3卷，后来王鸿骥的《脉诀采真》、廖平的《脉学辑要评》、许宗正的《脉学启蒙》、张骥的《三世脉法》等，均为脉诊的发展做出了贡献。

咎殷，唐代四川成都人。咎氏精通医理，通晓药物学，擅长妇产科。唐大中年间，他将前人有关经、带、胎、产及产后诸症的经验效方及自己临证验方共378首，编成《经效产宝》3卷，是我国最早的妇产科专著。加之北宋时期的著名妇产科专家杨子建（四川青神县人）编著的《十产论》等一批妇产科专论，奠定了巴蜀妇产学派的基石。

宋代，以四川成都人唐慎微为代表撰著的《经史证类备急本草》，集宋代本草之大成，促进了本草学派的发展。宋代是巴蜀本草学派的繁荣发展时期，陈承的《重广补注神农本草并图经》，孟昶、韩保昇的《蜀本草》等，丰富、发展了本草学说，明代李时珍的《本草纲目》正是在此基础上产生的。

宋代也是巴蜀医家学术发展最活跃的时期。四川成都人、著名医家史崧献出了家藏的《灵枢》，校正并音释，名为《黄帝素问灵枢经》，由朝廷刊印颁行，为中医学发展做出了不可估量的贡献，可以说，没有史崧的奉献就没有完整的《黄帝内经》。虞庶撰著的《难经注》、杨康侯的《难经续演》，为医经学派的发展奠定了基础。

史堪，四川眉山人，为宋代政和年间进士，官至郡守，是宋代士人而医的代表人物之一，与当时的名医许叔微齐名，其著作《史载之方》为宋代重要的名家方书之一。同为四川眉山人的宋代大文豪苏东坡，也有《苏沈内翰良方》（又名《苏沈良方》）传世，是宋人根据苏轼所撰《苏学士方》和沈括所撰《良方》合编而成的中医书。加之明代韩懋的《韩氏医通》等方书，一起成为巴蜀医方学派的代表。

四川盛产中药，川产道地药材久负盛名，以回阳救逆、破阴除寒的附子为代表的川产道地药材，既为中医治病提供了优良的药材，也孕育了以附子温阳为大法的扶阳学派。清末四川邛崃人郑钦安提出了中医扶阳理论，他的《医理真传》

《医法圆通》《伤寒恒论》为奠基之作，开创了以运用附、姜、桂为重点药物的温阳学派。

清代西学东进，受西学影响，中西汇通学说开始萌芽，四川成都人唐宗海以敏锐的目光捕捉西学之长，融汇中西，撰著了《血证论》《医经精义》《本草问答》《金匮要略浅注补正》《伤寒论浅注补正》，后人汇为《中西汇通医书五种》，成为"中西汇通"的第一种著作，也是后来人们将主张中西医兼容思想的医家称为"中西医汇通派"的由来。

名医辈出　学术繁荣

中华人民共和国成立后，历经沧桑的中医药，受到党和国家的高度重视，在教育、医疗、科研等方面齐头并进，一大批中医药大家焕发青春，在各自的领域里大显神通，中医药事业欣欣向荣。

四川中医教育的奠基人——李斯炽先生，在 1936 年创立了"中央国医馆四川分馆医学院"，简称"四川国医学院"。该院为国家批准的办学机构，虽属民办但带有官方性质。四川国医学院也是成都中医学院（现成都中医药大学）的前身，当时汇集了一大批中医药的仁人志士，如内科专家李斯炽、伤寒专家邓绍先、中药专家凌一揆等，还有何伯勋、杨白鹿、易上达、王景虞、周禹锡、肖达因等一批蜀中名医，可谓群贤毕集，盛极一时。共招生 13 期，培养高等中医药人才 1000 余人，这些人后来大多数都成为中华人民共和国成立后的中医药领军人物，成为四川中医药发展的功臣。

1955 年国家在北京成立了中医研究院，1956 年在全国西、北、东、南各建立了一所中医学院，即成都、北京、上海、广州中医学院。成都中医学院第一任院长由周恩来总理亲自任命。李斯炽先生继创办四川国医学院之后又成为成都中医学院的第一任院长。成都中医学院成立后，在原国医学院的基础上，又汇集了一大批有造诣的专家学者，如内科专家彭履祥、冉品珍、彭宪章、傅灿冰、陆干甫；伤寒专家戴佛延；医经专家吴棹仙、李克光、郭仲夫；中药专家雷载权、徐楚江；妇科专家卓雨农、曾敬光、唐伯渊、王祚久、王渭川；温病专家宋鹭冰；外科专家文琢之；骨、外科专家罗禹田；眼科专家陈达夫、刘松元；方剂专家陈潮祖；医古文专家郑孝昌；儿科专家胡伯安、曾应台、肖正安、吴康衡；针灸专家余仲权、薛鉴明、李仲愚、蒲湘澄、关吉多、杨介宾；医史专家孔健民、李介民；中医发展战略专家侯占元等。真可谓人才济济，群星灿烂。

北京成立中医高等院校、科研院所后，为了充实首都中医药人才的力量，四川一大批中医名家进驻北京，为国家中医药的发展做出了巨大贡献，也展现了四川中医的风采！如蒲辅周、任应秋、王文鼎、王朴诚、王伯岳、冉雪峰、杜自明、李重人、叶心清、龚志贤、方药中、沈仲圭等，各有精专，影响广泛，功勋卓著。

北京四大名医之首的萧龙友先生，为四川三台人，是中医界最早的学部委员（院士，1955 年）、中央文史馆馆员（1951 年），集医道、文史、书法、收藏等于一身，是中医界难得的全才！其厚重的人文功底、精湛的医术、精美的书法、高尚的品德，可谓"厚德载物"的典范。2010 年 9 月 9 日，故宫博物院在北京为萧龙友先生诞辰 140 周年、逝世 50 周年，隆重举办了"萧龙友先生捐赠文物精品展"，以缅怀和表彰先生的收藏鉴赏水平和拳拳爱国情怀。萧龙友先生是一代举子、一代儒医，精通文史，书法绝伦，是中国近代史上中医界的泰斗、国学家、教育家、临床大家，是四川的骄傲，也是我辈的楷模！

追源溯流　振兴川派

时间飞转，掐指一算，我自 1974 年赤脚医生的"红医班"始，到 1977 年大学学习、留校任教、临床实践、跟师学习、中医管理，入中医医道已 40 年，真可谓弹指一挥间。俗曰：四十而不惑，在中医医道的学习、实践、历练、管理、推进中，我常常心怀感激，心存敬仰，常有激情冲动，其中最想做的一件事就是将这些中医药实践的伟大先驱者，用笔记录下来，为他们树碑立传、歌功颂德！缅怀中医先辈的丰功伟绩，分享他们的学术成果，继承不泥古，发扬不离宗，认祖归宗，又学有源头，师古不泥，薪火相传，使中医药源远流长，代代相传，永续发展。

今天，时机已经成熟，四川省中医药管理局组织专家学者，编著了大型中医专著《川派中医药源流与发展》，横跨两千年的历史，梳理中医药历史人物、著作，以四川籍（或主要在四川业医）有影响的历史医家和著作为线索，理清历史源流和传承脉络，突出地方中医药学术特点，认祖归宗，发扬传统，正本清源，继承创新，唱响川派中医药。其中，"医道溯源"是以民国以前的川籍或在川行医的中医药历史人物为线索，介绍医家的医学成就和学术精华，作为各学科发展的学术源头。"医派医家"是以近现代著名医家为代表，重在学术流派的传承与发展，厘清流派源流，一脉相承，代代相传，源远流长。《川派中医药源流与发展》一书，填补了川派中医药发展整理的空白，是集四川中医药文化历史和发展现状之大成，理清了川派学术源流，为后世川派的研究和发展奠定了坚实的基础。

我们在此基础上，还编著了《川派中医药名家系列丛书》，汇集了一大批近现代四川中医药名家，遴选他们的后人、学生等整理其临床经验、学术思想编辑成册。预计编著一百人，这是一批四川中医药的代表人物，也是难得的宝贵文化遗产，今天，经过大家的齐心努力终于得以付梓。在此，对为本系列书籍付出心血的各位作者、出版社编辑人员一并致谢！

由于历史久远，加之编撰者学识水平有限，书中罅、漏、舛、谬在所难免，敬望各位同仁、学者提出宝贵意见，以便再版时修订提高。

中华中医药学会　副会长

四川省中医药学会　会　长

四川省中医药管理局　原局长　　杨殿兴

成都中医药大学　教授、博士生导师

2015 年春于蓉城雅兴轩

多宝道人^① 李仲愚的精彩人生（代序）————

感怀大宝恩师李仲愚！江湖人称"多宝道人"的李仲愚，其生命最感人处，不仅在于"多宝"相连的技艺特征，更在于与"多宝"光色相融相契的精彩生命呈现。李先生于世间，是有情有义有担当的英雄；李先生于出世间，则是有行有证有觉悟的智者。

一、以酒娱道

李先生青年任侠善饮，武功得佛家临济宗传承，后兼得道家净明派导引传承，使内外兼修，功趋上乘。出于好奇，李先生于青年比试蜀中武术名家，遂知武功境界。更依海慧禅师教言，内秘菩萨行，外示声闻身。李先生从此不再言武，而内修导引医道，外以饮酒习字画荷花为乐。其在《画荷》中^②云："一一芙蕖貌不同，缕缕微飔入浪中。无钱采点街头卖，虎步酒家作醉翁。"而李先生晚年，反而滴酒不沾，是视饮酒为人生游戏耳！如其作《画跛仙》二首，其中一首云："拖个乞丐跛行身，步步艰苦向前行。腰间葫芦藏天地，幻化醍醐救众生。走

————

① 注：因李先生多能多艺，法术众多而疗效显著，病家与同行遂以"多宝道人"戏称之。
② 注：此节诗文及全篇所引诗文，均见四川省文史馆编印《李仲愚诗选》。

遍千山万重水，寻找有缘觉悟人。醒！醒！醒！财色名食是红尘。"其二云："我未生时谁是我？我既死后我是谁？昔为贵公子，今入叫花身。葫芦美酒醉何人？是公子饮？是乞丐饮？所饮是何酒？能饮是何人？凡夫若悟其中妙，红尘浊世亦真人。"《本草》谓"酒能和气行血，化瘀破结"，李先生使其转为劝世灵丹，说明深得其妙。

二、以画说法

李先生中年，拟将柳、赵书体熔为一炉，未果，时至"文革"，遂以科研临床为喜，业余以画莲花、山水为乐。其作《学画》诗云："学石涛，学八大，扬州八怪学几下；大千胸欠丈夫气，白石淳朴少文化；悲鸿忧国写战马，昌硕多能似大家；天天闭户学死人，不如出门师造化。涉水登山起画稿，鸡声灯影读南华；五车字字皆糟粕，返观三世智无涯；纵横泼破由天趣，楮翰常归杰士家。"而至晚年，李先生更以画说法，心境越见超拔矣。其在《题荷竹》中云："玉质亭亭立浅沙，遥看绿竹护人家；飞瀑流泉归大海，山翁（注：李先生自号云水山翁）舍内转法华。"至《题荷竹清泉》，则悟唯心净土之妙，所谓"半山流水激清音，句句清音唱佛名，西方净土印何处？一林青竹透泉心"。是以画印心矣！

三、出入佛道

李先生因其祖父春庭公的教授，加上依止圣清老和尚修学禅法，承继贡嘎上人、诺那上人密法，更因六十岁后，得以白衣身份当选成都市佛教协会副会长，遂讲学文殊院，襄助清定上师恢复昭觉寺道场，在文殊院开设全国首个佛家中医门诊部等。与此同时，先生或因医家与道家的特殊渊源，又受傅元天大师（时任中国道教协会会长）邀请，为青城山道学院的道士讲授《道德经》《阴符经》与针灸导引法术，并授以修养生命并出世诸法。其在《养生方》（甘肃省侯亢先生，经四川省政府介绍治病，病减返甘，求赐养生良言，撰写赠之）中云："睡早起早，遇事莫恼。素食清养，毋恋腥臊。雍容和悦，恬愉逍遥。戒烟酒，饮淡茶，听其息而忘其虑。勤采真气，灌溉身心。不废点摩，通畅经遂。精神专一，悔怒不起，则五脏不受邪，如此必臻寿域矣。"在《游仙记》中，又示人以道家出世之要："尘寰多难又多灾，列仙邀我踏蓬莱。大好江山眼底去，彩云深处见瑶台。栏楯楼阁皆七宝，风飘天乐畅胸怀。玉梅参天层层碧，众真称我远客来。招我敷坐宝池上，朵朵莲花次第开。五光十色多奇丽，慈悲含笑远香来。绿草飘飘铺宝地，展卷阴符叹圣哉。笙箫琴瑟传丹诀，使我离欲免轮回。年年期与群仙会，太上救我脱尘埃。仙童歌舞曳裾袖，借问韶华让我猜。我说大概十一二，摇头呼我是庸才。沧桑百劫早来此，为何早不跟我来？胎卵湿化千般苦，今天才穿彩云鞋。从此八风休要动，不然随业坠凡阶。畜生饿鬼地狱道，看尔何时更尽回？听罢周身毛孔竖，汗滴如珠慢慢揩。"

四、行愿菩提

李先生中年之际赴海南、云南参与科研、教学与临床工作，享誉四川、云南、海南；六十岁后，医术誉满全国。后回川约请李孔定等医界朋友畅谈医事之后，呈交"振兴中医"上书，终将一己生命，以菩提行持之力融入中华民族传统医学发生发展的历史长河之中，虽有隐显迁易，但行愿从无改变。李先生在《为黑龙滩报国寺题联》中云："听暮鼓晨钟唤醒千家迷梦；看朝霞夕日染透万曲佛山。"《为文殊院传戒题联》中云："戒身是佛身，身身随机应化；净心即禅心，心心无住而生。"真正是菩提心为因，大悲为根本，方便为究竟！

以偈颂曰：曲身振臂意象生，太极枢转法术成。方圆兼施得多宝，医家济世在活人。

祈愿恩师李仲愚在天之灵，永远自在光明！

赵文　谨识

2014 年 4 月 22 日

编写说明————————————————————————

  本书为《川派中医药名家系列丛书》之一，主要介绍我国中医学家与针灸学专家李仲愚的生平事迹、学术经验等。编者为李先生的学术经验继承人，书中内容均是对李先生多年临床经验的提炼。

  由于体例的选择，该书"医案"一章，多选用《李仲愚临床经验辑要》中的相关章节进行编辑。"医话"一章，虽非李先生口授记录，但内容和思想均为李先生亲传。鉴于李先生在临床中除了运用汤药治病外，亦善针灸疗疾，故在"常用独特方剂及药物"之后，特增加李先生常用的针灸验方和奇穴。此外，全书药物剂量，一律换算成克，而不用"钱"。

  感谢四川省中医药管理局《川派中医药名家系列丛书》的创意与资助。感谢钟枢才教授不顾七十高龄完成了李仲愚临床经验部分的编撰，感谢李素仁、李怀仁、邓又新、吕春焘先生提供相关资料，感谢陈昊、高芙蕖、韦书勤、李云梅、赵苑岑同学参与书稿的校订工作。

本书编委会

2018 年 4 月

目　录

生平简介

川派中医药名家系列丛书

李仲愚

李仲愚（1920—2003），男，四川省彭州市九尺镇人。为我国著名中医学家与针灸学专家，对中医学和针灸学理论均有精深的造诣。临床常用汤液、醪醴、针灸、角砭、导引、按摩、薄贴、浴熨等法综合治疗中风偏瘫、痿证、痹证、面风、面痛、面瘫、胎位不正、崩漏、小儿五迟五软、皮肤病、耳鸣耳聋、内外眼障等内、妇、儿、外及五官科疾病，尤擅长用祖传绝招杵针、指针、气功等疗法治疗常见病证和疑难杂症，疗效显著。著有《气功灵源发微》《杵针治疗学》《李仲愚临床经验辑要》等学术著作。

李仲愚出生于医儒世家，祖辈业医习儒14代。其祖父春庭公喜儒、佛、老、庄之学，性喜清静，为当地威望很高的居士。李先生受祖父的谆谆教诲，深受熏染。5岁入当地私塾攻习儒术，先后从师于当地名儒唐寿山先生、秦小詹先生及蜀中盛名的经学家秦育贤先生。因其勤奋好学，聪颖伶俐，深受诸师喜爱，众口称赞。为后来李先生拥有广博的儒学知识、精深研究医学，攻习岐黄打下了坚实的基础。

李先生13岁初入医门，立志传统医道。即拜堂叔、晚清秀才李培生先生研读岐黄，蒙其亲授《内经》《难经》及《伤寒杂病论》《针灸甲乙经》等经典医籍，并熟读《珍珠囊药性赋》《神农本草经》《汤头歌诀》等方药著作；在熟读背诵的基础上，得李培生先生授其奥妙。后又从师姑父、天彭名医刘国南先生及刘锐仁先生研读历代名医专著。李先生在学习中医理论和方药的基础上，开始随诸师临床应诊。其师结合临床典型病例进行实例讲解。时有师外出之际，病人求诊，李先生即独自应诊，因医理功底敦厚，又常得诸师临床诊治奥妙，故独诊者其效甚佳，后叩门请诊者渐多，更是被病家誉为"童医"。其17岁时即悬壶该县医馆，凡有一技长于己者，皆谦虚学习。临床诊病，尤善针灸汤药互补，最善用长针疗瘫起痹，屡见奇效，故又有"李长针"的绰号。

李先生19岁时考取四川省国民政府注册中医师资格，次年进入成都国医学院学习深造。在学习期间，除对必修的经典著作认真学习、深入领会外，还广泛阅读历代医家专著，并提出自己独到的见解。1950年，李先生任四川省彭县卫生工作者协会主任，彭县人民委员会委员，积极组织个体中医联合开办诊所，开展中医诊疗活动。1952 年，李先生于四川省温江地区医生进修班学习西医，系统地学习了西医知识并进行临床实习，熟练掌握西医学知识，为其后在中医临床医学的发展创造了良好的条件。1956 年春，李先生正式调入成都中医学院，从事中医、针灸教学和临床工作。"文革"期间，李先生仍然坚持临床，应诊不暇，诊余还潜心研读《周易》及各家医论，并先后被派遣到海南、云南、西昌、甘孜等地抢救病人，从事科学研究。

1978 年和 1979 年，李先生因公出差，先后两次遇车祸，幸免于难，但造成严重的脑外伤后遗症，继发糖尿病、周围神经炎，又感染肺结核，形体极度衰弱，住院治疗 1 年，病情好转，但时有昏倒、抽搐发生。1980 年，李先生在养病期间，遂精勤习练海慧禅师传授的内养功法——"嗑字气功"半年，身体逐渐康复，年过古稀之后，仍然坚持临床应诊、会诊、科研、出国讲学、带教带徒等繁忙工作。

1981 年，李先生无私地将祖传治病绝招指针（杵针）疗法公之于众。1984 年，卫生部批准成都中医学院附属医院成立针灸指针研究室，以整理李先生的临床经验，开展指针疗法的实验与临床研究，推广李先生的指针疗法。1986 年，国家"七五"重点攻关科研项目"李仲愚杵针疗法的研究"中标，该课题于 1991 年通过专家鉴定和国家验收，获得四川省科学技术进步二等奖、四川省中医药科学进步二等奖。

1983 年 3 月 8 日，李先生上书反映中医药事业的现状和中医药队伍后继乏人的问题。李先生的信，犹如一石投入静水之中，击起层层波浪，促进四川及全国各省市振兴中医药工作会议召开，卫生部拨款支持成都及北京、天津、南京、湖南等地中医学院及附属医院的建设，建立了中医药管理专门机构——国家中医药管理局。李先生为此立下了汗马功劳。

李先生治学严谨，诲人不倦，对学生的教育和培养多注重理论与实践相结合，深入浅出，谆谆教导。除常带本院的学生临床实习外，另传授多名私塾弟子，并先后带习指导数批港台及海外学员。李先生多从传统中医理论及针灸、气功学说出发，联系儒、佛、道知识，结合临床进行讲授，强调医德为先、知行统一与文化精神传承，受到学生爱戴。1990 年，李先生被评为"四川省自然科学界精神文明标兵"称号。

2003 年元月，李先生于彭州寓所安详坐化。

临床经验

川派中医药名家系列丛书

李仲愚

一、医案

1. 痉病（破伤风）

病案1：杨某，男，40岁，住德阳县略坪公社。1969年9月5日晚到略坪区医院急诊，当时牙关紧闭，颈项强直，不能吞咽，全身抽搐，角弓反张，呈苦笑面容，每半小时左右抽搐一次。西医诊断为破伤风，因破伤风抗毒素皮试阳性，不能使用，遂转中医处理。

诊断：痉病（破伤风）。

辨证：染受风毒，风毒侵损致痉。

治法：解痉消毒，宁心通经为治。

方药：解痉消毒饮（自拟方）。

朱砂3克	雄黄3克	蝉蜕10克	蛇蜕6克
羌活10克	防风10克	白芷10克	麻黄10克
连翘30克	制白附子10克^{（另包先煎1小时）}		制胆南星10克^{（另包先煎1小时）}

先将制白附子、制胆南星煎至不麻口（约1小时），然后将蝉蜕、蛇蜕用白酒浸泡后，同其余植物药一起加入前煎药中，共同煎开15分钟左右；朱砂、雄黄二味为末，用煎好的药液分次冲服。因不能吞服，故用鼻饲管分次送下。

针刺：大椎、颊车、合谷、太冲，以息风解痉。均以轻刺留针30分钟以上，行平补平泻法或泻法治疗。

次日上午病情大减，仅见项背四肢微强，时有四肢微微抽动，能自行服药，吞咽亦不困难。继续服原方，配合针灸毫针刺身柱、命门、至阳、大椎、合谷、太冲等穴。第三日已基本恢复正常，未见有抽搐、强直等症状出现，则以四君子汤加蝉蜕、钩藤，连服4剂善后调理，几天后患者已能下田劳动了。

病案2：陈某，女，47岁，住邛崃县城关镇。因汽车将脚跟撞破，遂患破伤风，于1974年11月2日入院。症见牙关紧急，全身僵硬，阵发性痉挛，角弓反张，每小时内发作1~3次，呈苦笑面容。因破伤风抗毒素皮试阳性，不能使用，转中医治疗。

诊断：痉病（破伤风）。

辨证：外伤感染，风毒致痉。

治法：解痉消毒，宁心通经为治。

方药：解痉消毒饮。每日 1 剂，鼻饲。

针刺：颊车、合谷、太冲、大椎、阳陵泉、足三里、血海等穴。每日 1 次。

因患者吞咽困难，故配合静脉补液。

治疗后，病情逐日减轻，5 天后痉挛、抽搐消失，后用八珍汤调补气血而痉愈出院。

按：痉病（破伤风），是指肌肤损破，染受风毒而发，以全身肌肉强直、阵发性抽搐、牙关紧闭、角弓反张为临床典型症状。破伤风病名亦为中医名称，后为西医学借用。西医学认为，本病是破伤风杆菌污染而引起的感染性疾病。以上两例是比较单纯的破伤风病例，故采用自拟方解痉消毒饮配合针刺治疗，都取得满意效果。解痉消毒饮中朱砂、雄黄、连翘解毒，麻黄、羌活、白芷、防风发汗排毒，蝉蜕、蛇蜕、制胆南星、制白附子以息风解痉。若破伤风合并其他病症，则须配合其他疗法，方可见效。

2. 精神病

病案 1：男性，25 岁。就诊前四个月因工作中发生不愉快，思虑较多，常闷闷不语，呆站呆立。某夜站立窗前许久不睡，半夜忽然叫醒好友说："快起来，楼下有人要谋杀我。"表情恐惧不安。一会儿又说："下面有人等。"实无其事。第二日病人突然失踪，不知去向，事后方知其偷偷混入轮船上，蒙头而卧，对熟人不加理睬，对他人的查询亦拒绝回答。经送回单位后，向家属称"外出去投考特工人员，执行某项特殊任务，不能泄密。"病人常欲外出，时有自言自语，或独自发笑，不承认自己有精神病症。曾在某医院精神科门诊诊断为精神分裂症，施用"电休克"治疗 3 次及服用冬眠灵每日 300 毫克，治疗 1 周。因病人拒绝治疗，家属也畏惧"电休克"疗法治疗，转来中医治疗。就诊时病人闭目不语，对问话不予回答，拒绝检查，坐卧不宁，时欲外出，睡眠不宁，舌质红绛，舌苔黄腻，脉大而滑数，小便黄，大便干结。

诊断：精神病。

辨证：本病乃七情不遂，五志之火郁而不散，煎熬津液成痰，痰火上扰，蒙蔽心窍，则神志昏愦；病人舌苔黄腻，舌质红绛，脉大而滑数，大便干结，小便赤，均为厥阴心包、少阴心神、阳明胃腑痰热为患。

治法：降冲，清热，泻火，涤痰。

方药：凉膈散加减。

芒硝 10 克	大黄 10 克	甘草 3 克	栀子 10 克
连翘 20 克	黄芩 10 克	薄荷 10 克	郁金 10 克
生铁落 30 克	珍珠母 30 克	蜂蜜 120 克	

每日煎服 1 剂，蜂蜜不入药煎，兑服。

二诊：服上方 6 剂后，病人能与医生接触交谈，自觉服中药后心中舒服，头脑似雾一般的沉重不清醒感减轻，但仍有阵阵心慌，睡眠仍然较差，舌脉同前。病人邪热已减，但虚烦不寐，多系久病伤阴，心脾虚热，兼之肾阴虚而不能上济于心，而致心肾不交，虚烦不眠。用甘麦大枣汤与栀子豉汤加减治之。

浮小麦 30 克	大枣 30 克	甘草 30 克	栀子 10 克
淡豆豉 20 克	龙骨 30 克	牡蛎 30 克	神曲 20 克

三诊：服上方 6 剂后，心慌好转，能安静下来，不外出乱走，能与人交谈，仍本前法治之，用凉膈散去硝、黄加甘麦大枣汤合用。

黄芩 10 克	连翘 10 克	栀子 10 克	黄连 10 克
浮小麦 30 克	大枣 30 克	甘草 30 克	菊花 10 克

四诊：服上方 6 剂后，自述睡眠好转，头脑比以前清醒了很多，大腿内侧长一红色硬疮疡。此乃外感风邪，邪从阳化，内有蕴热，表里俱实之证，治疗应解表清里，疏风清热，泻火解毒，仍用凉膈散加疏风解表、利湿解毒之品，使邪热从二便或汗液而解。

芒硝 10 克	酒大黄 3 克	甘草 3 克	连翘 30 克
黄芩 3 克	薄荷 10 克	防风 10 克	荆芥 10 克
麻黄 10 克	当归 10 克	赤芍 10 克	川芎 10 克
桔梗 10 克	生石膏 30 克	滑石 30 克	

五诊：服上方 6 剂后，腿疮渐愈，一般精神状态正常，能独自前来就医。再本前法治之。

栀子 10 克	连翘 20 克	黄芩 10 克	黄柏 10 克
黄连 10 克	金银花藤 30 克	法半夏 10 克	紫草 10 克
甘草 6 克			

六诊：腿疮已痊愈，睡眠仍差，时有大脑失控，爱钻牛角尖。病人邪热已去，应以滋阴壮水、泻火潜阳为治。

生地黄 20 克	麦冬 20 克	玄参 20 克	百合 30 克
黄芩 10 克	栀子 10 克	黄连 10 克	甘草 3 克
生铁落 30 克	夜交藤 30 克	合欢皮 30 克	酸枣仁 15 克

七诊：病已痊愈，并能自己分析患病的原因何在。病人能回忆病中的一些表现，精神状态已恢复正常。再本前法加平肝养阴之品以巩固疗效。

青葙子 20 克	草决明 20 克	刺蒺藜 20 克	生地黄 20 克
玄参 20 克	麦冬 20 克	石斛 20 克	黄芩 20 克
黄连 10 克	连翘 15 克	山楂 15 克	甘草 3 克

以后，本着上方治法继续随症加减服用中药以巩固疗效。随访 3 年，病情稳定。

病案 2：女性，29 岁。1968 年第一次发病，表现为整日呆坐不语，走路不灵活，表情呆钝。在某精神病院诊断为"精神分裂症"，施行胰岛素休克疗法治疗，3 个月后病愈出院，精神状态如常人，并能胜任原工作。1970 年生小孩后，疾病复发，表现为少言少动，如痴呆状，经中西医治疗，半年后治愈。两个月前因患重感冒，经治疗痊愈后，即出现表情焦虑，疑神疑鬼，经常整夜不能入眠，动作迟缓，呆坐少语，服西药疗效不显著，遂来请中医诊治。就诊时，病人表现愁容满面，焦虑不安，走路动作迟缓，少语，但能正确回答医生提出的问题，自述心慌不安，不能入睡，似有大祸临头之感，耳中时有叫骂声，小便频数，大便干结；唇红，舌尖红赤，舌苔薄白，脉沉而细数。

诊断：精神病。

辨证：此乃心阴亏损，火气上炎，津液被煎熬成痰，痰火扰心蒙蔽心窍所致。

治法：降冲，涤痰，泻心火。

方药：凉膈散加减。

芒硝 15 克	酒大黄 5 克	甘草 5 克	黄芩 10 克
连翘 30 克	栀子 10 克	竹叶 10 克	黄连 5 克
淡豆豉 20 克	胆南星 10 克	生铁落 30 克	蜂蜜 100 克

每日煎服 1 剂，连服 6 剂。

二诊：服上方 6 剂后，病情大为好转，自述心已不慌乱，不烦躁，基本能安眠，情绪变好，与医生谈话时面露笑容。舌尖红赤，脉细而微数。仍按前法，前方加入麦冬 30 克以养心阴，朱砂 3 克以镇静安神。

三诊：服上方 2 剂后，睡眠好，精神状态如常人。用三才汤合栀子豉汤滋补肾阴、清泻心火以巩固疗效。

| 泡参 30 克 | 天冬 20 克 | 生地黄 20 克 | 栀子 10 克 |
| 淡豆豉 15 克 | 酒大黄 3 克 | 甘草 3 克 | |

连续服上方 20 余剂，疾病痊愈。

按：中医学认为，五志、六淫、七情所生之火，煎熬津液成痰，痰蒙心窍而发生精神症状，故用降冲、泻火、涤痰、养阴清热为治疗精神病的主要方法。此处所指之痰，乃为身体病理代谢过程中的产物。以上两例病人，都有心烦不寐、大便干结、脉数之症，此乃热扰胸膈及中焦燥实之症，故选用凉膈散为基础方，随症加减。《素问·至真要大论》说："热淫所胜，平以咸寒，佐以苦甘。"本方取硝、黄之咸寒以荡涤中焦之实热；连翘、竹叶、栀子、黄芩之苦寒，泻热于上焦；甘草、蜂蜜之甘味，以缓其急也。合而用之，咸寒苦甘，深合《内经》治则之意，能使上中二焦之邪热上清下泄，则胸膈自清，诸症可解。本方命名为凉膈散，即由此而来之意也。凡情志病有痰热郁滞之象者，表现为心胸烦闷、心慌不眠，并兼有大便干结、舌苔黄、脉数之症，都可以用本方治疗。大黄与芒硝的用量问题及用药的时间久暂，则应根据病人的具体情况而定，以降冲而不伤阴为宜。如病人腹泻次数较多而症状严重者，服药方法可改为频频服用当茶饮，少量、多次服用，即可减轻腹泻。病人症状减轻后，即可以养阴滋肾、壮水潜阳之法为主，配以清热解毒以调养善其后矣。多年来，李先生在临床工作中，用该法则治疗精神病表现为痰热扰心者，多取得良效。

3. 噎膈

刘某，女，40 岁。就诊前半年自感胸闷，吞食干饭时微有梗阻感，但饮水时则无此现象，经中西药间断治疗，疗效不显，逐渐发展到吃稀饭也有梗阻现象。病人怕恶化成食管癌之类病症，遂到某医院做食管钡餐透视检查，确定诊断为食管憩室（中段），西医无特殊的治疗方法，病人又不愿意做手术治疗，转中医治疗。就诊时，病人饮食吞咽梗阻，胸膈痞满胀痛，但饮水及吃流质食物时梗阻不明显，形体消瘦，舌苔白腻，脉弦滑而数。

诊断：噎膈。

辨证：气郁化热，痰热交阻。

治法：理气化痰，清热解郁。

药：半夏厚朴汤加减。

厚朴 10 克	法半夏 10 克	茯苓 10 克	枳实 10 克
竹茹 20 克	苏梗 10 克	栀子 10 克	黄连 10 克
连翘 10 克	天花粉 15 克	甘草 6 克	

并嘱病人要精神愉快，消除忧虑郁怒，戒禁酒色，忌辛辣香燥、煎炒等刺激性食物，以配合治疗。

上方连服 10 剂后，梗阻现象减轻，既然方药对症，遂嘱再服 10 剂。服到 16 剂时梗阻现象已基本消失，后将剩余的 4 剂服完，去原检查医院做食管钡餐透视复查，其食管中段憩室已完全消失。病人饮食吞咽恢复正常。

按： 噎膈是以病人自觉吞咽梗阻、阻塞不通、饮食不下、下咽即吐为其临床表现的一种慢性疾病。本病的发生与忧思郁怒、情绪不畅、嗜酒过度、饮食所伤、劳倦过度等因素有关。其主要病机是气郁化火，灼津为痰，气痰火郁阻隔所致。《景岳全书·噎膈》曰："噎膈一证，必以忧愁思虑，积劳积郁，或酒色过度，损伤而成。盖忧思过度则气结，气结则运化不利，酒色过度则伤阴，阴伤则精血枯涸，气不行则噎膈病于上，精血枯涸则燥结病于下。"张鸣峰也称本为"神思间病"。若痰气交阻日久，则形成瘀血阻滞。徐灵胎说："噎膈之症，必有瘀血、顽痰与逆气，阻隔胃气。"该病人素来心胸狭窄，忧愁思虑，导致气郁化火，火灼津液为痰，气郁痰火阻滞食管，故选用半夏厚朴汤以理气化痰，加黄连、栀子、连翘以清热解郁。

4. 瘿瘤

肖某，男，45 岁。自述 3 个月前，被家人发现颈部有些粗大，但无其他不适，未引起注意。后颈部逐渐长大，感到不适，并自觉有压迫感，即到某医院检查。同位素检查后确诊为"良性甲状腺肿瘤"，建议手术切除治疗。病人畏刀，不愿意手术治疗，请求中医治疗。

就诊时，病人颈部右侧如鸡蛋大一肿块，质稍软，有压痛，皮色不变，有压迫呼吸之感；舌苔白微厚腻，脉弦滑。

诊断：瘿瘤。

辨证：痰气交阻，瘀滞颈部，形成瘿瘤。

治法：理气化痰，活血祛瘀，软坚散结。

方药：

①导痰汤加减。

陈皮 15 克	法半夏 15 克	茯苓 15 克	枳壳 15 克
制胆南星 15 克	延胡索 15 克	三棱 15 克	莪术 15 克
桃仁 10 克	红花 10 克	海藻 10 克	昆布 15 克
夏枯草 15 克	隔山撬 15 克	矮桐子 15 克	苦荞头 30 克

水煎服，每日一剂。

②大艾灸药酒方。

胆南星 15 克	半夏 15 克	川芎 15 克	大黄 15 克
川乌 15 克	桃仁 15 克	红花 15 克	姜黄 15 克
栀子 15 克	三棱 15 克	莪术 15 克	乳香 15 克

没药 15g

上药白酒浸泡 1 周后备用，用时以三层以上纱布或棉花浸透药酒，盖在甲状腺肿瘤上，再将艾条 2～3 根点燃在纱布上方悬灸，以病人感觉有热感并能忍受为度，可灸 30 分钟左右，在艾灸时药酒通过加热，能迅速渗透到肿块，起到理气化痰、祛瘀活血、软坚消肿的作用。每日灸治 1 次。

内服中药加大艾灸治疗 1 个月后，肿块明显减少，压痛已不明显，病人精神状态好，饮食、睡眠好，二便调。继续服上方中药，大艾灸改为每两日灸 1 次。又治疗 1 个月，肿块缩小至胡豆大；再经 1 个月的治疗，包块已触摸不到。后到医院复查，已查不到包块，瘿瘤消失，病告痊愈。后以逍遥散、四君子汤，以调和肝脾，同时嘱病人要心情愉快，情志舒畅，杜绝复发。

按：瘿瘤民间称为"影袋""大脖子"等病。早在公元前3世纪，我国已有瘿病的记载，比欧美国家早。战国时期的《庄子·德充符》中就有"瘿"的病名。《肘后方》记载用昆布、海藻治疗瘿病。《诸病源候论·瘿候》指出瘿病的主要病因是情志内伤及水土因素，谓"瘿者由忧恚气结所生，亦因饮沙水，沙随气入于脉，搏颈下而成之"。

该病人因家遇火灾，经济困难，长期忧愁思虑而发病。长期气郁，造成痰阻，痰气交阻于颈部而发生瘿瘤。因此，用导痰汤理气化痰，加活血祛瘀之品，如延胡索、三棱、莪术、桃仁、红花等；再配以治疗瘿瘤专用药昆布、海藻，以及夏枯草、隔山撬、苦荞头以软坚散结。配合大艾灸，理气化痰、活血祛瘀、消肿散结之力更强。经过3个多月的治疗，瘿瘤基本消失。

5. 乳核

马某，女，35岁。就诊前半年自觉左侧乳房胀痛，月经前及情志不舒时更为明显，随即能触到豌豆大肿块3个，有压痛。在某医院乳房外科检查诊断为"慢性纤维增生性乳腺病"，建议手术治疗。病人畏惧手术，不愿意开刀，遂寻求中医治疗。请某中医诊治，拟以软坚化瘀之品治疗月余，未见效果，肿块反有长大之势，经亲友介绍，请李先生诊治。

就诊时病人左侧乳房外侧可触及3个胡豆大肿块，压之有痛感，边缘光滑，推之可移，肿块软而不坚。肿块胀痛随情志变化而加重，伴见两胁胀痛，情绪安静时则可缓解。病人情志郁闷，心烦善怒，月经不调；舌苔薄白，脉弦细。

诊断：乳核。

辨证：肝气郁结，乳络阻滞。

治法：疏肝理气，活络散结。

方药：逍遥散加减。

柴胡 10 克	当归 10 克	白芍 10 克	白术 10 克
茯苓 10 克	薄荷 10 克	全瓜蒌 15 克	青皮 10 克
天花粉 15 克	玄参 15 克	贝母 15 克	丝瓜络 15 克
甘草 6 克	生姜 10 克	大枣 10 克	隔山撬 15 克
矮桐子 15 克	苦荞头 15 克		

二诊：上方服至8剂时，乳房胀痛及两胁胀痛减轻，乳房包块按之较软，但

仍有痛感，舌、脉无大变化。在上方基础上加香附子 15 克、山楂 15 克，再服 8 剂。

三诊：服药 16 剂后，乳房、两胁胀痛已基本消失，乳房包块明显缩小，但仍然有压痛感，舌、脉无变化。在上方基础上再加橘核 15 克，荔枝核 15 克，再服 8 剂。

四诊：乳房包块仍然存在，但明显缩小，压痛不明显。因该病是慢性病症，病人长期服汤药已感到厌烦，故改为散剂以缓治之。

以上方 6 剂，共研为细末，每日服 3 次，每次 5～10 克，白开水冲服，连服 3 个月。若有感冒、发热、咳嗽、呕吐、腹泻等，暂停用药。

可配合外用软坚化结膏药贴敷（自制方）：木香、香附、川乌、胆南星、半夏、陈皮、橘核、荔枝核、山楂、乳香、没药、白及各等份，打为极细粉末备用。其他材料：松香、黄蜡、香油。

按一定的比例将松香与黄蜡用文火熬化，加少许（1% 左右）香油，再熬 5～10 分钟，然后将药粉末，慢慢加入，再用文火煎 5～10 分钟，熄火待冷至 60～70℃时，即可用牛皮纸或桑蚕纸摊药膏。用时将摊好的药膏在火上烤 1～2 分钟，撕开即可贴在病变部位，3～5 天换 1 次。夏天可 1～2 天换 1 次。若贴膏药后局部出红疹、发痒者，可暂停贴敷，用淡盐水洗之（也可用煎服的中药药渣煎水外洗）。一般无多大妨碍。

本病内服中药散剂，配合外用软坚化结膏贴敷，治疗 8 个多月后，乳房包块已全部消散，病告痊愈。

按：中医学认为，乳头属肝经，乳房属胃经，长期的忧愁思虑，或烦闷郁怒，皆可使肝气郁结，脾不健运，水湿停聚，痰湿内生，阻滞乳络，气血凝滞，以致乳房内结块，故称乳核。当治以舒肝解郁，理气化痰，软坚散结。选用逍遥散疏肝理气；加入全瓜蒌、贝母、天花粉、荔枝核、橘核等理气通络，化痰散结。用药对证，8 个多月即病告治愈。后嘱病人精神愉快，心情舒畅、乐观，饮食清淡而少吃辛辣刺激性食物，忌食海味之品，以防复发。

6. 损伤昏厥（脑震荡后遗症）

易某，女，48 岁。就诊前 1 个月因工作不慎滑倒在水泥地上，当时昏迷不醒约半小时之久。病人醒后仅感头部微痛，头皮有碰伤。因年终工作忙，病人没有休息，加之熬夜，3 天后感头痛眩晕欲吐，睡眠较差，即去某医院检查，诊断为"脑震荡后遗症"。西医治疗 1 周后，效果不佳，遂请李先生诊治。就诊时，头痛眩晕，头痛以午后及夜间尤甚，以阵发性刺痛为主，睡眠不宁，精神疲倦；舌质微紫，舌苔薄白，脉弦涩。

诊断：损伤昏厥（脑震荡后遗症）。

辨证：外伤后瘀血停着所致。

治法：活血祛瘀，通窍止痛。

方药：通窍活血汤（《医林改错》）。

麝香 0.03 克 ^{（冲服）}　　桃仁 15 克　　　　赤芍 15 克　　　　红花 10 克

川芎 10 克　　　　葱白 10 克　　　　大枣 10 克　　　　甘草 10 克

生姜 10 克

黄酒为引，连服 4 剂。

4 剂后头部刺痛减轻，睡眠转佳，但还是不能看书报，再服上方 4 剂。

连服 4 剂后，头痛已基本消失，只是疲劳后左侧头部时有隐痛，睡眠不实，时有心烦，舌质红，舌苔薄黄，脉弦数。似有瘀血化热之象，用芎芷石膏汤以清热祛瘀，活血止痛。

川芎 10 克　　　　生石膏 30 克　　　白芷 10 克　　　　刺蒺藜 15 克

草决明 15 克　　　山楂 15 克　　　　赤芍 10 克　　　　桃仁 10 克

红花 10 克　　　　菊花 10 克　　　　合欢皮 30 克　　　夜交藤 30 克

甘草 6 克

按：该病案是典型的瘀血头痛，多由外伤引起。选用清代王清任《医林改错》中的通窍活血汤治之。方中川芎、赤芍、桃仁、红花活血化瘀；麝香、葱白通阳开窍；甘草、生姜、大枣调和诸药；酒能通经活络。唯方中麝香之量一定要掌握在 0.03～0.05 克之间，若用量过大会引起微血管破裂出血。而麝香只能用所煎药水冲服，不能入于药中煎煮。本方也可用于头痛久而不愈，入于血络者，有很好的疗效。

7. 红眼病

宋某，男，62 岁。病人素有高血压、冠心病，近几天出现头痛眩晕，目睛红赤，胀痛，畏光羞明，流泪，生眼眵。请西医诊断为"急性眼结合膜炎"，用眼药水滴眼，内服消炎药，1 周后症状并未见好转。请中医治之，认为是肝胆经实热上冲所致，拟龙胆泻肝汤合黄连解毒汤治之。连服 4 剂，目睛红赤更加严重，畏光羞明，仍然流泪，眼球胀痛，生眼眵，遂邀李先生诊治。其舌质红赤，舌苔黄，脉弦数。

诊断：眼外障病之红眼病。

辨证：肝胆经风热上冲，遏郁不散而致。

治法：辛凉清散。宗《内经》"火郁发之"之理为治。

方药：银翘散合眼科八大发散之品。

麻黄 6 克	细辛 6 克	菊花 15 克	白芷 10 克
羌活 10 克	蔓荆 10 克	金银花 20 克	荆芥 10 克
薄荷 10 克	黄芩 10 克	酒大黄 3 克	白茅根 30 克
甘草 6 克			

病人服药 2 剂后，大便稀，一日 2~3 次，头目胀痛减轻，白睛红赤也有所减少，畏光羞明、流泪好转。既然药已对证，上方加夏枯草 15 克、柴胡 10 克、刺蒺藜 15 克，再服 3 剂。

病人服药 3 剂后，诸症大减，头目胀痛已消失，无畏光羞明、流泪，唯白睛仍有少许红丝，自觉有口干现象，大便日 1~2 次，舌质红、少苔，脉弦细而数。此乃风热已散，但有伤津之象，故将上方去麻黄、细辛、白芷、羌活等加麦冬 15 克、天花粉 15 克、玄参 15 克、桑白皮 15 克，以养阴清热。

后方连服 6 剂，目睛红赤已基本消失，念病人平时就有高血压病，时有眩晕发生，故以杞菊地黄丸连服 1 个月，以巩固疗效。

按：《内经》曰"火郁发之"，其意义是火热郁遏之证初期应以发散之品散其火热之邪，决不能过投大苦大寒之品以冰伏热毒之邪，使其不能散发，致使病情更加严重。前医用龙胆泻肝汤合黄连解毒汤大苦大寒之剂，使病人遏郁之火热邪气不能发散，而病邪不能得解。而眼疾又在上焦，吴鞠通云"治上焦如羽，非轻不举"，故应选择轻清升浮之品治疗。李先生宗《内经》之意，承吴鞠通之法，以眼科八大发散之品为基础方加减治疗。

本病病病因为风热之邪，当以辛凉之品，但李先生选用麻黄、细辛、白芷、羌活等辛温之品，在大队的辛凉药中加入辛温之品，则不显其温性，只以辛散为长，以散在上焦的风热之邪，而无温燥之弊。药能对证、应法，当然疗效显著。

另外，前两诊的方药中皆有酒大黄，第一诊服药后大便日2～3次，则肝胆热邪从下而出，有釜底抽薪之意；第二诊方药中亦有酒大黄，但服后大便日1～2次，未见腹痛之症，意在清热凉血，不取攻下之意。

8. 瘰疬

彭某，男，62岁。就诊前半个月病人自觉右侧颈部和颌下有黄豆大数粒结块，有压痛感，其工作单位医务室诊断为"淋巴结炎"，给抗生素治疗1周后，不但没有见效，反而包块有些增大，自觉有胀痛感，压痛明显，遂到当地县医院诊治。医生见病人有形体消瘦、精神欠佳、饮食减少等表现，有为恶性肿瘤之虑，故推荐到成都某大型医院做进一步检查。但因一些特殊原因，病人未能检查，求助于中医治疗。

就诊时，病人右侧颈部和颌下有胡豆大肿块数个，质软，边界清楚，有压痛，局部可见微微肿起，但皮色不红；形体消瘦，饮食不佳，精神萎靡不振，睡眠不实，二便不调；舌质红，舌苔薄黄，脉弦数。

诊断：瘰疬。

辨证：肝气郁结，痰热结滞于颈部、颌下而致。

治法：疏肝理气，清热化痰，软坚散结。

方药：

①柴胡疏肝散合五味消毒饮、二母丸。

柴胡10克	青皮10克	夏枯草15克	连翘15克
蒲公英30克	紫花地丁30克	浙贝母20克	知母15克
玄参20克	牡蛎20克	野菊花30克	天花粉20克
甘草6克			

水煎服，每日1剂。

②外用方。

苍术15克	黄柏15克	苦参15克	连翘15克
川乌15克	胆南星15克	半夏15克	姜黄15克
大黄15克	栀子15克	丹皮15克	赤芍15克

上药水煎药液，浓缩至100mL，用棉签蘸药水外擦患处，一日数次，但不能入口。

二诊：内服、外擦药液 1 周后，肿块明显缩小，自觉胀痛消失，但仍然有压痛感，睡眠、饮食均无改善，二便调，舌质仍然红，舌苔薄黄，脉弦数。在上方基础上加合欢皮 30 克、夜交藤 30 克，并继续用外擦药液外擦患处。

三诊：用经 1 周，瘰疬消散 2/3，已不胀痛，压痛也不明显。精神好转，能入睡 4～6 小时，饮食也有好转。药能对症见效，继续用药 2 周。

四诊：肿块已基本消散，已无胀痛及压痛表现，精神好，饮食增加，睡眠 4～6 小时，二便调。但考虑病人年龄较大，体质虚弱，用四君子汤合生脉散加清除余热之品，益气养阴、清除余热，以善后调理。并停用外擦药。

潞党参 15 克	白术 15 克	茯苓 10 克	陈皮 15 克
麦冬 15 克	五味子 10 克	合欢皮 30 克	夜交藤 30 克
焦山楂 20 克	柴胡 10 克	白芍 10 克	甘草 6 克
连翘 15 克	夏枯草 15 克		

病人经 1 个多月的治疗，瘰疬已治愈，精神好，饮食、睡眠恢复正常，回单位上班。

按：病人因长期思想情绪不舒，忧愁焦虑，致肝气不舒，气机郁滞，气滞痰凝，痰气郁而化热，痰热痹阻局部经络，而发生结块，形成瘰疬。因此，应治以疏肝理气、清热化痰、软坚散结。并配以外擦药液，以助内服之药力，药能对证，见效显著。

9. 痹证

尚某，女，50 岁。患类风湿关节炎 20 余年，手指及足趾关节肿大变形，腕、肘、踝、膝关节也肿大变形。手不能握拳，手腕、肘关节活动受限，踝、膝关节不能屈伸，行走困难，关节随天气变化而加剧。近几天因阴雨绵绵，关节（尤以四肢小关节）疼痛难忍，口服止痛片及强的松才可以暂时缓解。病人面色㿠白，饮食不佳，精神倦怠，舌质淡，舌苔薄白，脉沉细而弱。

诊断：痹证。

辨证：气血虚弱，肝脾肾亏损，风寒湿阻痹。

治法：益气养血，调补肝脾肾，祛风除湿散寒，通经止痛。

方药：

①八珍汤合独活寄生汤加减。

当归 10 克	白芍 10 克	川芎 10 克	熟地黄 10 克
潞党参 20 克	白术 10 克	茯苓 10 克	甘草 6 克
桑寄生 15 克	秦艽 10 克	防风 10 克	萆薢 15 克
松节 15 克	杜仲 15 克	巴戟天 15 克	怀牛膝 10 克

水煎服，每日 1 剂。

②外洗药。

川乌 30 克	胆南星 30 克	半夏 30 克	桃仁 30 克
红花 30 克	大黄 30 克	姜黄 30 克	伸筋草 30 克
舒筋草 30 克	松节 30 克	木瓜 30 克	秦艽 30 克
防风 30 克			

上药煎水，倒入浴缸中，病人在浴缸中全身浸泡半小时至 1 小时，每日至少 1 次。

二诊：内服、外洗 1 周后，病人关节疼痛减轻，精神好转，脉、舌同前。药已见效，继续服用上方，并配合外洗方。

三诊：又用药 1 周，关节肿胀变形已无法改变，但关节的疼痛已明显减轻，病人能拄拐杖行走，西药强的松用量由 15 毫克减至 10 毫克，余症及舌脉同前。内服方中去牛膝、桑寄生，加桃仁 10 克、红花 10 克、骨碎补 15 克，外洗方不变，再治疗两周。

四诊：关节疼痛基本消失，强的松以 5 毫克维持剂量继续服用。精神好转，能在庭园内慢慢缓行。外洗药仍然坚持用；内服药病人要求改为散剂服用。

潞党参 30 克	红参 30 克	生晒参 30 克	白术 30 克
茯苓 30 克	薏苡仁 30 克	杜仲 30 克	巴戟天 30 克
川断 30 克	骨碎补 30 克	防风 30 克	秦艽 30 克
萆薢 30 克	莲子 30 克	芡实 30 克	枸杞子 30 克
当归 30 克	黄芪 30 克	川芎 30 克	白芍 30 克
熟地黄 30 克	木香 30 克	甘草 10 克	

上药共研为细末，每日服 3 次，每次 5～10 克，白开水冲服，或用蜂蜜调服亦可。若有外感发热、咳嗽、呕吐、腹泻等，暂停服药。

3 个月后随访，病人病情已基本控制，强的松以每日 2.5 毫克维持剂量服用。

中药散剂及外洗药继续坚持应用，可望控制病情的发展。

按：痹证多由人体正气亏虚，气血不足，肝脾肾亏损，加之风寒湿热邪气侵袭，阻滞经络而发病。本病病情缠绵，病程较长，因天气变化常反复发作。经久不愈者，邪入筋骨，出现指（趾）关节变形，后累及腕、肘、踝、膝关节肿大僵硬变形。疾病发展到这种程度，治愈的可能性很小，尤其是肿大变形的关节，只有外科手术矫正可望恢复。但用中药内服和外洗，可以控制病情的发展，培补正气，提高抗病能力，坚持治疗，有望使病人减轻痛苦。

10. 牙痛（牙周炎）

吴某，女，45 岁。上下牙齿均疼痛，牙龈亦肿痛，喜冷恶热，用凉水漱口时疼痛可以暂时缓解，兼见心烦口苦，大便秘结，小便短赤；舌质红，舌苔黄，脉数。检查：无龋齿。

诊断：牙痛（牙周炎）。

辨证：阳明胃热上冲所致。

治法：清胃泄热，凉血止痛。

方药：玉女煎合清胃散加减。

知母 10 克	生石膏 30 克	生地黄 10 克	地骨皮 15 克
玄参 15 克	牛膝 10 克	当归 10 克	赤芍 10 克
升麻 10 克	丹皮 10 克	酒大黄 3 克	黄芩 10 克
黄连 10 克	甘草 6 克		

针刺：颊车透大迎、合谷、足三里、内庭，轻刺留针 1 小时，行泻法。针后半小时，牙痛逐渐缓解，嘱次日再针。

二诊：服中药 2 剂，针刺 2 次后，牙龈肿胀疼痛逐渐消退，已不烦躁，口微苦，大便通畅。再以上方和针刺治疗 4 天，牙龈肿痛消失，病已基本治愈。

按：牙痛是最常见的病症，一般可分为虚实两大类。凡牙痛剧烈，牙龈肿痛，或见恶寒发热，口渴心烦，口苦口臭，大便秘结，小便短赤，舌苔黄厚，脉数者，多由肠胃积热，或风热之邪外袭经络，郁于阳明而化火，火邪循经上行而致，为实证。若见牙痛较缓，隐隐作痛，多在午后及夜间疼痛明显，时作时止，牙齿浮动，牙龈不肿，口不苦不臭，舌质红少苔，脉细数，多由肾阴不足，虚火上炎而致，为虚证。本案病人牙齿剧痛，牙龈肿胀，伴见心烦口苦、大便秘结、小便短赤，舌红苔黄，脉数，故辨证为实热证，西医诊断为牙周炎。治疗用清胃散合玉女煎以清阳明胃肠积热。

牙痛剧烈、病人难以忍受时，以针刺止痛见效迅速。就诊时，马上施以针刺治疗，以止其剧烈的牙痛。牙痛与阳明胃经与大肠经关系密切，针刺治疗取穴多选阳明经腧穴与局部配穴相结合。取颊车透大迎，既是局部取穴，又是足阳明胃经腧穴；合谷为手阳明大肠经"原穴"，又是"四总穴"之一，对治疗牙痛有很好疗效；足三里是足阳明胃经"合穴"和"下合穴"，内庭是足阳明胃经的"荥穴"，都是遵"本经有病，本经求"的取穴原则。本病属实热证，故操作手法以泻法为主，以泻其阳明胃与大肠积热。留针止痛效果最好，留针时间长，可以持续发挥针刺作用。

本病以针刺配合中药治疗，见效迅速，疗效显著，尤其针刺止痛，公认效果最佳。

11. 脱骨疽

孟某，男，40岁。10多年前出现双下肢麻木、酸胀，尤以足趾明显。在当时所在部队服药后减轻，并注意保暖、休息后下肢麻木、酸胀感消失。后在高寒地区急行军，受寒和过度疲劳后复发，出现双下肢足趾麻木且疼痛，寒冷季节加剧。后住进某部队医院检查诊断为"血栓闭塞性脉管炎"，西医在保守治疗效果不佳的情况下，嘱以中药配合针灸治疗。

就诊时，病人因感冒特别怕冷，双下肢及足趾酸痛，行动不便，触之下肢冷，足趾皮肤颜色紫暗，下午及夜间足趾疼痛剧烈，伴见精神疲惫。舌质红而有瘀点，舌苔白腻微黄，脉沉细而濡。

诊断：脱骨疽。

辨证：脾肾阳虚，寒湿凝滞，郁而化热，瘀热阻络而发病。

治法：温补脾肾，祛寒除湿通络，清热解毒，活血化瘀。

方药：

①阳和汤合四妙勇安汤。

麻黄 10 克	当归 10 克	白芍 10 克	细辛 10 克
制附片 20 克 (另包先煎 1 小时)		鹿角胶 20 克 (烊化兑服)	
肉桂 10 克	牛膝 10 克	金银花 20 克	连翘 20 克

| 红花 10 克 | 桃仁 10 克 | 蒲公英 30 克 | 甘草 6 克 |

水煎服，每日 1 剂。

②外洗药处方

陈艾 20 克	花椒 10 克	血通 30 克	木通 30 克
桑枝 30 克	当归 30 克	川芎 30 克	桃仁 30 克
红花 30 克	秦艽 30 克	防风 30 克	萆薢 30 克
防己 30 克	苍术 30 克	黄柏 30 克	甘草 10 克

水煎外洗双下肢，每日至少 1 次。

针灸：足三里、太溪、三阴交、太冲、八风，轻刺留针，加艾条悬灸，留针 30 分钟，行平补平泻手法，每日 1 次，连续做 6 次。

二诊：经中药内服、外洗及针灸治疗 1 周后，双下肢麻木、酸胀、足趾疼痛都有减轻，精神也较前好转。药已对症，守法守方，再以上方内服、外洗，配合针灸治疗 2 周。

三诊：病情大有好转，为今后尽可能不复发或少发，继续治疗，改汤剂为丸剂。

潞党参 30 克	白术 15 克	茯苓 15 克	麻黄 10 克
当归 10 克	白芍 10 克	白芥子 10 克	制附片 10 克
鹿角胶 15 克	肉桂 10 克	牛膝 10 克	秦艽 10 克
防风 10 克	萆薢 15 克	金银花 30 克	连翘 30 克
桃仁 10 克	红花 10 克	甘草 6 克	

配 6 剂，共为细末，炼蜜为丸，每丸 10 克，每日 3 次，每次 1 丸（10 克）。

外洗药同前，坚持每日 1 次浸泡外洗双下肢。

针灸：艾条悬灸。选穴足三里、三阴交、太溪、昆仑、八风、足趾痛处，每日或隔日 1 次，每次每穴 5 ~ 10 分钟。

经两年随访，双下肢麻木、酸胀、疼痛没有复发，只是在寒冬季节或感受寒邪、过度疲劳时有双下肢、足趾部位不适，用针灸、外用中药浸泡及内服中药，不适的现象随即消失。

按：中医所谓脱骨疽，西医学称为"血栓闭塞性脉管炎"。此病多由脾肾阳虚，寒湿凝滞，郁而化热，血瘀阻痹，经络不通所致。西医无特殊治疗方法。严重者，出现下肢、足趾溃烂、脱落，故称脱骨疽。西医则主张截肢，以免变生他病。中医用温经散寒、除湿通经、解毒活血化瘀之法，选阳和汤合四妙勇安汤，配合外用中药浸泡及针灸综合治疗，疗效明显。坚持长期治疗，不但症状能够消除，还可杜绝复发，亦可免除手术截肢之苦。

12. 带下（慢性子宫内膜炎）

张某，女，26岁。半年前流产后阴道不规律性流血，并兼夹块状物，伴见小腹痛，腰骶痛，平时阴道流出黄色稠黏液体（带下）。在医院做清宫检查，诊断为"子宫内膜炎"。用大剂量抗生素口服及肌肉注射，兼服中药，时已半年，未见好转。遂请李先生诊治。

就诊时小腹时有胀痛，时而刺痛，伴腰骶痛，阴道常不规则出血并夹有血块，且带下呈黄色黏液。患者精神不振，面色不华，四肢倦怠，夜间有低热（37.5℃）；舌质紫暗有瘀斑，舌苔薄黄，脉弦细而涩。

诊断：带下（慢性子宫内膜炎）。

辨证：气滞血瘀，湿热下注。因病程较长，形成慢性病症，以血瘀为显。

治法：活血化瘀，清热除湿。

方药：少腹逐瘀汤合四妙散。

小茴香 10 克	炮姜 15 克	延胡索 10 克	五灵脂 10 克
没药 10 克	蒲黄 10 克 ^{（生、布包煎）}	官桂 10 克	赤芍 10 克
苍术 10 克	薏苡仁 20 克	黄柏 10 克	牛膝 10 克
山楂 20 克	丹皮 10 克	川芎 10 克	

每日 1 剂，连服 1 周。

二诊：服上药 1 周后，病人叙述小腹及腰骶痛减轻，阴道不规则出血减少，虽有流血，但血块已减少，带下亦有减少，精神好转。药已对症，再以上方继续服 1 周。

三诊：服药两周后，病症大有好转。一周内阴道只有两次少量血液流出，小腹时有隐痛，腰骶痛已不明显，带下亦减少，夜间已无低热，一切向好的趋势发展。药症相应，守法守方，以原方再服两周，改为两日 1 剂服。并嘱病人用艾条悬灸气海、三阴交两穴，每日 1 次，每次每穴约 10 分钟。

四诊：又经两周中药和艾条悬灸治疗，少腹痛、带下已基本治愈，一切恢复正常，暂停中药内服和艾灸，以观察其月经来潮的正常与否。

后病人叙述，停药后两周，月经来潮，经前感到小腹不适，月经量多，有少量血块，5天后月经尽，无其他不适，来诊时以逍遥散、四物汤加减调理，嘱在月经来潮前一周开始服用，月经尽后停止用药。调理半年后病人怀孕，足月顺产一女婴。随访半年，母婴均健康。

按： 少腹逐瘀汤是清代王清任《医林改错》中治疗少腹瘀血病症的代表方。少腹疼痛、积块，或少腹胀满压痛，或妇人经期少腹疼痛、刺痛，月经暗黑有血块，或崩漏兼少腹刺痛等，皆属于瘀血阻滞者，都可用本方治疗。本方是由《金匮要略》的温经汤合失笑散化裁而成。方中小茴香、炮姜、官桂能温经散寒，通达下焦；延胡索、乳香、没药利气散瘀，消胀定痛。蒲黄、五灵脂为失笑散，以活血祛瘀，散结止痛。其中蒲黄生用以活血祛瘀；五灵脂炒用，重在止痛而不损胃气。当归、赤芍、丹皮、川芎活血行气，散瘀调经。再加上四妙散、苍术、薏苡仁、黄柏以清热燥湿解毒，治其带下。全方合用，温经散寒，活血祛瘀，消肿止痛，清热燥湿，解毒止带。方药对症，见效迅速，连服两周，再加上艾条悬灸气海和三阴交以理气活血，调经止痛，健脾止带。后又经逍遥散合四物汤以调其经，月经调则能受孕。

13. 麻疹合并喘嗽

文某，男，3岁。正值春夏交接之5月初，病儿初见发热（体温38℃），咳嗽，不思饮食，但还能戏耍，医以为风热感冒，以辛凉解表之剂银翘散治之。两天后发热不但未退，反而升高（体温39.5℃），咳嗽频繁，有声嘶现象，仍然不思饮食，大便日2～3次，稀涩。前医认为风热化火入里，拟以白虎汤合黄连解毒汤以直清阳明经之热，解其毒热之邪。又服两剂后，其病有增无减，遂邀李先生治疗。

从起病到就诊已经6天，发热甚（体温40℃），咳喘声嘶，鼻翼扇动，大便日1～3次，稀涩，不思饮食，并发现病儿耳后有几缕红丝隐现，眼睑微肿，流泪，当时病儿喘咳气紧较甚；舌红，苔黄，脉滑数。

诊断：正值麻疹流行季节，又在本地发现有麻疹病儿。结合流行病学和病证特点诊断为麻疹合并喘嗽。

辨证：麻毒内陷。

治疗：辛凉透达，宣肺透疹，清热解毒。

方药：

①麻杏石甘汤合辛凉解表法。

麻黄 3 克	生石膏 10 克	杏仁 3 克	金银花 6 克
连翘 6 克	牛蒡子 3 克	蝉蜕 3 克	荆芥 3 克
薄荷 3 克	天花粉 3 克	瓜蒌壳 3 克	前胡 3 克
黄芩 3 克	甘草 2 克		

每日 1 剂，多次少量服用，以免引起呕吐。

②外洗处方。

青蒿 15 克	荆芥 15 克	薄荷 15 克	葱白 15 克
生姜 15 克	柽柳 15 克	蝉蜕 15 克	葛根 15 克
红花 15 克	金银花 15 克	菊花 15 克	连翘 15 克
甘草 6 克			

水煎外洗全身，以透达麻毒外出。

二诊：服药 1 天，外洗全身 2 次，于次日颜面、全身发出麻疹，体温 40℃，喘嗽稍平，余症如前。仍以原方服用，停用外洗药。

三诊：出疹 3 天后，麻疹开始消退，体温开始下降。又经 3 天后，体温降至正常，麻疹消退，唯有咳嗽、口渴、饮食欠佳，继以沙参麦冬汤合五味消毒饮加减以养阴清热，调理脾肺为治。

沙参 5 克	麦冬 5 克	天花粉 5 克	连翘 5 克
金银花 5 克	蒲公英 10 克	紫花地丁 10 克	瓜蒌 5 克
黄芩 3 克	谷芽 5 克	麦芽 5 克	石斛 5 克
蝉蜕 3 克	玄参 3 克	甘草 2 克	

每日 1 剂，连服 1 周。

1 周后病儿亲属前来要求再服调理之品，诊病儿一切正常，不必再服药物，以饮食调理善其后。

按：麻疹为小儿常见的呼吸道急性传染病，多在冬春二季流行，学龄前儿童易于感染。麻疹发病有一定的规律，一般发热三天后出疹，出疹三天后开始消退，消退三天后则病告痊愈。若发热三天后仍未出疹，或出疹一天后麻疹即隐退都是不正常现象，称为逆证。麻疹逆证多易发生肺炎喘嗽，急需救治，多以透达麻疹外出为原则。

该病儿初见发热的外感症状，在麻疹特点未见之前，以银翘散辛凉解表是正确的，这叫异病同治原则。但第二次就诊时，正值麻疹将透之时，医者没有结合流行病学和麻疹特点（应诊断为麻疹），只以发热较甚为依据辨证为风热之邪化火入里，而用大苦大寒之白虎汤合黄连解毒汤以清热解毒，使其正要透达的麻毒不能透达而冰伏不出，至其六天都还未见疹点，麻毒遏郁肺胃，而伴见肺炎喘嗽。李先生结合时令、流行病学、病儿临床表现，诊断为麻毒不透，遏郁肺胃，伴发肺炎喘嗽。古人云："麻本火候，非壮热而不出。"该病儿体温40℃，是麻疹出疹时的特点，决不能用大苦大寒之品以清泻火热，以免引起麻毒遏郁而不透。因此，以辛凉透达之剂，再配以外洗药物，引导遏郁之麻疹外出。内外兼治，麻疹很快透达而外出，又经过三天的出疹期，然后逐渐消退，三天后全部消退，体温恢复正常。麻疹是发热性传染病，后期多见伤阴，故以养阴清热、调理肺胃为善后调养。

14. 癫痫

刘某，男，8岁。病儿家属叙述，某天晚上，病儿感觉不舒，旋即昏仆，不省人事，面色苍白，牙关紧闭，两目上视，持续有两分钟左右，未见手足抽搐、口吐涎沫和口出怪声的现象。因醒后一切正常，家属以为是发痧，并未治疗。一周后某晚7点多又出现类似现象，并伴见有四肢轻微抽搐，口角流出涎液，家属才引起注意。第二天到某医院诊查，脑电图检查未见异常，根据家属叙述病情，西医初步诊断为"癫痫"，拟抗癫痫药治疗。但病儿家属不愿其服用西药，遂求诊于李先生。来诊时病儿未见有病发症状表现，发育正常；就诊时舌质红，舌苔微厚而黄，脉滑微数。

诊断：癫痫。

辨证：痰热壅滞，上蒙清窍。

治法：清热涤痰，息风镇痫。

方药：癫痫丸（自拟方）。

礞石 30 克	朱砂 6 克	建曲 50 克	法半夏 15 克
陈皮 15 克	茯苓 15 克	黄芩 15 克	黄连 15 克

栀子 15 克	枳实 15 克	竹茹 20 克	知母 15 克
贝母 15 克	沉香 5 克	郁金 15 克	蝉蜕 15 克
僵蚕 15 克	姜黄 15 克	酒大黄 10 克	胆南星 15 克

4 剂，共为细末，炼蜜为丸，每丸重 5 克，每日服 3 次，每次服 1 丸（5克），饭前白开水冲服。

服丸药 1 周后复发过 1 次，服 5 个月后，又配 6 剂做丸剂，服半年。随访 3 年，癫痫未见复发，病告痊愈。

按：《医碥》曰："痫者，发则昏不知人，卒倒不知，口噤牙紧，口吐涎沫，甚至手足抽搐，口眼相引，目睛上视，口作六畜之声，醒后饮食起居亦如常人。"此病儿表现与上述症状相似，故诊为癫痫无疑。只是病情较轻，还未见"口中作六畜之声"。《临证指南》中指出："痫证或由惊恐，或由饮食不节，或由母腹中受惊，以致脏气不平，经久失调，一触积痰，厥气内风，卒焉暴逆，莫能禁止，待其气通然后已。"可知其为痰热风火为患，痰热积滞，风火上炎，随气上逆，壅闭经络，阻闭清窍而发为癫痫。故以清热涤痰、息风镇痫为治。用自拟癫痫丸缓治之。若癫痫反复发作，频繁复发，病程较长者，治愈相当困难。该病初发，病情较轻，用丸剂治疗近 1 年的时间，而随访 3 年，未见复发，才算治愈。

15. 胆胀（急性胆囊炎）

胡某，女，45 岁。3 年前患急性胆囊炎，在某医院治疗出院，后经常反复出现右胁肋（胆囊处）疼痛，随后又采取西药输液等治疗，终未断根，经常反复发作。经人介绍，遂请李先生治疗，希望服用中药以断其病根。

就诊时，病人叙述右季胁隐隐胀痛，时作时止，痛时牵引肩背，伴脘腹胀痛，时有嗳气呕恶，精神抑郁不振，四肢倦怠，口苦，饮食不佳，大便干结；舌尖边红，舌苔薄黄，脉弦细而数。

诊断：胆胀（急性胆囊炎）。

辨证：肝郁气滞，肝脾不调。

治法：疏肝解郁，理气健脾。

方药：柴胡疏肝散、左金丸、五味异功散加减。

| 柴胡 10 克 | 当归 10 克 | 白芍 10 克 | 青皮 10 克 |
| 枳实 10 克 | 吴茱萸 3 克 | 黄连 10 克 | 党参 20 克 |

白术 10 克　　　陈皮 10 克　　　茯苓 10 克　　　法半夏 10 克

郁金 10 克　　　酒大黄 3 克　　　甘草 6 克

每日服 1 剂，连服 6 剂。

针灸：选穴足三里、三阴交、内关、阳陵泉、太冲、胆俞、日月，轻刺留针 30 分钟，施行平补平泻手法。艾条悬灸：日月、期门、章门，每日 1 次，每穴 5～10 分钟。

二诊：治疗 6 天后，胁痛减轻。服药后当天，泻下稀便 2 次，病人感觉脘腹、胁肋都很舒服，胀满、呕吐、嗳气也减轻，饮食好转。守法守方再服 6 剂，仍然配合针灸治疗，手法、选穴同上。

三诊：又用中药治疗 6 天，病症大减，右胁肋已基本不痛，饮食恢复正常，精神好转。为了彻底治疗，嘱其原方再服 4 天，休息 3 天后再服 4 天，直至胁肋痛不发为止。针灸可两日 1 次，两周后，可每周两次，坚持治疗。随访 1 年，未见复发。

按：《内经》曰："胆胀者，胁下胀痛，口中苦，善太息。"与该病例慢性胆囊炎的症状相似。该病人三年前曾患过急性胆囊炎，虽经住院治疗，症状消失出院，但因病人长期思虑忧愁，精神抑郁，情绪不遂，造成肝气不舒，形成慢性胁肋痛（慢性胆囊炎）。其病机为肝郁气滞，故治疗以疏肝理气解郁为主，柴胡疏肝散恰有此功效。若长期肝郁亦可造成脾虚，表现为不思饮食、嗳气、呕恶、四肢倦怠等症状，故用五味异功散以理气健脾。长期肝郁气结，必有化热之象，表现为口苦、大便秘结、舌红、苔薄黄、脉数等，故又选用左金丸以散肝而泄热。胆为奇恒之腑，又是六腑之一，六腑以通为用，以通为补，故在方中加入酒大黄，以通其腑气。腑气一通，胆道通利，则疼痛消失。

16. 癃闭

李某，男，48 岁。3 个月前自觉会阴部有一肿块，平时并无感觉，骑自行车时方觉擦痛不舒，去某医院外科检查，医生初步诊断为前列腺囊肿症，因个人原因，病人未能进一步检查确诊，遂求李先生用中医药治疗，以图治愈。

就诊时检查：会阴部有小鸡蛋大一肿块，质软，边界清楚，有波动感，有轻微压痛，肿块表面光滑，可以推动，无其他症状表现，舌脉正常。

诊断：癃闭。

辨证：因水湿不化，阻滞气机，下注会阴所致。

治法：理气利水，消肿散结。

方药：五苓散加减。

泽泻 15 克	猪苓 15 克	茯苓 15 克	白术 15 克
桂枝 15 克	车前子 15 克	荔枝核 15 克	橘核 15 克
木香 10 克	木通 15 克	僵蚕 10 克	乌药 10 克
甘草 6g	胡桃连壳打碎 1 个		

水煎服，每日 1 次，连服 6 剂。

二诊：服上药 6 剂后，肿块变化不大，仍以上方加小茴香 15 克，水煎服，每日 1 剂，连服 6 剂。加艾条悬灸肿块处，每日 1 次，每次 10 分钟左右。

三诊：病人自述肿块胀痛感消失，检查肿块明显缩小，压痛感不明显。仍用前方去僵蚕加青皮 10 克，再服 6 剂，仍然用艾条悬灸肿块处，每日 1 次，每次 10 分钟左右。

四诊：肿块缩小至桂圆大小，质软，无压痛感，病人骑车时已无擦痛感。药既对症，嘱病人仍以原方每两日服 1 剂，连服半个月，艾条仍然悬灸肿块处，每两日 1 次。

五诊：肿块已缩小到黄豆大，病人无异常感觉。守法守方，继续以艾条悬灸，嘱病人连续治疗半月。

半个月后复查，肿块已全部消失，病告痊愈。随访 1 年，一切正常。

按：病人因故长期与水湿接触，形成水湿不化，阻滞气机，下注会阴处，凝滞而发生囊肿，归于中医"癃闭"范畴。因此，治以理气行水，消肿散结，选方以五苓散化气行水，加橘核、荔枝核、胡桃等以消肿散结，并以艾条悬灸肿块处，以加强温化水湿之作用。

本例肿块质软而有波动感，边界清楚，表面光滑，应是良性之征。

17. 杵针治疗验案

（1）感冒

张某，男，25 岁，1992 年 7 月 16 日诊。患感冒已 5 天，曾服感冒清、抗病毒冲剂，未见好转。症见：发热重（体温 38.5℃），微恶风寒，头痛身痛，无汗，咽喉红肿疼痛，微咳，痰稠黄，舌尖红，苔薄微黄，脉浮数。遂拟以针灸治疗，但因病人畏针而改为杵针治疗。

诊断：感冒。

辨证：风热感冒，热邪壅肺。

治法：疏风解表，清热宣肺。

处方：风府八阵、大椎八阵；河车路：脑户至大椎段（脑椎段）；少商、曲池、合谷、尺泽。杵针常规治疗，用泻法，每日1次。

两次后，体温降至正常，咳嗽、咽喉痛减轻；四次后感冒治愈。

按：风府八阵、大椎八阵皆有疏风解表作用，配以河车路脑椎段以加强疏风解表、清利咽喉作用。曲池、合谷配少商杵针点叩，有疏风清热、利咽消肿作用。少商善治咽喉痛，若配以尺泽可清热肃降肺气，能治疗风热引起之咳嗽。杵针用泻法，表邪得解，风热得清，肺气宣降，感冒则愈。

（2）喘咳

李某，男，65岁，1994年3月15日诊。素有痰饮，两天前因外出不慎，感冒风寒，出现恶寒发热，头痛身痛，咳喘气紧，胸脘痞闷，痰多清稀，舌苔白厚而腻，脉浮弦滑。以前病人喘咳发作时常以西医输液治疗，此次病人不愿再输液，遂求杵针治疗。

诊断：喘咳。

辨证：内有痰饮，外感风寒之邪所致。

治法：解表散寒，理气化痰，宣肺平喘。

处方：大椎八阵、身柱八阵；河车路：大椎至命门段；列缺、尺泽、定喘、丰隆。杵针常规治疗，以平补平泻手法；可以配合艾条悬灸。

经杵针2次后，症状减轻，1周后治愈。

按：取大椎八阵以疏风散寒，身柱八阵宣肺止咳平喘。配以河车路大椎至命门段以解表散寒，宣肺降气。丰隆为治痰要穴，善于理气化痰。列缺配尺泽、定喘以宣肺降气，理气祛痰以止咳。如此风寒得解，肺得宣降，喘咳则愈。

（3）失音

谢某，男，54岁，1994年5月16日诊。声音嘶哑、发音困难1月余。病人于4月5日突发声音嘶哑，咽喉干涩不舒而疼痛，时有干咳少痰，口渴，心中烦热。于4月8日到某医院，检查发现声带水肿明显，望诊咽部充血明显。舌质红，苔黄，脉细数。

诊断：失音。

辨证：因病一月有余，风热之表现已尽，但余邪郁遏于咽喉而致声门开合失利，出现声音嘶哑。

治法：养阴清热，利咽开音。

处方：风府八阵；河车路：脑椎段；合谷、列缺、少商、天突、照海。杵针常规治疗，行平补平泻手法，每日1次。

连续治疗7次后，声音恢复正常。

按： 风府八阵可以清热利咽，加河车路脑椎段，善治五官及咽喉疾病。合谷为手阳明大肠经之原穴，列缺为手太阴肺经之络穴，二穴相配为原络（主客）配穴法，以宣肺清热，利咽开音。天突为局部（病变部位）取穴，以散结开音；照海通于阴跷脉，配以合谷以养阴利咽。杵针治疗，以平补平泻手法，取得津生热清、肺宣而音开的效果，失音可愈。

（4）呕吐

兰某，女，53岁，1991年5月13日诊。呕吐1个月，加重3日。1个月前病人因食雪糕后出现胃脘部疼痛，恶心呕吐，曾服西药止呕，效果不佳。平时恶心欲吐，饭后常有呕吐出现。曾在某医院检查，诊断为慢性浅表性胃炎。伴见胃脘不舒，精神疲惫，饮食减少，大便稀溏，面色不华；舌淡苔白，脉沉细。

诊断：呕吐。

辨证：乃因过食寒凉之物，伤及中阳，虚寒内生，胃气不降而致。

治法：温中散寒，降逆止呕。

处方：至阳八阵、脊中八阵、中脘八阵；河车路：至阳至命门段（阳命段）；足三里、三阴交、内关、公孙。杵针常规治疗，用补法，并可加艾灸。每日1次，每次30分钟。

连续治疗1周后，呕吐止，饮食恢复正常，大便正常，精神好。为加强疗效，再治疗7次，呕吐痊愈。

按： 至阳八阵、脊中八阵配中脘八阵，一前一后，一阴一阳，直接调节脾胃气机，并寓俞募配穴之意（胃俞、中脘）；加上河车路阳命段，则温中补虚之力更强。足三里与三阴交相配为表里经配穴法，可直接调节脾胃功能。内关为手厥阴心包经络穴，通于阴维脉，为八脉交会穴之一，主治心、胸、胃之病症，配以足太阴脾经之络穴公孙，该穴通于冲脉，是八脉交会穴之一，冲脉又隶属于阳明，故该穴与内关相配则调节胃气、降逆止呕作用显著。全方配伍，杵针用补法，并加以艾灸，温脾补虚之作用显著，降逆止呕功效卓越。

（5）呃逆

钱某，男，74岁，1993年5月24日诊。呃逆2月。病人于3月21日晚突发呃逆不止，连续不断，呃声高昂，直至入睡后，呃逆方止。次日早晨起床后又呃逆不止，遂到医院检查治疗。经胃镜、B超等多次检查，均未发现病变。诊断为胃肠神经官能症、膈肌痉挛。经调节胃肠功能，缓解膈肌痉挛的中西药治疗，虽呃逆症状减轻，但未见痊愈，遂求治于李先生。因病人年岁大，体质较差，选以杵针治疗。现在症状：呃逆不断，10分钟左右1次，呃声低微，食欲不振，精神倦怠，畏寒肢冷；舌质淡，舌苔薄白，脉沉细而弱。

诊断：呃逆。

辨证：中焦虚寒所致。

治法：温中散寒，降逆止呃。

处方：至阳八阵、脊中八阵、中脘八阵；河车路：阳命段；足三里、内关、公孙。杵针常规治疗，运用补法，另可配合艾灸。每日1次，每次30分钟。

连续治疗7次后症状明显改善，呃逆延至1小时发作一次，而且呃声很低微，饮食增进，精神好转；又杵针治疗7次，并配合艾条悬灸膈俞、脾俞、胃俞、中脘、足三里等穴。呃逆症状消失，病者痊愈。

按：至阳八阵、脊中八阵配中脘八阵，河车路阳命段杵针补法，并加艾灸法，有温中散寒、补益脾胃、降逆止呃作用。胃俞配中脘取俞募配穴法之意义；膈俞能缓解膈肌痉挛；内关为手厥阴心包经的络穴，通于阴维脉，公孙为足太阴脾经的络穴，通于冲脉，两穴相配，是八脉交会穴相配的一对穴位，有补脾健胃、理气降呃之作用。全方配伍，能直接调节肠胃功能，有温补中焦虚寒之作用，故见效显著。

（6）胃脘痛

杨某，男，64岁，1992年7月1日诊。胃脘痛4年，加重1年。病人从1988年开始出现胃脘疼痛胀满，曾于某医院做胃镜检查诊断为"浅表性胃炎伴胃窦炎",经中西医治疗,症状有所减轻,但每年入冬气候寒冷或饮食生冷后易复发,近1年来特别明显。前两天因天气炎热,贪凉吃冰西瓜后,出现胃脘疼痛,伴见胀满,呃逆,胃脘冷痛明显,得热后痛减,饮食减少,大便稀溏,精神倦怠,四肢无力;舌质淡,舌苔薄白,脉沉细。

诊断:胃脘痛。

辨证:虚寒性胃脘痛。

治法:温中散寒,行气止痛。

处方:至阳八阵、脊中八阵、中脘八阵;河车路:阳命段;足三里、内关、公孙。杵针常规治疗,用补法。每日1次,连续治疗7次。

1周后,病人自述胃脘痛减轻,时有隐痛,饮食恢复正常,精神好转。杵针治疗既已见效,再治疗1周,手法同上,以巩固疗效。

按:脊中八阵中有胃俞穴,配中脘八阵之中脘穴,即为俞募配穴法;再配以至阳八阵、河车路阳命段以调节脾胃功能,达到寒散气行痛止的目的。内关通于阴维脉,为手厥阴心包经之络穴,与通于冲脉的脾经之络穴公孙相配,为八脉交会穴配伍,用于治疗胃脘疾病。再取足阳明胃经之合穴足三里以理气止痛。杵针用补法,有温中散寒、行气止痛之功。

(7)便秘

刘某,男,78岁,1993年2月21日诊。大便秘结,干燥如羊屎,经常隔3～5天才能大便一次,甚至要服用果导片或麻仁丸。近1年来服果导片或麻仁丸都不能大便,要用开塞露或肥皂才能导出干结的大便,病人很痛苦。就诊时病人伴见精神不振,饮食减少,腹胀,肢倦;舌质淡,舌苔薄白,脉沉细。

诊断:便秘。

辨证:脾胃阳虚,大肠的蠕动功能衰弱,不能将停滞于肠道食物糟粕排出体外而致。

治法:温补脾肾,促进大肠的蠕动,使其排出肠道糟粕。

处方:命门八阵、腰阳关八阵、关元八阵;河车路:至阳至长强段。杵针常规治疗,用平补平泻法,每日1次,每次30分钟。

连续治疗1周后,能借助麻仁丸排出大便。再行杵针治疗1周,大便基本能每天1次,精神好,腹部已不胀,饮食增加,每天坚持户外活动半小时。后又行杵针治疗 4~6 周以巩固疗效，坚持每日能大便 1 次。以后改杵针治疗隔日或三日一次，一直保持大便通畅。

按： 命门八阵、腰阳关八阵配伍关元八阵，一前一后，一阴一阳，寓有俞募配穴之意义（大肠俞、天枢相配），能调节大肠的传导功能。河车路至阳至长强段，有温补脾肾阳气之作用，脾肾阳气旺盛，大肠的传导功能正常，便秘则可痊愈。

（8）泄泻

阎某，女，41 岁，1993 年 8 月 29 日诊。腹泻 1 月余，大便一日 3~4 次，不成形，有稀涎，便后肛门有灼热感，小腹隐痛，饮食减少，口苦心烦，小便短赤，舌质红，舌苔黄腻，脉濡数。腹泻初曾在某医院做肠镜检查及大便检查，均未见异常，也服用过西药氟哌酸、吗丁啉等，不但腹泻未见好转，反而饮食减少，精神欠佳。病人不愿再服药物，遂来进行杵针治疗，以恢复肠胃功能。

诊断：泄泻。

辨证：湿热泄泻。

治法：清热利湿止泻。

处方：腰阳关八阵；河车路：命门至长强段（命强段）；天枢、足三里、中脘八阵。杵针常规治疗，用泻法，每日 1 次，每次 30 分钟。

连续治疗 7 次后，腹泻次数明显减少，一日 1~2 次，大便已无涎液，肛门灼热感消失，小腹仍时有隐痛，饮食增加。杵针治疗疗效显著，连续再治疗 7 次，以巩固疗效。

按： 腰阳关八阵、河车路命强段，均能调节肠道气机与传导功能，配以天枢穴，有俞募配穴法之意义（腰阳关八阵中有大肠俞穴），能直接调节大肠的功能。天枢配足三里穴用杵针泻法，有清热利湿、理气止泻作用；中脘为胃之募穴，又是六腑之会穴，可调节胃肠功能，增强食欲。运用杵针调节肠胃功能，属于非药物调节，不同于药物要通过胃肠的吸收才能显效。杵针治疗能充分调节病人自身的功能活动，故效果显著。

（9）不寐

曾某，男，45 岁，教师，1994 年 6 月 8 日诊。失眠 5 年，近 3 个月加重，通常整夜不能入睡，并伴见心烦头昏，耳鸣健忘，手足心热，腰膝酸软，潮热盗汗；舌红少苔，脉细数。

诊断：失眠。

辨证：心肾不交，肾阴亏损而见头昏耳鸣，手足心热，腰膝酸软，潮热盗汗；阴亏而不能上承于心，心火独亢而见心烦失眠。

治法：交通心肾，滋养肾阴而清心宁神。

处方：神道八阵、天谷八阵、命门八阵；河车路：大椎至命门段；太溪、神门。杵针常规治疗，太溪穴用补法，神门穴用泻法，其余诸穴用平补平泻法治疗。每日 1 次，每次 30 分钟。

连续治疗 7 次后，心烦头昏减轻，失眠有改善，每晚能睡 3～4 小时，但多梦。再以杵针治疗 7 次，失眠症状基本改善，每晚能睡 6～7 小时，潮热盗汗、腰膝酸软有所减轻。后改为杵针治疗隔日 1 次，4 周后痊愈。

按：天谷八阵（百会八阵）的百会穴及四神聪穴，有镇静安神作用；神道八阵有心俞穴，能养心安神；命门八阵配肾经原穴太溪穴，有滋养肾阴作用；神门为心经原穴，用杵针泻法，有清心宁神作用。肾阴充沛则能上承于心，心火不独亢而能下济于肾，心肾相交，水火互济，失眠则愈矣。

（10）癫证

雍某，男，25 岁，1994 年 7 月 18 日诊。患者癫证半年，长期以来性格内向，少言寡语。就诊前的元月因在单位受领导批评，与之吵架后，开始出现白天睡觉、夜晚看书写信等，不洗脸，不讲卫生，不按时吃饭，性情古怪。经某大医院检查诊断为"抑郁症"，服用西药后有所好转，但时有反复，病人动作缓慢，时感胸闷，睡眠差；舌苔白腻，脉弦滑。

诊断：癫证。

辨证：痰气壅滞，清窍被蒙。

治法：理气豁痰，养心开窍。

处方：天谷八阵、神道八阵、至阳八阵；河车路：大椎至命门段；神门、内关、足三里、丰隆。杵针常规治疗，用平补平泻法，每日 1 次，每次 30 分钟。

连续治疗 7 次后，症状有改善，白天可以坚持不睡觉，但感到很困乏。晚上睡眠不佳，能配合家人按时吃饭、洗脸等；仍性格内向，不愿多说话。再用杵针治疗两周，病情大有好转，晚上能入睡，能按时吃饭、洗脸，高兴时可与家人说些家常话。该病缠绵难愈，故需长期坚持杵针治疗，嘱每隔两天或三天作一次治疗，配合家庭的心理疏导。病人情绪稳定，未再发病，远期效果满意。

按： 该病以忧愁思虑，肝气郁结，痰气阻遏，心窍被蒙所致。因此，杵针治疗以天谷八阵调节情志；神道八阵、至阳八阵及河车路大椎至命门段以疏肝理气，运脾化痰，养心安神；足三里、神门、丰隆以益气养心，祛痰理气安神。诸穴配合，则气机畅通，痰浊消散，心神则宁，癫证可愈。

（11）眩晕

蒋某，女，47岁，1992年5月27日诊。眩晕1年余，加重7天。1年前病人因眩晕兼有头痛于某医院住院治疗，诊断为"高血压眩晕"，经治疗眩晕基本好转，平时仍要服降压药以维持正常血压。1周前，因生气情绪急躁而出现眩晕，并伴见两侧头痛，眩晕欲吐，胸中满闷，两胁胀痛；舌边红，舌苔薄黄，脉弦数。血压为180/120mmHg。

诊断：眩晕。

辨证：肝气不舒，郁而化热，肝热循经上冲引起两侧头痛。

治法：疏肝理气，清热平肝。

处方：天谷八阵、至阳八阵；河车路：印脑段、阳命段；外关、阳陵泉、太冲、太溪。杵针常规治疗，用泻法，每日1次，每次30分钟。

连续治疗7次，眩晕及头痛减轻，胸闷、胁痛有改善，血压已降至140/90mmHg。杵针治疗既已见效，再继续治疗两周，眩晕头痛消失，胸闷、胁痛已愈。随后三日1次杵针治疗，以巩固疗效，保持血压正常。

按： 至阳八阵，河车路阳命段有肝俞、膈俞等穴，配以肝经原穴太冲、胆之合穴阳陵泉，能疏肝理气，清热平肝；天谷八阵、河车路印脑段，是眩晕病变部位取穴，有平肝镇静作用，配以外关、阳陵泉、太冲，行杵针泻法，有清肝潜阳作用；太溪为肾经原穴，有滋养肾经作用，取滋水涵木之意，以加强潜阳平肝之功。方穴对证，疗效显著。

（12）胁痛

周某，男，36岁，1991年1月21日诊。胁痛2月余。2月前病人因工作不顺，生气后出现两胁作痛，曾到某医院做肝功及"两对半"检查均属正常。B超检查肝、胆、脾、胰均正常，诊断为"肋间神经痛"，服用止痛片及维生素治疗，未见好转，遂求杵针治疗。症见：两胁走窜疼痛，时而放射至肩部，伴见嗳气，泛吐酸水，饮食欠佳，食后饱胀，二便正常；舌苔薄白，脉弦。

诊断：胁痛。

辨证：肝气不舒，气机郁滞。

治法：疏肝理气，条达气机。

处方：至阳八阵；河车路：阳命段；内关、阳陵泉、太冲、三阴交、期门。杵针常规治疗，用平补平泻法，每日 1 次，每次 30 分钟。

治疗 1 周后，胁痛减轻，仅感两胁不舒，再治疗 1 周后，胁痛消失。

按：至阳八阵与河车路阳命段均有肝俞穴，配以期门穴，为俞募配穴法，有疏肝理气、条达气机作用。内关为八脉交会穴，通于阴维脉，能治疗胸胁疼痛；阳陵泉为胆经合穴，太冲为肝经原穴，三阴交为脾经俞穴，又是肝脾肾三经交会穴，均有疏肝理气、畅达气机的作用。肝气条达，气机通畅，胁痛则愈。

（13）*腰痛*

吴某，女，56 岁，1994 年 8 月 8 日诊。腰痛 18 年，加重 3 个月。18 年前病人因腰痛在某医院住院，诊断为"肾积水"，原因不明。治疗近 1 个月未见好转，遂配合中药治疗，病人自觉腰痛明显减轻，出院后继续服中药治疗，半年后腰痛症状消失。又到某医院复查，未见肾积水，饮食、二便、睡眠正常。一直维持到就诊前的 5 月份，因过度疲劳，又食火锅等辛辣食物后腰痛复发，伴见小腹胀满，小便短少，时有刺痛，尤其是劳累后加重，精神不佳，饮食正常；舌质红，舌苔黄，脉沉而数。又到某医院检查未见肾积水，也无腰椎病变。

诊断：腰痛。

辨证：系由肾气亏损，湿热下注所致。

治法：补益肾气，清利湿热。

处方：命门八阵、腰俞八阵；河车路：命强段；委中、昆仑、太溪。杵针常规治疗，行平补平泻手法，每日 1 次，每次 30 分钟。

治疗 7 次后，腰痛明显减轻，精神好转，小便畅通；继续治疗两周，腰痛基本治愈，小便正常。为巩固疗效，又进行杵针治疗两周。

按：命门八阵、腰俞八阵、河车路命强段皆为局部取穴法，有补益肾气作用，又能清利湿热。委中为膀胱经合穴，昆仑为膀胱经腧穴，能清利膀胱经湿热以利小便。太溪为肾经原穴，配以命门八阵，能加强补益肾气之作用。

（14）淋证

钟某，男，56岁，1992年8月10日就诊。尿频、尿痛7余年，复发加重5天。7年前病人因尿频、尿痛伴血尿，西医诊断为"尿路感染""肾盂肾炎"。经西药治疗，症状消失后即停药，未能根治，后反复发作。5天前因感冒发热而复发。症见：尿频、尿急、涩痛，淋沥不畅，伴有腰痛，小腹痛，小便色黄浑浊，心烦口渴；舌质红，舌苔黄，脉滑数。

诊断：淋证（慢性肾盂肾炎急性发作）。

辨证：湿热下注之淋证。

治法：清热利湿通淋。

选穴：命门八阵、关元八阵；河车路：命强段；阴陵泉、委阳。杵针常规治疗，每日1次，每次30分钟，用泻法。

连续治疗5天后，病人自述尿痛、血尿明显好转，腰痛、小腹痛减轻。杵针治疗既已见效，嘱其再治疗5次，手法改为平补平泻。杵针治疗10次后，病人自觉尿频、尿痛、腰痛、小腹痛症状已基本消失，尿液检查亦正常。为巩固疗效，再进行杵针治疗5次，手法改为补法。

按：命门八阵与关元八阵相配，寓有俞募配穴法之意（膀胱俞与中极），能清利下焦膀胱经之湿热邪气。河车路命强段有疏利膀胱气机之作用；再配以足太阴脾经合穴阴陵泉，利小便，使气化复常，小便通利。选取手少阳三焦经之下合穴委阳，以加强清热利湿之力，疏利膀胱，使膀胱气化功能复常，小便自利，淋证则愈。

（15）头痛

马某，女，62岁，1992年4月12日诊。头昏头痛5年余，左侧上下肢麻木3年余，加重6个月。病人5年前开始出现头痛，伴有头昏；3年前曾患脑血管意外，治疗后留有左侧上下肢麻木，活动不便，拄拐杖能缓慢行走，左手只能抬至胸前，手指握力较差。近6个月，头昏头痛加重，以右侧头额、太阳穴部位疼痛为重（血压160/90mmHg）；左侧上下肢麻木加重，伴见胸闷，语言正常，二便调；舌边尖红，舌苔白腻，脉弦滑。

诊断：头痛。

辨证：头痛，肝阳上亢，痰浊阻痹（高血压）；中风后遗症，半身不遂。

治法：祛风化痰，通经活络，平肝潜阳，疗瘫起痹。

处方：天谷八阵；河车路：大椎至命门段；足三里、丰隆、三阴交、太冲、太溪，左侧上下肢手足三阴三阳经脉循行部位。杵针常规治疗，用平补平泻手法，每日1次。

连续治疗10次后，病人自述头昏头痛减轻，血压135/80mmHg，上下肢麻木减轻，但功能活动改善不明显。因中风3年之久，功能活动恢复困难，能将血压控制在正常范围之内，以免再度中风，已属理想效果。

按：天谷八阵有平肝潜阳之功；河车路大椎至命门段有调节肝脾肾之功能，配足三里、丰隆、三阴交、太冲、太溪能理气化痰，滋阴潜阳，平肝息风（滋水涵木）；再用杵针疏理上下肢手足三阴三阳经循行部位，有疏经通络、促进肢体功能恢复作用，故愈后相对良好。

（16）三叉神经痛

三叉神经痛是指面部三叉神经分布区域出现阵发性、短暂性剧烈疼痛。临床上以第二支、第三支发病较多。本病可分原发性和继发性。发病年龄多在中年以上，一般女性较多。常因触及面部某一点突然发作，剧烈疼痛，故病人不敢洗脸、漱口和进食。疼痛呈阵发性、闪电样剧痛，其痛如刀割、针刺、火灼，可伴见病侧面部肌肉抽搐、流泪、流涕及流涎等现象。本病发作时间短暂，数秒钟或数分钟后即行缓解，间歇期间可无症状。

治法：疏经活络，调气止痛。

处方：第一支痛选攒竹、阳白、鱼腰；第二支痛选四白、巨髎、颧髎；第三支痛选承浆、颊车、下关。还可在远端配以合谷、太冲、三间、内庭等穴位。手法用平补平泻法。

按：局部穴位有疏理局部经络气血的作用，远端穴位有调气止痛作用。杵针治疗三叉神经痛的疗效是可靠的，如配合内服汤药与毫针治疗，则疗效更佳。

（17）漏肩风

郭某，男，76岁，1994年5月9日诊。肩痛半年，肩痛以右侧显著，遇阴雨天加重，冷痛彻骨，右肩关节活动受限，伸臂、抬肩其痛难忍，饮食一般，二便调；舌苔薄白，脉沉弦。

诊断：漏肩风（寒痹）。

辨证：痹证乃风寒湿三气杂合而致，痛痹以寒气为甚，故冷痛彻骨而遇阴雨天加重，疼痛固定在右肩关节。

治法：以散寒为主，佐以祛风除湿、通经活络。

处方：肩髃八阵、大椎八阵；外关、合谷、手三阳经在手臂部的循行部位。杵针常规治疗，用平补平泻法，每日 1 次，每次 30 分钟。杵针后再加艾条悬灸痛处 10 ~ 15 分钟。

连续治疗 7 次后，肩痛明显减轻，肩关节活动基本正常；又继续治疗 7 次，病人只在肩关节活动幅度较大时才有痛感；改为隔日治疗 1 次，又治疗两周，肩痛痊愈。

按：肩髃八阵、大椎八阵是治疗肩痛的局部有效腧穴，配以外关、合谷有疏通经络、祛风除湿散寒作用。因手三阳经的循行线路皆要通过肩部，以杵针疏理调节，再配以艾条悬灸痛处，加强祛风散寒作用。全方共奏疏通经络、调和气血、祛风寒、除湿邪之功，而痹证皆除。

（18）耳鸣

陈某，男，55 岁，1994 年 7 月 20 日诊。耳鸣，听力下降两月余。2 个月前病人因感冒后即出现眩晕，某医院诊断为"内耳眩晕（梅尼埃病）"。经治疗，眩晕好转，但随之出现耳鸣如蝉，终日不停，听力逐渐下降，经高压氧及西药治疗未见好转，遂求治于中医。症见：耳鸣如蝉，鸣声高昂，时伴眩晕，兼见口苦心烦，小便短赤；舌质红，舌苔黄，脉弦数。

诊断：耳鸣。

辨证：为肝胆湿热上冲，蒙蔽耳窍所致。

治法：清肝泻火，息风通窍。

处方：天谷八阵、风府八阵；河车路：脑椎段；翳风、听会、足临泣、侠溪、听宫、中渚、耳八廓。杵针常规治疗，每日 1 次，每次 30 分钟。

治疗 7 次后，眩晕、心烦、口苦减轻，耳鸣未见好转。再继续治疗两周，耳鸣减轻。方穴既已对症，继续治疗，3 个月后耳鸣治愈。

按：天谷八阵、风府八阵，河车路脑椎段，有泻肝清热、理气通络、息风通窍作用；手足少阳经脉均绕行于耳前后，故取手少阳三焦经之中渚、翳风，足少阳胆经之听会、侠溪、足临泣，远近相配，能疏导经气，清泄少阳之火，通畅气机，有上病下取之意；听宫为治耳病之有效腧穴，与耳八廓相配，能疏通耳道，耳道通畅，则耳鸣可愈。

二、医话

1. 十二辟卦盛衰之理

（1）十二辟卦卦象及说明

十二辟卦，也称十二消息卦，是《周易》乾、坤二卦各爻消（阳减阴增）、息（阳增阴减）变化而来的。李先生深研《周易》，并对十二辟卦及其与生理状况的关系做了一番医道的解释。

复卦	临卦	泰卦	大壮卦	夬卦	乾卦
一阳生	二阳生	三阳生	四阳生	五阳生	纯阳

以上卦象说明，清阳之气，从微到著，从小到大，从少到多，都是从清净心中生起，从正念中积功累德而来。

姤卦	遁卦	否卦	观卦	剥卦	坤卦
一阴生	二阴生	三阴生	四阴生	五阴生	纯阴

以上卦象说明，浊阴之气，从微到著，从小到大，从少到多，都是从秽浊心中生起，从邪念中损功败德而来。

注：卦图中的奇画"—"代表阳；卦图中的偶画"--"代表阴。

（2）十二辟卦的生理现象

复卦为子卦。一阳来复之象。修炼内功有效之初时，丹田之中一阳生起，此时腹中阳气震动，丹田暖气融融，或腹中跳动，或身上肌肉、经络不时跳动，或跳于腰背，或跳于胸胁，或跳于四肢，或有暖气流动之感，或全身轻安愉快，或练功时全身大动，这些都是一阳来复的现象。

临卦为丑卦。二阳生起之象。修证者此时阴液化为甘露，津液润泽，口中甘美，以前的震动从此消失停止，定力从此逐渐增深。此为二阳生的现象。

☷☳ 泰卦为寅卦。三阳生起，天地交泰。修证者身中如春光明媚，阳气下充于丹田，阴精上升于灵府。此时神清气爽，宿病全消，奠定了祛病延年的基础。此为三阳生起的现象。

☳☰ 大壮卦为卯卦。四阳生起，清阳壮盛，胜过浊阴之气。修证之人，身中如春风拂柳，正是阳气冲关之时。此时耳后风生，目有晶光，夜能见物。此为四阳生起之现象。

☱☰ 夬卦为辰卦。五阳生起，为清阳与浊阴决战之时。此时修证者身中绿荫如盖，芳草如茵。清阳之气冲破玉枕，入泥丸，注于祖窍之中。在此之前，修证之人如能再入甚深禅定，达到虚极静笃之时，脑后玉枕之处突然一声霹雳，阴阳决战，清阳得以凯旋。此为五阳生起的现象。

☰☰ 乾卦为巳卦。六阳生起。修证者清阳健旺，浊阴全消，已成纯阳之体。精随气化，气与神融，如华英蕃茂。此时无饥无渴，卧冰不寒，蹈火不热，入水而不溺，腾空而不坠，鲲化鹏游之能事，臻乎其妙矣。

虽然如此，能具备勤、诚、恒的毅力，坚持刻苦锻炼，勇往直前者实在太少，即有一二志士，亦因机缘不具，或俗务羁缠，或意外横生，事与愿违。故世间初果者实为不少，而硕果者确难见难闻。高深者亦不过停留于三阳开泰之下，噫！难矣哉！老子说："慎终如始，则无败事。"即使功夫到了纯阳境界，亦须不停地温养，勤加沐浴，使心无邪思，神无垢染，直至不生不灭。何谓不生不灭呢？就是邪心令其不生，真心令其不灭。诸修证者，其无忽诸也。

若人逐境忘身，得意忘形，见利忘义，杂念乱其心，私计乱其神，则不到应得之天年，而真阳速减，走夭寿而多病的道路，实为可惜！即使纯阳之体，不自珍惜，其阳气也会逐渐消失，如下面卦象：

☰☴ 姤卦为午卦。一阴从内而生。懈怠之人不加锻炼，心中不时生起一念邪欲，染垢一分真心，丧其一分清阳，生起一分浊阴，增加一分衰老，减去一分健康，生命凋零之机已萌于此。

☰☶ 遁卦为未卦。二阴生起，清阳遁退，浊阴进长。懈怠之人不加锻炼，精神衰减，形体疲惫，百病丛生，可不慎乎！

☰☷ 否卦为申卦。三阴生起，天地不交，上下痞塞。懈怠之人不加锻炼，则心肺之气不能下降于丹田。水湿痰浊等阴秽之物，不能排泄于体外，壅滞于胸胃及心脑血管之中，造成冠心病，肺心病，心脑动脉硬化，血压波动，胆、肾等内脏结石，或浊阴不消，秽毒不去，生起肿瘤痞块。

▤ 观卦为酉卦。四阴生起。懈怠之人不加锻炼，转眼变成鸡皮鹤发，老态龙钟，弓腰驼背，身形短缩。或痰湿虚肥，心累心跳，呼吸浅短。或气与血并行于上，逆而不返，则为大厥，厥则暴死，气返则生，不返则死。所谓大厥者，就是西医学所称的脑血管意外病症，中医学称为中风。

▤ 剥卦为戌卦。五阴生起，为清阳大受其剥之时。懈怠之人不加锻炼，百病缠身，行尸走肉，日薄西山，气息奄奄，人命危浅，朝不虑夕。

▤ 坤卦为亥卦。纯阴也。懈怠之人不加锻炼，未到应享之天年，就结束了生命，全身出现纯阴之象，心无跳动，肺无呼吸，身无暖气，肤色青紫，无见无闻，肢体僵硬，壮志未酬，已作九泉之客，悲夫！

2. 寒温心法

在中医学发展史上，凡伤寒家，均以六经立论，犹如剥芭蕉，是由表及里，阐述一种横的关系。李先生认为有人提出的"伤寒传脚不传手"的说法是错误的。在临床上，表现为同名经同时相传。如手太阳小肠经和足太阳膀胱经是同名的，即要相传。足阳明胃经和手阳明大肠经同时相传，手少阳三焦经和足少阳胆经同时相传。此外，手太阴肺与足太阴脾，手少阴心与足少阴肾，手厥阴心包络和足厥阴肝也都是同时相传。手经和足经，共为十二经，伤寒论家就贯通了十二经。不同的是，温病家以三焦及卫气营血下手立论，而杂病家则以脏腑辨证为突破口立论。

其实，人体是一个由脏腑、经络、卫气营血构成的有机整体。《内经》有"心者主血，肺者主气，血为营，气为卫，相随上下，谓之营卫"。卫气营血离不开脏腑，靠心肺推动，相随上下，经中焦脾胃，下焦肝肾，向上向下至脏腑的最基本组织，都是脏腑经络的功能活动，此即为《易传》之"生生之谓易"，是生生不已、变化之理在人身之反映，此种运行变化的现象归纳为六经。这说明三焦、六经与脏腑都是生命体的有机组成部分，相互联系，不可分割。历史上，伤寒、温病、杂病三家学子相互争论，温病家说伤寒家不懂温病，不懂卫、气、营、血；而伤寒家又说温病家不懂六经。互相攻讦，导致不能取长补短，共谋发展。其实，三家绝不能分割，一旦分割既不完整更不完善。三焦在六经之中，因为上、中、下三焦都因经络而连贯；六经在三焦以内，六经不能脱离三焦；脏腑在六经以内，六经离不开脏腑；卫气营血运行于六经之中，六经亦濡养于卫气营血以内。所以，脏腑在三焦、六经，无处不有卫气营血，卫气营血运行的轨道，也无处不是六经、脏腑。脏腑在三焦之中，三焦亦在脏腑之内。经络在三焦之中，卫气营血也运行于经络之内。所以，人生即华严世界，相互交融、相互印证；此入于彼，彼入于此；一发系于全身，全身系于一发。一发是全身的局部表现，全身是一发的整体组合；个体由整体分割而至，整体由个体组合而成。这就不难看出，伤寒家所说伤寒从皮毛而入，不侵犯三焦；温病家说从口鼻入而不犯经脉以及杂病家所谓"伤脏腑不伤卫气营血"等，都是不全面的。李先生认为学医者唯有深明此理，读医书方才不为前人所误，行医的道路才会更加光明正大。

具体说来，温病家以三焦立论，即以上、中、下三焦定疾病位置，又以卫、气、营、血定疾病的深浅。卫传气，气传营，营传血，步步深入，由表及里。温病上焦病，相当于伤寒之太阳病；温病中焦病，相当于伤寒之阳明病；温病下焦病，相当于伤寒阳明影响三阴的病。温病卫分病，相当于伤寒之肌表病；温病之营分血分病，相当于伤寒之里证病。卫气病浅，营血病深；卫气病轻，营血病重；六腑病轻，五脏病重。这就构成了人体疾病的深浅轻重。卫气为表，营血为里；伤寒谈六经，不仅三焦在其中，卫气营血亦在其中。伤寒以三阳为表，三阴为里，都用来概括人体疾病的深浅轻重。总的说来，躯壳在外为阳，脏腑在内为阴；以六经而论，三阳为表，三阴为里；以杂病而言，是腑为阳，脏为阴。

所谓温病，又叫热病，也即发烧的传染病。这种热病，体温首先要变化，不论高热、低热，都有发热的症状。古人多有描述，但多不详。例如，《素问·热论》谓："今夫热病者，皆伤寒之类也。"即是说现在的各类热病，都因伤寒而来。

《素问·生气通天论》曰："冬伤于寒，春必温病。"《金匮真言论》曰："夫精者，身之本也。故藏于精者，春不病温。"《热病篇》曰："凡病伤寒而成温者，先夏至日者为温病，后夏至日者为病暑，暑当与汗出勿止。"说明自《内经》开始，古人对温病的现象、本质已有相应的认识与表述。到张仲景《伤寒论》就不同了。《伤寒论》提出："太阳病，发热而渴，不恶寒者，为温病。"还提出："若发汗已，身灼热者，名曰风温。"而《金匮要略》则说："温疟者，其脉如平，身无寒但热，骨节疼烦，时呕，白虎加桂枝汤主之。"其实，《伤寒论》已提出对温病相应的治疗原则了，但却不够完善，特别是对阴虚热化的病症，论治未能信达。以是因缘，到叶天士《温热论》直接指出："温邪上受，首先犯肺，逆传心包。肺主气属卫，心主血属营，辨营卫气血虽与伤寒同，若论治法，则与伤寒大异也。盖伤寒之邪，留恋在表，然后化热入里，温邪则热变最速。未传心包，邪尚在肺。肺主气，其合皮毛，故云在表。在表初用辛凉轻剂。夹风加薄荷、牛蒡之属；夹湿加芦根、滑石之流。"由此提出辛凉解表之法。而与叶天士同时期的薛雪，则专述《湿热论》，其云："湿热证，始恶寒，后但热不寒，汗出胸痞，舌白或黄，口渴不引饮。湿热证，恶寒无汗，身重头痛，湿在表分，宜藿香、香薷、羌活、苍术皮、薄荷、牛蒡子等味。"提出了临床与伤寒不同的治法。其实，早在《难经》有云："伤寒有五，有伤寒，有中风，有风温，有热病，有湿温。"伤寒而下的证型多种，故治法亦应多样。至清代《温病条辨》集其大成，吴鞠通卓然言曰："温病者，有风湿、有温热、有温疫、有温毒、有暑温、有湿温、有秋燥、有冬温、有温疟……凡病温者，始于上焦，在手太阴……太阴之为病，脉不缓不紧而动数，或两寸独大，尺肤热，头痛，微恶风寒，身热自汗，口渴，或不渴而咳，午后热甚者，名曰温病……太阴风温、温热、温疫、冬温，初起恶风寒者，桂枝汤主之；但热不恶寒而渴者，辛凉平剂银翘散主之。温毒、暑温、湿温、温疟，不在此例。"这就说明吴鞠通既承继伤寒之学，又学习叶天士临床治温病理法之辛凉解表法，并归纳总结、完善了温病治疗学说。特别在阴虚化热的温病证治上，宗于伤寒而又发展了伤寒学说，终成今人所见的温病流派，令人景仰。

3. 疼痛概说

疼痛的范围很广，临床表现更是复杂多样，以致出现专门研究人体疼痛的组织和专科门诊。人体疼痛不仅因受到伤害刺激而产生，内伤外感所致许多疾病都伴有疼痛的症状。脏腑疾病会导致人体不同部位的疼痛，如头痛即有偏头痛、紧张性头痛、外伤性头痛；颈肩腰腿痛即有颈椎的各种疼痛、肩周炎疼痛、腰肌劳损疼痛、坐骨神经痛；归类于神经痛的又有三叉神经痛、肋间神经痛、带状疱疹后遗神经痛等。其诊治较为复杂。

李先生认为中医治疗各类疼痛，并不是单纯、孤立地看待疼痛，而是取综合治疗之法，绝不单用止痛之药。以治标而言，延胡索配香附等就有麻醉药品一类的止痛效果；中药的许多毒性药物，若合理配搭，都有非常神奇的镇痛效果。另因"诸痛痒疮，皆属于心"，对证疼痛，还应特别重视对病人的心理调适。中医讲究辨证施治，故治疗包括痛症在内的一切病症，均需进行八纲辨证，使导致疼痛的病源消失，疼痛自然也就随之消失。例如，风寒感冒的头身痛，麻黄汤证即以麻黄汤主之，桂枝汤证即用桂枝汤主之。痹症的疼痛，就要用治痹症的办法。而骨质增生一类的疼痛则用固肾的办法缓解疼痛等。

　　李先生集多年的临床经验，发现中医针灸镇痛的效果很好。如五脏六腑的疼痛，可取受病脏腑的腧穴（背俞）和募穴、郄穴或原穴、络穴，或具有生克关系的他经、他穴进行针灸。肢体、头面、五官的疼痛，可在病位和邻近取穴，亦可循经诱导。寒证用灸，实证用针，效果都很好。总的来说，中医治疗痛症，是一种综合、全方位的治疗。以下为李先生对痛症的分类和治法。

　　（1）头痛

　　头痛分外感、内伤和不内外伤三大类。六淫所致为外感头痛，七情所致为内伤头痛，车祸及自然灾害所致为不内外因头痛。

　　①外感头痛

　　临床上，外感风邪头痛，症见眩晕，遇风疼痛更剧；寒邪头痛，则痛处发冷，畏寒恶风；暑邪头痛则头痛发胀，烦渴引饮；湿邪头痛则头重如裹，沉重不适；燥邪头痛则口鼻干燥，咽干口渴，肌肤干燥，大便秘结；火邪头痛多见于急性炎症，面赤咽喉疼痛而口干目赤。

　　以病位分证，则前额头痛，病在阳明经；颠顶头痛，病在厥阴经；两颞疼痛，病在少阳经；后脑疼痛，病在太阳经。临床治疗，内服汤药以伤寒六经辨证为纲，经穴治疗则以经络辨证为纲。

　　阳明头痛：选穴神阙、印堂、合谷、内庭、足三里。杵针用开合、升降、运转手法。热证或化热者用针法，寒证及化寒者用灸法。

　　少阳头痛：选穴风池、外关、中渚、头维、足临泣、丘墟。杵针用开合、升降、运转法。热证用针，寒证用灸。

　　太阳头痛：选穴大椎、后溪、申脉或局部取大椎、风池、风府。杵针用开合、升降、运转法。热证用针法，寒证用灸法。

　　厥阴头痛：选穴百会、四神聪、太冲、合谷。杵针用开合、升降、运转法。

因厥阴多寒证，故多用灸法为宜，热证仍用针。

以上均为外感头痛，往往痛无止息。

②内伤头痛

内伤头痛往往疼痛绵绵、时痛时止。主要分为气虚与血虚两类。还应注意区别脑膜炎头痛。

气虚头痛：临床表现为昼重夜轻，或上午重于下午，下午重于夜间，内服汤药为上，具体选补中益气汤、十全大补汤、四君子汤为基础方。

血虚头痛：临床表现为昼轻夜重，仍以内服汤药为上，可选四物汤或逍遥散为基础方。

③外伤头痛

外伤头痛往往有外伤史，重痛或剧烈疼痛，或放射性疼痛。临床则应以通窍逐瘀汤（赤芍、川芎、桃仁、红花、老葱、麝香、生姜、归尾为主药）主之。另可依据经络于远端与近端配合选穴。

（2）项痛

项痛主要表现为项强（通"僵"）痛、转侧不利，或临床表现为"落枕"者，均源由风寒侵袭颈部经络而致。

临床治疗，以葛根汤主之。亦可刮痧，亦可于阿是穴拔罐。毫针以温针为上，选穴大椎、风池、天柱、秉风、天宗、后溪、申脉等。杵针用掌法，行升降、开合术。另可用温针并刮法，并于阿是穴拔罐。

（3）颈椎痛

颈椎痛多因颈椎病或椎管狭窄，或骨质增生而致，往往又与风、寒、湿关系密切。临床治疗，选葛根、羌活、防风、萆薢、红花为主药；有强痛可参项痛法加麻黄等。取穴与项痛相同，杵针可用开合、升降、运转手法；亦可加捏揉等手法。特效方法是李氏大艾灸，此法除治骨质增生外，亦可用于痈疽及一般性包块。

（4）三叉神经痛

三叉神经痛古称血风面痛，为三阴虚损（正气不固）时三叉神经感风寒所致。内服汤药可选李先生自拟的乌附星香汤为基本方；指针用开合、升降、运转法；针灸（此病症多为热证，故多用针，很少用灸）局部取穴疗效不佳，故应用远端取穴法，选穴如合谷、内庭、太冲、列缺、曲池、外关、中渚、侠溪、足临泣等。

在临床上，为增强疗效，李先生自拟外用敷贴药，疗效很好。其方为：薄荷10克，荆芥10克，白芷10克，升麻10克，细辛6克，生石膏50克，寒水石50克，芒硝15克，菊花15克。水煎，用纱布浸透，贴敷患处，每日3～5次。

（5）舌咽神经痛

治法同三叉神经痛。

（6）咽、喉、口腔痛

除对证服药外，可选枯硼砂、人中白、青黛、薄荷（或冰片）各10克，朱砂3克，共研细末，撒患处。

（7）齿痛

齿痛而牙龈不痛不肿，归于肾，除内服药外，宜选穴照海、女膝（女膝为经外奇穴，见《癸辛杂识》，又名女须。位于足后跟部跟骨中央，跟腱附着处下缘。主治吐泻转筋、牙槽风、精神痛等，直刺0.2～0.8寸，灸3～7壮或15分钟），慢性用灸，急性用针。

（8）目痛

目为五官之一，与脏腑关系密切，《灵枢·大惑论》云："五脏六腑之精气皆上注于目而为之精。"而目又为肝窍，故目痛当重点放于厥阴肝经，兼及太阳、阳明、少阳诸经论治。

选穴鱼腰、丝竹空、四白、风池、上星、头维、太冲、行间、合谷、足临泣、外关。

由于肝肾不调引起的目痛目疾，则选肝俞、胆俞、肾俞、命门、魂门、志室、太溪、三阴交主之。热证用针，寒证用灸。

（9）耳痛

耳为肾窍，手足三阳经俱会于耳中，故耳病与肾、胆、三焦的关系最为密切。耳痛或因耳蚀（即外耳溃疡）、溃耳（中耳炎、脓耳、乳突炎等）引起，多由风热上壅或津液凝结成垢，壅塞胀痛；或因浴水灌耳诱发。

耳痛内服药疗效较缓，故应及时使用外用药。其方为：苍术、黄柏各10克，轻粉、冰片各3克，共研细末，撒于创面（此方亦可用于湿疹，若黄水多，可加蛤粉、牡蛎粉、龙骨粉或陈石灰）。选穴近取听会、听宫、耳门、后听会、后耳门、完骨、天容，邻取风池、天窗，远取中渚、外关、支沟、足临泣、丘墟。指针、针灸均可。

（10）背痛

背为胸中之府，背痛多因肺心之疾反射性疼痛，法以宣肺解疼为治。

指针以第五椎（神道）为中心，由内至外或环形叩击，或用开合、升降、运转法均可。

若因风寒湿痹引起之背痛，西医学称为"风湿性肌纤维炎"，所谓"风寒湿三气杂至合而为痹，风重者为行痹，湿重者为着痹，寒重者为痛痹"，均可用李先生所拟的乌附星香汤主之。选穴以病变部位相应穴位及压痛点为主，如委中、昆仑、申脉、后溪、阳谷、束谷等，取指针叩击或温针。

（11）腰痛

腰为肾之外候，凡因房劳过度，妇女崩漏带下，以及老年精气虚弱，均可导致疼痛，此种疼痛多属肾虚疼痛，故治疗重在肾，多取足少阴经之穴治之。循经取穴选然谷、太溪、大钟、照海、水泉，近取命门、肾俞、三焦俞、气海俞、腰眼、志室。因虚寒之证宜灸宜补，故宜指针、温针并加拔罐。肾炎及尿路结石引起之腰痛，亦可用上穴上法。

内服汤药以知柏地黄汤或桂附地黄汤加狗脊、巴戟天、杜仲、续断、桑寄生、草薢。

（12）胸痛

膈以上为胸，胸中为心肺所居，为气血水火交通之要道，胸痛多为胸膈心肺之病及肋间神经痛引起。

无论何种胸痛，均可以内关、间使为主穴，加背部阿是穴。而心血管系统引起的胸痛、胸闷，还可加取中府、膻中、食窦、虚里（浅刺 3 ~ 5 分或指叩）；或以梅花针，选胸前虚里及后背第五胸椎为中心，呈环状由内往外叩击。

（13）胁痛

胁肋为肝之分野，恼怒气逆或忧郁气结，均可引起胀满疼痛，故临床治以肝胆为重心。内服汤药可选验方：柴胡、白芍、黄芩、知母各 15 克，蒲公英、金银花、连翘、夏枯草各 30 克，枳实、龙胆草各 10 克，甘草 3 克。疼痛重者选加木香、乌药、香附、佛手、青皮、香橼片以疏解肝疾；结石者选加芒硝 15 ~ 30 克，酒军 3 ~ 10 克；利胆祛湿选茵陈 30 克，栀子 10 克，黄柏 10 克；肝脾肿大者，则改理气活血之四君四逆散主之（党参、茯苓、白术、甘草、黄芪、柴胡、枳实、白芍、山楂、香附、当归、川芎、红花、桃仁、赤芍）。

选穴胆俞、脾俞、胃俞、意舍、胃仓、阳陵泉、绝骨、丘墟、足临泣。黄疸者加至阳、中脘、腕骨。若胆囊炎引起中脘疼痛者，可选胆囊穴，阳陵泉配内关或足三里。

（14）胃脘痛

胃脘痛即整个上腹部痛，古称"心胃气痛"。临床有寒痛、热痛、虚痛、实痛、气痛、食痛等。针灸治疗有特效。

选穴中脘、上脘、下脘、梁门、期门、日月、章门为主穴，选配内关、外关（透穴）及足三里，呕吐者加不容，饱闷者加承满。实证、热证用针，虚证、寒证用灸或温针。

（15）小腹痛

小腹痛包括脐下痛、肠疝痛、小腹阴寒冷痛、缩阴症等。近位选关元、中极、归来；循经选三阴交、公孙、照海、太白、中封、曲泉。用温针或艾灸。

（16）痛经

临床以盆腔炎、带下、癥块与子宫后位为重。

近位选中极、曲骨、子宫、八髎、白带点；循经选三阴交、大都、太白、公孙、大敦、行间、太冲、然谷、太溪、照海。

注：白带点在八髎穴附近之压痛点。

（17）肠痛（阑尾炎）

小腹痛偏右侧，按之剧，临床患者必蜷足而卧，间有寒热、恶心、大便欲解不利，若再验之阑尾点就更准确了。此为湿热瘀滞壅遏于肠所致。

内服汤剂以红藤败酱薏苡汤加减主之：红藤、红花、金银花、蒲公英、薏苡仁、冬瓜仁各 30 克，丹皮 15 克，石菖蒲、桃仁各 10 克。疼痛难忍者加木香、延胡索、檀香、焦山楂；发热加知母、黄芩、青蒿。

取穴阑尾点（足三里下）及右腹压痛点（阿是穴）主之，但需留针 1 ~ 2 小时，紧急时可一穴同时扎三针甚至五针。

（18）疝痛（脐疝、阴囊积液）

内服以李先生自拟的疝痛汤主之：泽漆、白术、茯苓、猪苓、肉桂各 10g，蜈蚣两条，全蝎全壳两条，胡桃两个（连壳捣烂煎），每日 1 剂。发热炎变者加黄柏、知母；寒变剧痛者加吴茱萸、黑胡椒；肿胀者加橘核、荔枝核等。

取穴中极、曲骨、三角穴（取患者口宽长度的三倍，以脐眼为三角形顶，画出等边三角形，底边的两个角点，即三角穴）、公孙、曲泉、阴谷、照海、太冲穴主之。

（19）坐骨神经痛

坐骨神经痛的病因很多，有因风寒湿痹引起，有因椎间盘突出引起，有因骨质增生、外伤及坐骨神经炎等引起。若是坐骨神经发炎而痛，则腰部不痛，其他病因则往往痛连腰背。这种痛症，所患时间不长，可根治。

临床上，可用李先生自拟的"乌附星香汤"为基础方，加附片、细辛、牛膝、赤芍、白芍、甘草等；若腰痛明显，就必须固脾固肾，并加巴戟天、续断、杜仲、桑寄生等；下肢有冷痛还应加淫羊藿；病久要补元气并活血通经，可加人参、枸杞子，并加桃仁、红花、木通、血通等；骨质疏松还应加骨碎补、狗脊或鹿茸等。针灸可取环跳、阳陵泉、足三里并阿是穴等。

（20）椎间盘突出症

椎间盘突出症，是因椎间盘变性，纤维环破裂，髓核突出刺激或压迫神经根而表现出的一种综合征。最初多因外伤而致，但久不治，或愈后又复发，则又导致病人肾阳虚损。牵引是很必要的，这也是中医很早就运用的方法，但同时应以老姜、白葱头捣烂加白酒调白及粉外敷，帮助收敛和正骨。

内服可用四君子汤为基础方，随证加巴戟天、陈皮、桑寄生、萆薢等强筋壮骨，补肾行气；也可选金匮肾气丸为基础方，必要时加附片、鹿茸。若疼痛严重，可用乌附星香汤加补中补肾药与前方交替使用。

此外，带状疱疹后遗痛，宜以桃红四物汤加延胡索、香附主之；肋间神经痛，可以小柴胡汤加活血、行气、镇痛之品主之。

4. 两个证治八法及其他

鉴于人体疾病有八纲十六目，故张仲景从《伤寒杂病论》一百一十三方展示出汗、吐、下、和、温、清、消、补八种证治方法。后来明代医家张景岳又在此基础上，依据太极八卦理法，提出补、和、攻、散、寒、热、固、因八法，构成中医学辨证施治的主要方法。李先生认为，这两个"八法"基本是一致的，但又不是孤立的，均可以理、气、象、数互参与合参。以下为李先生的看法。

（1）仲景八法

①汗法

汗法是通过让病人发汗而治愈疾病的一种方法。临床上如伤寒之麻黄汤是用汗法解表，方中桂枝助麻黄取汗，又属温法；杏仁降肺利气，又是和法，即以和法而住汗；甘草是补法住汗。其汗药仅麻黄一味，因其目的在发汗，故曰汗法。此方之中，又以和、温、补三法为助行，交易成方，以达到发汗的目的。辛凉之银翘散发汗，是以荆芥、薄荷发汗，以金银花、连翘、栀子清热，用桔梗开肺气，用牛蒡开利肺气，以达到清凉发汗的目的。仲景的汗法，其实又包含在景岳的攻法中（指攻其外）。而汗法、吐法、下法同时又可归于张景岳的散法。

汗法可以解表，即将邪气从毛孔、肌表排出，这也是景岳归纳的"攻汗"。表指躯体表面，联系头、身体四肢，故发汗可治头痛、身痛，可退烧，可透疹、疮，可镇痛、止痒，可消肿利水（如肾炎之水肿、面肿。因肺与膀胱有母子关系，天水相连，临床上每每汗一出，小便也多了）。

汗法可散疮痈，如以荆芥、薄荷发汗，加解毒通经药可使疮痈消散。汗法可止咳定喘，如肺部感染，可用小青龙汤或小青龙加石膏汤。有肺寒胃热（口干、痰黄或绿），用小青龙汤加石膏。汗法可解热退烧，治上焦太阳病，如头痛身痛等。通过中医辨证施治，不管是哪种感染，都可随证加减用之。

凡头痛身痛，发热不恶寒，是温病；有恶寒者，属伤寒，称太阳病。临床上，要辨别清楚有无冷热的症状。凡恶寒，用麻黄、桂枝、杏仁、甘草以辛温发表。若无恶寒而心热心烧，便是热病，用麻杏石甘汤，并可与银翘散合用（有鼻血加栀子、黄芩；发烧加知母、青蒿），以辛凉解表。

江南之地（长江流域）商业、文化发达，有"三江出才子"之说，其地之人因用脑多、夜生活多，故伤阴者多，阴虚则阳亢，于是温病之学大盛。黄河流域一带，人质朴粗放，伤则伤阳，故应伤寒方者多。综上所言，中医之道，不离三才之学。天时有春夏秋冬四季变化，地利有山地水泽高低燥实不同，人有劳心劳力及五行禀赋差异。所以，中医临床针对生命个体，不仅辨证施治，还要辨证择法，这与《周易》理、气、象、数是彻底一贯的。

遇热性传染病，以辛凉解表为主，如猩红热、重感冒、脑炎、脑膜炎之前期，其症状严重时，均可统用辛凉解表之法，选药如荆芥、薄荷、桑叶、菊花、金银花、连翘、前胡等。

凉寒之药，有透疹、轻清与重浊的不同，如牛蒡、蝉蜕透疹，丹皮、紫草凉血、消斑、透疹，用于脑炎、麻疹类很好。凡病毒性疾病，则以轻清之品如金银花、连翘、蒲公英、紫花地丁、板蓝根、大青叶等清气分之热；重浊之品如知母、黄芩、黄连、黄柏、龙胆草等，则使药力入里，清血分之热。黄芩清肝、肺之热，而枯黄芩善走肺经，条芩走肝经；知母则走肺肾二经而固源，对肺病咳血最好；黄连走心、肠胃（用量 3~5 克）；黄柏通下焦肝肾，以及大肠、小肠和膀胱；栀子通利三焦而利尿。

故凡辛凉解表之药，对上焦之病最好，如红眼病（结膜炎）、病毒感染等。基础方上可加夏枯草 10~15 克，龙胆草 3~5 克。龙胆草对眼病尤好（但多用则腹痛、呕吐、眩晕，甚至中毒等）。

凡传染病，化热不化寒者，统用辛凉解表之法；而伤寒病，则宜于辛温解表。无汗用麻黄汤；无风自汗者，用桂枝汤。凡自汗多，则抵抗力差，心内烦渴，用大青龙汤。有恶寒、头痛、哮喘、支气管哮喘，用小青龙汤。其中姜、辛、味很妙！干姜能温能守、能散寒，细辛开肺气而五味子合肺气，配用很微妙。脾虚兼哮喘者，姜、辛、味加四君子。若解大便感觉小腹坠胀、中气虚，用补中益气汤加姜、辛、味。凡眩晕、心累心跳、全身肉跳、易惊而恐，有肾阳不足、水气凌心者，用真武汤加姜、辛、味等。

②吐法

吐法是让人呕吐。景岳八法不重吐法，但包括在"因法"之中。"因法"较吐法更为广泛而灵活。因法是因人想吐而催吐，因人想泻而让其泻，热药不进，用寒药引等，贯穿了因势利导的思想。

仲景之吐法，用瓜蒂散。后人在此基础上有变通和发展。如治狂病，用桐油煎蛋催吐（使吐出痰涎，病人从此清醒）。此外，炒过的食盐水可催吐，炒盐加童便亦可催吐。景岳用因法，热药不进，用凉药引；凉药不进，用热药引，又有变化和发展。临床上，仍以指针点压天突与中脘穴最为简便。

③下法

所谓"下"，是指泻下，即通大便、利小便和下水。如十枣汤下水；大陷胸汤下胸部积液；大小承气汤使积湿积热泻下；大黄附子汤是温下，用治肠胃虚寒、大便秘结，本虚标实、本寒标热者，适用年老阳虚的患者。

下法也是攻法，应注意层次性。有大便秘结、神昏发烧等症状，或痞满燥实坚，五症齐备，用大承气汤。若仅大便不适，用调胃承气汤。有大便不通等，则用小承气汤。另可用桃仁、杏仁、郁李仁、火麻仁、槐花为标药润下，临床效果亦很好。

④和法

"和"指调和与协同。凡虚实寒热不和、卫气营血不和、脏腑不和（不协调、功能紊乱）等，均可用和法。和法非单纯一个"和"字，必须在综合的基础上"和"，即协同配合。

如小柴胡汤，非汗非下，不在表，不在里，而在半表半里。小柴胡汤和解之理，关键是把握枢转的节律，用柴胡通三焦而舒解少阳邪气，转疏少阳气息；而用黄芩清肺部之热，加半夏和中，人参、甘草、大枣补中益气，生姜合半夏扶胃止呕。此为外感在半表半里之和解。再如妇科之逍遥散，治气血不合、肝胃不和、情志不舒，均以和法统之。半夏泻心汤、生姜泻心汤、甘草黄连黄芩人参汤，统治肠胃不和。藿香正气散，以芳香化浊求"和"，治四时不正之气。乌梅丸，用于寒热病，治肝胆肠胃不和及肠胃寒热错综引起之久痢。六和汤、神术散治四时不正之气，都是和法的具体运用。后世医家对和法的发展较多。

和法运用，适于半表半里。膈膜为半表半里，少阳在半表半里。小柴胡汤为代表汤，此方不发汗，不泻下，而和解少阳。凡口苦、耳鸣、耳聋、咽干而痛，用小柴胡汤。热重加清凉药如龙胆草、栀子、黄连。发热加知母、青蒿。发冷加桂枝、干姜。若"打摆子"（即疟疾），热久者用小柴胡汤加知母、石膏，冷久者用小柴胡汤加桂枝、干姜。凡恶性发热，用小柴胡汤与白虎汤合用。

四川人"打摆子"（疟疾），寒热均间隔时间较长。而海南、云南等地则不然，均属急性，临床上往往仅冷一瞬，又迅速高热。遇此情况，需急针大椎、陶道、身柱（一次一个）配外关、内关，高烧严重加合谷、曲池、足三里、阳陵泉等，以留人治病。

⑤温法

温法是针对寒证而设的。温有温表、温里、温上、温下、温中等，均属温法的范围。

如桂枝汤温表，麻辛附子汤温表里（治热在皮肤、寒在骨髓），桂枝附子汤治表有风寒而里有阳虚者。附子理中汤，用参、术、姜等温肠胃，治呕吐腹泻、胃腹痛之里寒证，还治吐、泻、四肢厥冷、脉沉细。四逆汤用干姜、附片、甘草，手足厥逆、脉细沉是阳气将脱之证，可用四逆加人参汤或回阳救急汤，对心衰和心阳暴脱有特效，对肺心病、肺性脑病亦有效。

灸法也是温法，躯体、脏腑都可用。躯体常用：大椎、肩俞、曲泽、外关，治上肢风寒湿痛；百会、头维、风池，可治头脑冷痛；大椎、风池、肩井，治颈项僵痛（不发烧而怕冷）；身柱、肺俞，治急慢性气管炎；身柱、神道、肺俞，治肺心病；肺俞、心俞、神道、身柱、百会、头维、上星，治肺脑病；命门、肝俞、脾俞、肾俞，治慢性肝胆肠胃病和慢性肾脏病；至阳、膈俞、肝胆俞，能消黄疸，治急慢性肝炎，长期灸治可化肝胆胰腺结石；环跳、阳陵泉，留针施灸，治下肢风寒痛及很严重的坐骨神经痛；阳陵泉、足三里，留针施灸，治胆绞痛（胆道蛔虫亦可）；中脘、梁门、上脘、建里等，诸穴选一，治急慢性胃炎、胃痛、呕吐；天枢、关元、神阙施灸治腹泻、腹痛，另治四肢厥冷，并回阳返本；中脘、神阙、关元（腹部三大穴），治一切脱症、大汗、呕吐等。

寒者温之，故温法治阴病，用阳药。表现在表，则有恶风恶寒的症状，有汗用桂枝汤，无汗用麻黄汤。用李先生自拟的乌附星香汤（即制川乌、制胆南星、制白附子，加广木香。此汤大致用 7 天，应换一汤头，不然积久中毒），温经散寒消瘀血，多用于中风后遗症，如中经、中络等，但若神志不清，则不宜用。四逆汤治心衰、阳不足、脉细、心痛、胃痛等；枳实薤白桂枝汤治心、胸等痛（方中枳实强心阳；薤白宽中理气，调气走三焦，并治肝胆疼痛）。瓜蒌桂枝汤则可广泛用于心胃绞痛。瓜蒌半夏汤（瓜蒌治胸胃痞满疼痛，半夏降逆又祛寒痰水湿），牵丝类痰加竹黄、贝母，痰浓而色黄加天花粉、瓜蒌。吴茱萸汤（吴茱萸、人参、生姜、大枣）则凡胃病、头痛、口内冒酸均可用。真武汤性温而利水，故温暖水脏壮肾阳。当归生姜羊肉汤（当归 100～150 克，姜 250 克，羊肉 250 克），则以温法治缩阴、寒战等。心绞痛而厥逆到膝，则用回阳救急汤。大黄附子汤

（当归、白芍、附子、干姜、肉桂、大黄、芒硝）治肠胃虚寒、大便不通、腹痛等，属温下。

另外，凡治大吐大泻引起的虚证均可用灸法强心（强心灸虚里、中脘）。火硝、硫黄等量兑丹，则治一切阴证腹痛、肠疝痛、呕吐等。

⑥清法

清对应浊而言，这里有清理的意思。临床上，清法能清内外上下，是针对热证而设的。

如面部发疮、肿，需清外；若在体表，则需加发散之药，如金银花、连翘、菊花、桑叶；若在上在外（头部、五官、眼、耳可见者），则加荆芥、薄荷、牛蒡，使火毒发散；临床上，知母、黄柏合用，治下焦淋病等，是特效药。石膏清肺、清肠胃、走阳明、退高热、治头痛。芒硝通便、利肠、利胆，凡有积均可用，为凉药、清药。青蒿卫气营血均达，故退高热。

温病不宜用柴胡，临床均可用青蒿代替，平时青蒿代替柴胡亦可，唯青蒿善退烧不善治胸胁满。白茅根、杆（苇茎）利小便清热，凡治淋病，宜重用30g以上。芦根（芦竹根）利小便、尿道、膀胱，治热毒、神昏等。芦竹心，作用同上但力量偏小。竹叶、淡竹叶退烧，黄竹叶退烧、清心解毒、利尿。芭蕉叶生津而清肺止渴，能利尿，治头痛、口渴、心烦、心烧。车前草、车前子能利小便，对感染、头痛及颅压过高之头痛有效。百草霜（柴火灶的锅烟墨）止血，可用于热证出血；松烟（可以墨代替）止血；而青油灯灰，则优于治眼出血。

⑦消法

消法有消化和消散之意，是对应有形之病，使其消散。

凡发汗药，可消痈肿、疗、疖，如荆芥、薄荷、柴胡、前胡。泻火解毒之药，对治阳证疮类，用紫花地丁、蒲公英、夏枯草、三黄汤等。温药也可用于消法，凡寒证，一温则消。如干姜、肉桂，治胃之一切寒邪。知母、黄柏、龙胆草治膀胱之病，可消毒杀菌。车前子、木通、通草、泽泻善消水。桃仁、红花、姜黄、大黄等，消有形之积累及各类包块。夏枯草、马勃、连翘，善消淋巴结肿大。山慈菇、重楼（又称七叶一枝花）消肿瘤。金龟莲，治一切恶疮、毒疮。铁钮子（即铁篱笆树之果），消淋巴结肿大。鞍树果（又称云南一口钟），消胃痛、腹痛等。

⑧补法

补是补充、补益，主要是补气血。气指功能、能量，血指血液，包括运载的营养成分。人参补心气、补肺气；桂枝补心阳，治肺阳不足；枸杞子补心血、心气；黄芪补肺气、心气；怀山药补肺健脾；芡实补肠胃，治营养不良、消瘦、精神不振等；薏苡仁利水除湿，排脓，并治妇女白带（以上诸药，成人均可用30克或以上，因均属《神农本草经》中上品之药）；大枣补脾；山茱萸补肝；女贞子补肝肾；熟地黄补肾；黄精健脾，常服健身延年；核桃补脑补肾；莲子清心、补心阴、清热、利小便；菟丝子、覆盆子、楮实子均可补肝肾而增强视力；鹿茸补肾阳，治不孕（男女均可，但需无炎症。若有性病，需先治愈）；巴戟天补肾、补骨髓、强腰；续断补肾；杜仲调血压、补肾、固胎、治骨伤；桑寄生补肝肾；白术、茯苓健脾利水；何首乌补肾补肝，乌须黑发；桑椹补肝脾，明目，治骨伤；桃仁补血通经；花生补肺、肾、脾（但油重，不宜多服）；黑芝麻补肾；黄豆补脾；玉米补肾。

补法很重要，凡多病之人，行补可使少病；大病之后，用补来恢复体力。有一个问题应特别值得注意，那就是不能乱补，所谓"吃什么补什么"的说法是不完善的。最好的补法，都应针对生命的缺失而为。

临床运用：可选十全大补汤双补气血，人参养营汤补脾肺，桂附地黄汤、左归饮、右归饮等补精血、养肝、明目，参茸丸治肝肾虚，生脉散强心复脉，都气丸补肺补肾，参麦地黄汤并大、小建中汤则温中健脾。

（2）景岳八法与仲景八法之不共法

张景岳八法，归结起来，即补、和、攻、散、寒、热、固、因八法。《新方八阵》谓："药不执方，合宜而用。此方之不必有也，方以立法，法以制宜。此方之不可无也，夫方之善者。得其宜也，得其宜者，可为法也。"

李先生认为，分析景岳八法不难发现，其攻法通于仲景汗法与吐法，热法通于仲景温法，寒法通于仲景清法，散法通于仲景下法与消法，和法与补法则完全与仲景一致。今以补法为例，景岳补法与仲景补法，均对虚证而设，凡气虚者，宜补其上，选参、芪等补气；精虚补下，选枸杞子、地黄等填精；阳虚者补中兼燥湿，选桂、附、干姜之类；阴虚者补中兼清，选石斛、女贞子之属。其临床又有补精益气、补气生精、补气养血、补血益气等区别。最有特色的，是固法和因法。

①固法

固法取固定稳固之意。《新方八阵》谓："固其泄也。如久嗽为喘，而气会于上者，宜固其肺。久遗成淋，而精脱于下者，宜固其肾……"总之，在上者皆宜固气，肺主气也。在下在里者皆宜固精，精主在肾也。如病家发汗，使固而不发，选用麻黄根、龙骨、牡蛎、浮小麦。腹泻不止，用诃子、肉豆蔻、赤石脂、干净的黄土。胎漏，如怀胎后下血，用磐石汤使固。但临床要注意，虚证可用固法，而实证不可用固法。久病者可用固法，而新病、暴病又不宜用固法。

②因法

因法的根本在因势利导。寒因热用，热因寒用，如理中汤加黄芩、黄连。通因通用，如中风、伤风自汗用桂枝汤温通经络而止汗。吐因吐用，即用吐法催吐。下因下用，腹泻不止，用大承气汤将腹中糟粕都排出来。塞因塞用，如人之肠胃虚弱，表现为大便不通，是塞因，此时可用温补之法，选黄芪、党参之类补塞中气。妇女月经不来，亦用气血双补之法。凡多种手术后大小便不通，临床既可用补中益气汤，亦可用大承气汤，亦可用人参加大承气汤。

（3）兼法

所谓兼法，是兼而有之之法，因兼八法而得法。犹如一场战争，是战略、战术和具体战法的综合运用。

①汗法中的兼法

一是汗法兼清法。许多人认为，温病（即热性传染病）的变化，比伤寒病更快，其实不然。伤寒病就有太阳病未解又传阳明的。这种情况，会迅速导致病人出现神志昏迷并说胡话的情况，相当于温病的"逆传心包"。落实到具体病症，即脑炎、脑膜炎一类疾病。临床治疗这类疾病，则应以汗法兼清法为宜。比如用银翘散或桑菊饮与白虎汤合用。

二是汗法兼温法。也即汗法与温法的综合使用。如伤寒方中的麻辛附子汤，因麻黄发汗而附子回阳返本。而麻黄汤本身也是汗法与温法的合用。遇有要消水的情况，可用五苓汤加麻黄、附片。

三是汗法兼消法。如感冒发烧，而肠胃又有消化不良的情况，可用银翘散与平胃散合用。

四是汗法兼补法。如治疗耳聋等病症，可用补中益气汤加升麻、粉葛、柴胡、麻黄、荆芥等，则不仅能具升阳之效，同时还能起到很好的通窍作用。

②和法中的兼法

和法决不仅仅局限于少阳病，若认为少阳在半表半里，因之不可汗也不可下，而只能和，就太过狭隘了。

凡不和的，均可用和法。如水盛火衰、火盛水衰、气盛血衰、血盛气衰都是不和，具体说来，还有饮食不和、脾胃不和、肝胃不和等。除伤寒代表方的小柴胡汤外，如后来时方中的参苏饮、六和汤等，都是很好的和法方剂。如六和汤（藿香、厚朴、半夏、陈皮、木瓜、人参、赤茯苓、白术、甘草组合而成），其主治脾胃不和及不能抵御外感的多种病症。实际上，把六和汤的功能扩大，则不论六经中哪一经的病变都可用。具体说来，就是以六和汤为基础方随证加减。寒证用热药，热证用凉药，虚证用补药，实证用泻药或消药等。如有饮食不消化，可加厚朴、陈皮、山楂、谷芽、麦芽等；腹中有虫，可加使君子、雷丸、榧子、川楝子等；有痰可加半夏、贝母、天花粉；气盛加调气的藿香、木香等；胃寒胃痛加丁香、吴茱萸、砂仁、白蔻等；下焦肝肾阴寒，加小茴、官桂等。

逍遥散也是和法的代表方剂。临床上灵活运用和法与兼法，就可用逍遥散为基础方，治疗气血不和、肝胃不和、女子月经不调、女子乳腺小叶增生、肝炎等。如调女子月经，热邪者可加丹皮、栀子等；带下臭，则加龙胆草、蒲公英、黄柏、知母等；对女子乳腺小叶增生可加散结药如荔枝核、橘核、穿山甲、贝母、牡蛎等；女子腹腔炎症，可加龙胆草、蒲公英、土茯苓等；痛经可去白术，加夏枯草、龙胆草等；更年期有骨蒸潮热，则加青蒿、胡黄连、银柴胡、桑白皮、地骨皮等；涤痰加半夏、贝母等；遇肝炎则加解毒药，如五味解毒饮等，再加清利药如车前子、通草、薏苡仁等；对外伤的两肋痛或腹中瘀血等，加桃仁、红花、蒲黄、五灵脂、山楂等；对情志引起的眼障、耳障，可加理气与清凉之药等。

《金刚经》云："汝等比丘，知我说法如筏喻者，法尚应舍，何况非法。"李先生认为无论哪个"八法"，也无论八法中的哪一法，都是因病的理、气、象、数而设。因上，必权变施宜，大悲方便，不可固据死守，所谓法无定法也。

5. 癌症与结石

（1）癌症

癌症是中医名词，它既是症状，也是病名，形容如山岩一样，凹凸不平，高高矮矮。在中国古代的医学著作中，凡在人体内部的，就称为癥或积；表现于人体外部的，就称为瘤或核。

1）癌症概况

用现在通行的说法，癌症是肿瘤的一种，不过是恶性的、有毒的肿瘤。肿瘤也有良性无毒的，这种肿瘤对人体的危害不大。良性的肿瘤因七情内伤的刺激和六淫外感的侵袭，会转化成恶性有毒的肿瘤。反过来说，凡恶性有毒的肿瘤，就人类目前的认识水平而言，就绝不可能再转化成良性无毒的肿瘤。李先生认为，治疗癌症也即治疗恶性有毒的肿瘤，必须做彻底的消灭，根本方法是不断壮大自身的生命力！

那么，我们应该如何区别良性肿瘤与恶性肿瘤呢？李先生曾教授：但凡良性的包块、肿瘤或核块，表面一定是平滑的，没有凸凹不平的现象，而且它们的根部与机体的界限是很分明的，单凭手的触摸和感觉，就能清楚地分辨出来。这种包块、肿瘤或核块不会转移，而且生长速度也比较慢。如临床常见的淋巴结肿大，其手感平滑，根部清楚，无论大小，生长都较慢。

但恶性肿瘤却不同。一是肿块表面凸凹不平，既不平滑，更显粗糙；二是摸不到根，即根部与边缘部分无法分辨而与人的机体连成一体；三是恶性肿瘤会转移，生长也快，并且容易引发急性炎症和溃烂。恶性肿瘤可以向全身转移，也即可以转移到全身不同的脏腑和器官（除却心脏）。它转移到肺脏，就形成肺癌；转移到胃肠，就形成胃肠道的癌症。它也可以转移到鼻腔、咽喉、手指、足趾，以及人体生殖系统的睾丸和卵巢等，引起相应的肿瘤。

癌症的癌细胞有很强的破坏力。它可以刺激人体各系统，破坏免疫能力，打破人体正常的平衡，进而使各系统相继中毒。它可以随淋巴和血液，使癌细胞扩散到全身。同时它又可以在人体任何地方寄生，并安营扎寨，繁殖后代；癌细胞的分化形式不同于病毒等，方式很奇怪，故人体癌变的部位和外形等，都是奇奇怪怪的，不容易找到它们生长、发展和转移的共同规律。所以，尽管世界各国用于预防和治疗癌症的经费不断增加，但癌症病人日渐增多，癌症死亡率也居高不下。

2）癌症病因

发生癌症的病因很复杂，主要有精神因素、职业因素和环境因素。

精神因素：人的精神因素是很复杂的，对人体的损伤也最多、最大。现代社会，物质生活无疑比过去更丰富，不仅生活的条件更舒适，而且运动方式和场所也更多，这就为提高人们的生理卫生提供了条件。但是，现代社会的物质文明并没有为此提供更好的条件。工作节律的加快，使人们的生活更加紧张；自动化程度的提高反而使人、特别是居住在城市中的人更加懒散。这就使人们承受喜、怒、惊、恐、忧、思、悲的心理能力降低。加上比七情隐藏更深的、比七情更毒的贪、嗔、痴的影响，现代社会人的精神因素就更加趋于复杂。比如人的贪心一起，就会追求财、色、名、食、住等方面，目的达到了心中就高兴、就欢喜，出现了问题，就忧悲；没有达到目的，当然就心气不平，于是有怒气郁结；如果危害了集团、社会、国家或其他组织的利益，就要受到惩罚，于是就惊恐不安，承受情志方面的诸种考验。其损伤最严重的部位，便成为未来癌症的病灶。如忧悲即成肺癌，多思成胃癌，恐怖导致肾癌或生殖系统癌症，而心气平和、人品高洁者，就绝少有精神因素致癌的可能。

职业因素：致癌的职业因素有很多种。如长期的强光照射，使人体皮肤运化功能不正常，容易出现癌症；另外，长期的冷热空气刺激，不仅使皮肤患癌，也容易使人的咽喉、鼻腔发生癌变；手、脚、身体的相关部位长期接触化学药品，也会成为癌症的易发之地。其他如水源、饮食的污染也是重要的致癌因素。

环境因素：致癌的环境因素也很复杂，但最直接的仍是自然界的气候，特别是风、火、暑、湿、燥、寒六淫之气的变化与侵袭。《内经》说："邪之所凑，其气必虚。"这就说明癌症的产生是七情内因和自然界六淫外因结合的结果。如因风的侵袭，容易使人患上神经系统和脑部癌症；寒邪的侵袭，容易使人患上肾脏及生殖系统的癌症；湿的侵袭，易使人患上消化道的癌症；燥气的侵袭，易使人患上肺部的癌症等。

3）中医对癌症的预防

中医对癌症的预防，主要包括调情志（养性、养心）、顺时节、适寒暑、慎起居、和饮食、导引真气诸方面内容。现将养心、养性调情志的关键点说明如下。

人是由自然生命、社会生命和精神生命共同构成的一个统一体，故养性、养心对于养生具有非常重要的指导和协调作用。

一是避免七情对人体的损害。人生在世，离不开"喜、怒、惊、恐、忧、思、悲"七情，但太过或不及，又会损伤人体情志与身体机能，从而导致疾病的发生。《内经》记载：怒气损伤人体肝经；狂喜损伤人体心经；久思（怀疑心）损伤人体脾经；忧悲损伤人体肺经；惊恐损伤人体肾经。孔子提倡"仁、义、礼、智、信"五德，即深契此理。具体以仁（恻隐之心）养肝；以礼（辞让之心）养心；以信（无妄之心）养脾；以义（羞恶之心）养肺；以智（是非之心）养肾。这与医家之理是一贯的。《内经》云："精神内守，病安从来。"即人能做到心平气和、阴平阳秘，又哪来的病呢？

另据《道藏》记载，不唯暴怒伤肝，阴怒（不服人）亦伤肝；狂喜伤心，恨人亦伤心；久思伤脾，常常抱怨亦伤脾；忧悲伤肺，气恼亦伤肺；惊恐伤肾，烦恼亦伤肾。因此，避免七情对人体的伤害，应自觉克服不正常的七情五志。所谓"德高寿高"，诚非虚言。

二是掌握避免七情损害的验证方法。首先看当下反应：即从每一事当下，看自己遇事时，是否有暴怒心、不服人的心意与行为？是否有狂喜、恨人的心意与行为？是否有久思（怀疑）及抱怨人的念头与言语？是否有忧悲、气恼之心意？是否有惊恐、烦人之心念与言语？然后观私下念头：即已发生的事情，是否常在脑海中浮现还放不下？凡有放不下的事情，即没有想通，应积极设法调整自己的心态，进而以满腔太和，对待世间的一切人与事。再者是察梦境清浊：较为深入之法，是凌晨睁眼，即稽查自己的梦境，若梦境已相对清净，就基本具备掌控七情的能力了。

三是保持愉悦与感恩的心态。我们应各自观想：我们此生有如老子、孔子留德于世间吗？我们此生有如药王孙思邈、唐将郭子仪有功于世吗？我们此生有不惜生命救万民于水火吗？我们此生有不问未来贫富，赠万金于社会吗？我们此生有传播学问于万千民众吗？

因此，我们应该感恩我们的祖国、父母、师友及世间一切兄弟姐妹，能让我们以人身生活在这个世界，既有机会服务社会民众，亦有机缘追求相对自由如意的人生道路。

这样，不仅具备了养生的生理心理基础，亦具备了立生与达生的心理基础。临终之际，反观自身，可以相对无憾矣。何况癌症呢？

值得说明的是，癌症病患，在需要补充营养时，也应以药物（包括参、茸等）和素食为佳。我们从多年临床观察中发现，越是以鸡、鸭、鱼、虾等补充营养的，一因腥气太重（《易经》有"同声相应，同气相求"的说法），与癌细胞更接近，反而使癌细胞增长更快；二因直接打破生命本身的激素平衡，导致病情变化、恶化更快，并发胸闷、腹胀、病区剧烈疼痛、失眠、多梦，血脂、血糖、胆固醇增高及精神衰败等。贫苦人家，饮食有节，不贪厚味，唯按医嘱服药，反而使癌症症状减轻，有的甚至完全根治。

现在大医院治疗癌症的法宝，一是手术，二是放疗，三是化疗。这"三大法宝"，对于早期且比较局限的癌症，有一定的效果，有的确也从此根治，但比例不大，多数苟延几年性命，或因此而转移和扩散，一年或两年也相继死亡。有的杀死了癌细胞，病人的身体也从此衰竭，亦是现存法宝的不足。虽然如此，"三大法宝"却仍然没有中医药，不能不说是很大的遗憾。

4）中医治疗癌症的原则

癌症的临床症状多种多样，它根据人体的内外部环境不同主要表现有疼痛、溃烂、中毒等情况。又因癌细胞依附人体不同部位而又有不同的名称。所以，治疗癌症以重塑道德、改造心理素质和情绪为要务；其次是药物治疗，就要以道的理、气、象、数贯通中医的理、法、方、药。具体说来，明辨太极一气运转之理，就要因此而分辨表里、阴阳、虚实、寒热，判明是外因、内因还是不内外因；掌握法则，即要依据中医人文关爱的理法，综合选择针、灸、汤液、薄贴、导引诸法，补偏救急，活人性命。

癌症是重症，也是顽症。治疗癌症可按《孙子兵法·计篇》"故极之以计，而索其情，曰主孰有道"的原则，就要分清主次，以时刻保持病人机体的整体平衡为要务，使生命舒展，生化不绝。针对何脏虚，对何脏行补；哪脏实，对哪脏行泻。如消化不良，即行宽中健脾胃之法；遇呼吸不畅，即行清肺宽胸利膈之法；若胆道不利，即行利胆之法；二便不通，即行通利大小便之法；再如血液中毒素太多，就要对病人血液行清利之法；若有表证还应发表。

5）常见癌症的治疗

①脑癌

脑癌是长在人体脑部的癌症。中医称"脑为元神之府"，说明人的思维、知觉、感觉、判断、运动都必须通过人的大脑。头为诸阳之会，有类似于天的性质。天聚轻清之气，但若有秽浊之气，人的神志也就不清醒了。又心主血脉，脑得血方能明。另外，脑后属太阳经，与督脉相通；侧面是少阳经，胆经、三焦经与此相合；前面属阳明经，联系胃与大肠；厥阴肝经上于颠顶，又与肝脏相关联。不仅如此，太阳经包含了泌尿系统，少阳经又包括了淋巴系统，故人脑联系人体最重要的心、肝、肾等脏腑，绝不可掉以轻心。

脑相对人身而言，既是神明之府，对全身各系统脏腑起主导作用，又对人体神经起维系作用。不仅如此，更通过人体体液，包括内分泌系统，对全身进行合理调节。如道家讲炼精化气，精是有形的物质，可以转化为气，气即能量；气能统精，而神又驭气，可见人脑作为元神之府是非常重要的。

《易经》说："乾为天，为首。"说明头象征天，具健运之德。它又为北神，代表北斗星，斗柄所指，即气之所在。所以，治脑癌首先要使脑部经络通畅，并使血行旺盛，这样，正气随血液循环，就对癌症起到限制和约束作用。这也不仅仅局限于脑癌，对一切癌，均要通经活络，活气行血，以保持血行旺盛，这是中医治癌的首要条件。

至于消坚化结，围攻癌症包块，则作为辅助的手段。为什么这样说呢？因为我们不仅要消灭癌肿，更要彻底消灭产生癌肿细胞的根源。所以，单纯消包块不是治本之法，也治不了本。这就在方法论上要求我们，在临床上，不能一味攻包块，更不宜单靠对人体有损伤的毒药攻包块。不然，包块未攻下来，人的身体倒搞垮了。

通经活络是打通道路，比较好理解。活血行气包含的内容稍多一些。心主血脉，不仅要求血行机制正常，还要使血细胞活跃。行气呢？就包括了元气、卫气与呼吸之气都通畅无阻。元气在肾，为命门的真阳之气；呼吸之气又称宗气，人体以此求得氧气的润养；卫气是保卫我们身体的气，包括白细胞和血液免疫力等；水谷之气又称中气。气是能量，肾间元气为内分泌的动力所在，宗气为气体交换产生能量，水谷之气产生暖气和热能，卫气保卫我们的身体。

其次是调神。这就要求医家调动心理学及其他的学问积累，做好病人的思想工作，比如阐明五德养五志的原理等，明白中医自律养生与生命智慧之道，控制癌症的发展，进而为战胜癌症奠定基础。以上方略思想，相当于《孙子兵法》中

"先为不败"的思想。落实到临床上，攻克癌症就要本着壮大自卫、消灭敌人的目的立方。

我们在临床上借鉴李东垣保元汤，拟订了三元汤作为癌症防御和治疗的基本方，长期临床实践证明，效果很好。其方以人参30克，黄芪30～50克，甘草3～10克三味药组成。人参可用红参，也可用白晒参，条件不许可，也可用潞党参；在有心累心跳的情况时，用炙甘草，一般情况下则用生甘草。方中黄芪可加强人体卫气，增强白细胞功能；人参大补元气，调节平衡人体各脏腑功能；甘草和中，补益细胞而健脾解毒。三种药物都是控制和治疗癌症的基本药物，故称三元汤。

三元汤是固本之药，同时还要具备克敌制胜，敢于勇往直前、白刃相搏的标药。我们在长期的临床中证实，贝母、白及、三七、陈皮、香附、桃仁、丹皮、红花、海藻等对抗癌都有很好的疗效。治疗癌症的用法，即以三元汤加标药。这里有个问题需要说明：古人认为，海藻的药性与甘草是相反的，但临床实践证明，在治疗癌症时，二者相反而相成，效果反而更好。以《周易》"否、泰，反其类也"的原理说明，事物之间相反，必须以一定的时间、空间和环境条件为基础，一旦时间、空间、环境条件改变，也就不再相反，甚至相成了。

临床上，用升降散（李先生通常剂量：僵蚕10克，蝉蜕10克，姜黄10克，大黄1～3克）合乌附星香汤，对解痉镇痛、行气活血、软坚化结有很好的作用。为减轻脑部压力，还应加上利小便的车前子、木通等。大便溏泻时，大黄应减至0.5克。

②肝癌

肝脏是人体主要脏器。其功能是藏血和疏泄。肝在体主筋，在志为怒，在液为泪，其华在爪，开窍于目。肝与胆互为表里，不仅足厥阴肝经与足少阳胆经相互络属于肝胆之间而互为表里，而且肝与胆本身就直接相连。肝在五行中属木，为阳中之阳。五行中木克土，故治疗肝病，就要考虑到与脾胃和胆的关系。因此，凡治疗肝癌，在三元汤的基础上，就要特别注意加上除湿利胆之药，如茵陈、木通、血通、姜黄等，而后再加上固脾的标药。

③肺癌

肺位于人体胸腔，在人体脏腑中位置最高，《灵枢·九针论》说："肺者，五脏六腑之盖也。"肺主气，司呼吸；通调水道，宣散卫气；在体合皮，其华在毛，开窍于鼻，在志为悲，在液为涕。肺与大肠相表里，在五行中属金，在阴阳中属阳中之阴。凡肺癌，往往有心肺虚损的情况，宜参麦散加入三元汤主之。肺与大肠相表里，故宜加酒军。酒军不仅可以通便，更可使血液清洁、正气舒张、卫气恢复，增加抵抗力。因肺部容易出现空洞的情况，故还宜选用白及补损。要使肺气顺畅不逆，又宜加杏仁、川贝母。其他药物则随症加减。

④消化道癌症

消化道包括食管、胃肠、十二指肠、胰腺等。治疗消化道癌症，应坚持补中益气、健脾行气、降逆通便的基本原则，具体可选苏子、瓜蒌、莱菔子、半夏平喘降逆；用酒军、姜黄通便；选山楂健胃化瘀，帮助消化。

李氏祖辈在长期临床实践中，参以道家秘方，有自拟之方，名"巴豆霜"，对一切消化道癌症均有控制发展、减轻痛苦的功效。即以巴豆数粒，完全去油，每日以1粒巴豆的量，一次服下（注意应以等量人参粉或等量人参汤冲服）。应坚持每天服用1次，直至症状完全消除。

癌症日久会耗损病人正气而出现虚证。表现为阴虚者，选方甘露饮；脾虚者选方异功散；心肺虚损选方参麦饮；气虚下陷选方补中益气汤；血不营心选方归脾汤；全身功能性虚损者，选方养营汤、八珍汤、十全大补汤等为基础方。

⑤淋巴结肿大和淋巴癌

引起淋巴结肿大的原因很多，表现也多样。口腔疾病引起淋巴结肿大，临床上就会有口腔疾病相应症状，如牙痛、舌肿等；咽喉发炎也可引起淋巴结肿大，临床上会有口腔炎症表现；肺部结核可引起淋巴结肿大，会有潮热、盗汗、精神疲乏等症状；鼻癌可引起淋巴结肿大，会有鼻塞及鼻出血等症状。

临床上，治疗淋巴结肿大可选玄参、牡蛎、夏枯草、连翘、土茯苓、浙贝母等；在颈之两侧，可选柴胡引经，并选香附、青皮、木香、山楂、橘核、荔枝核化结。食疗可用苦荞头、矮桐叶炖猪槽头肉内服，以增加疗效。

淋巴癌，可用阳和汤主之，另加大青叶、夏枯草、板蓝根等。但到晚期，痊愈者少。

⑥白血病

白血病也称血癌。其临床表现，最初为发热，类似于阴虚发热，并伴有淋巴结肿大、肝脾肿大和自汗等。中医学认为，本病是营卫虚损，气阴两虚所致。因此，本病先宜固本，以留人治病。固本要祛邪，祛邪则在益气养阴，故临床上，养阴可选天冬、麦冬、女贞子、旱莲草、生地黄、熟地黄、玄参、石斛、玉竹等，益气选人参、黄芪、潞党参、枸杞子、山茱萸等，这类药可使人体细胞的生长能力旺盛起来。选白术、茯苓、芡实、白扁豆、莲子、薏苡仁、怀山药等健脾除湿；选桑白皮、地骨皮、银柴胡、秦艽、青蒿、丹皮、知母、黄芩、生石膏等退烧；治疗淋巴结肿大，可重用夏枯草、连翘、仙鹤草、败酱草等；大便干燥可用酒军清泻；大便秘结则可加肉苁蓉、锁阳、蜂蜜等。此外，临床实践证明，炮甲珠、夏枯草、大青叶、连翘、贝母、薏苡仁、土茯苓、萆薢等，对白血病有效，可随症选用。常用方剂可选当归六黄汤或当归芦荟汤。

另外，临床上有一种血小板减少症，表现为血液凝固缓慢，出血易而止血难，不同于白血病，应注意区别。临床可选茅根、藕节、三七、白及为主药，加当归、黄芪以补气血；选人参补虚；选怀山药、芡实、薏苡仁补脾；选花生衣补血；选大枣和中等。

6）李先生在临床中发现能抗癌的药

鱼腥草：又名折耳根，对肺、大肠、肝、胆的癌症有效。它有除湿解毒收敛之功，又有预防病毒性感冒及控制癌细胞扩散的作用。

仙鹤草：是止血、活血及养阴解毒的良药。一切癌症都可用它，同时对肠、胃、脑血管出血及白血病引发的出血都有很好的疗效。

败酱草：是解毒和消结的良药。张仲景和孙思邈曾用它治疗胃炎和肠痈。内服对治疗疮、癌症均有较好的疗效。

薏苡仁：又称薏米。用于疮症可以排脓，用于妇科带下病，并且是补益脾胃的良药。在治疗癌症方面，可以排除癌细胞分泌的毒液和其他不干净的组织液（但因有收缩子宫的作用，孕妇忌服）。

土茯苓：对消炎杀菌、软坚散结效果好，故各系统癌症均可用它。

海藻：古人多用于治疗甲状腺炎症和瘿瘤。其实，海藻软坚散结、控制癌细胞扩散效果均很好，而且不损伤正气，不损伤白细胞。

橘核、荔枝核：古人多用其治疝气。其实，两者对于消化一切包块、控制肿瘤及癌细胞生长都有效。

山楂：消结、散肿块作用很好，尤其是对消散肝脏、盆腔的包块和癌细胞的作用好。

蜂房：对吸收毒素，托毒、生肌效果好，对癌肿溃烂者有特效。此外，还有天青地白草、蓖麻叶、臭牡丹叶等，治疗癌症效果很好。

癌肿外敷药：凡癌组织已露于肌表、能够摸得着看得见，则当选外用药配合治疗。李老自拟"六合散"，外用疗效显著。其处方为：牛耳大黄、蒲公英、紫花地丁、矮桐叶、白矾、雄黄共捣烂，加蜂蜜调成软膏外敷。要一直敷到癌肿的"黑根"脱落，才算根治。

总的来说，癌症的形成和治疗方法，相当于兵法的战略思想和局部战争的方略。在具体战术上，治疗癌症重点还要与其他内脏疾病鉴别，要把它当作恶性的痈疽疮疡治疗。癌的扩散，应当作外科的"走黄"看待。

7）癌症的康复

中医学认为，当癌症得到有效控制并接近根除时，是个很关键的康复阶段。西医的放疗、化疗或手术后，也有一个康复阶段。在康复阶段，两个方法很重要。

气功锻炼：气功锻炼的方法很多，但就癌症康复来说，练数息法最为稳妥而方便。方法为：静坐（若不能久坐时，或卧或站也可），只数入息，每入息数一数，出息时全身放松，从一数到一百，再从一百数到一。在数息的同时，若能意守病灶更好。因"心之所至，气即随之"，意念到达哪里，人体气血即会往哪里汇聚，不仅温度升高，氧分子也会增多，而癌细胞恰恰是厌氧又怕热的。

食物疗法：食疗治癌，不仅在康复期效果好，而且在整个治疗期间，作为药物的辅助方法也是非常有利的。例如，芡实、薏苡仁、糯米、怀山药、莲子等量，煮粥或煲汤。另外，五豆汤（绿、红、黄、白、黑五豆各15克，陈皮10克）作为食疗方效果也很好。

（2）结石

结石在临床很常见，诸如胆结石、肾结石、输尿管、胰腺结石等。导致结石的原因很多，但主要的原因一是不健康的情志，二是不良的饮食习惯和饮食结构。

不健康的情志即七情内伤，对人体影响很大，又往往为现代人所忽视。如有至亲至爱离世，人会悲伤流泪；大怒之时，会怒目圆睁，目露凶光；大的惊恐，会使人大小便失禁。在文学作品中，范进中举，因狂喜而疯癫；林黛玉养尊处优，但因悲忧气恼，导致肺病吐血，这些不是乱写的。所以，七情内伤会使人体卫气营血的循环发生瘀滞，通行不畅。这类瘀滞，称为浊气，可理解为阴邪。古人说："流水不腐，户枢不蠹。"又因阳为阴气的奋发，阴为阳气的凝敛。阴邪集聚，就会变为有形的物质沉淀下来，成为结石。这些结石的原材料不是天上掉下来的，而是来自人的饮食五味中。

结石，可生在肾脏、膀胱、尿道、胆道等处。

《周易》八卦中属土的有两卦，一是艮卦，一是坤卦。艮卦是刚土，代表金石一类；坤卦是柔土，代表泥土、泥沙一类。人体的结石也有两类，一类是刚性结石，一类是柔性的泥沙类结石。

中医治疗结石，注重内外结合，综合治疗。一是注重内在精神锻炼，克服七情内伤；二是戒口，即凡阴浊、辛膻的饮食都宜戒掉；三是培补人体正气；四是直接排石及化石，即治标。

1）中药对结石的治疗

对化石排石效果很好的药物有：滑石，既能化石又能排石；海浮石，能化顽痰，化阴浊之气；金钱草，能化石，也能消炎杀菌；鱼腥草、仙鹤草、车前子、车前草都有化石、消炎、清热等作用；另有化石作用较强的两种药，即火硝和芒硝，火硝温肝化石，芒硝清肝化石。

①肝胆结石

治疗结石与治疗其他疾病一样，要分虚实、寒热。凡治疗肝气不疏、精神抑郁等产生的结石，一般以逍遥散为基础方，加茵陈、郁金、香附。如有热象，出现口苦、咽干、胸胁满、大便秘结、小便短赤等症状，则用丹栀逍遥散加茵陈、姜黄、酒大黄。

若有胸胁剧痛，特别是以右胁为主，痛连中脘，放射至腰背，应以大柴胡汤为基础方，另加香附、郁金、茵陈。

肝胆在五行中属木，木克土，肝胆疾病每每对消化道产生不良影响。因此，见肝之病，当先实脾。凡肝胆结石引发慢性肝胆炎症等，都要注重调理脾胃，一般以理中汤或平胃散加茵陈主之。

②肾、尿路和膀胱结石

膀胱、尿路均由肾管，故肾、尿路和膀胱结石，统以治肾为主。一般情况下，可用六味地黄汤为基础方，加滑石、海浮石、木通、车前子，以固肾气并使结石融化、变小并从尿路排出。如果并发炎症，出现口渴心烦、腰酸、腿软、腰痛等情况，则宜用知柏地黄汤加滑石、海浮石。若阳虚结石，又并发慢性炎症，则宜用桂附地黄汤加化石的滑石、海浮石；另可加味海金沙、木通、车前子、瞿麦、萹蓄等，这类药对利尿排石有较好的辅助作用。

需要说明的是，临床证明海金沙配伍入药，能增强排石功能。如果尿路有感染，有脓细胞出现，则应加薏苡仁、冬瓜仁以除湿、排毒、排脓；若有尿血的情况，则应加仙鹤草、艾叶、旱莲草以止血消炎；其他如人参、黄芪、杜仲、巴戟天、续断这类益气固肾的药也可随方加入，从而提高其综合疗效。在出现砂淋、石淋，并引起腰痛、小腹痛、尿道刺痛的情况时，滑石可用 15～30 克，海浮石可用 20～30 克；而金钱草也有化石、消炎等作用，可用 30～60 克。

另外，有一个问题值得注意，即治疗肾脏、尿路和膀胱结石，千万不能一味地排石、化石，必须以补益肾气为根本。肾气旺，气血方可通畅，不致瘀结。否则，即使手术方法取出结石，也会因肾气不畅，再生结石。同时，治疗肾脏、尿路和膀胱结石，利胆利尿宜用润利的办法并选用润利的药，如车前子、木通、萹蓄、茵陈、茅根等，使润下而不伤阴；而不用燥利的药物，因燥利的药物会伤阴，如猪苓、泽泻、茯苓、白术等，都不宜用。

对所有急性期的结石，都可用仙鹤草、败酱草、连翘、鱼腥草、栀子、黄芩、龙胆草等。而慢性结石，则需兼顾扶正，效果才好。

2）传统针灸对结石的治疗

传统的针灸方法，对镇痛、消炎、排石、化石和消石的作用很好，如肝胆结石，可取肝俞、胆俞、阳纲、阳陵泉等；另有胆囊点在阳陵泉附近，凡肝胆结石，此处即有压痛或酸麻胀痛。治疗胰腺结石与治疗肝胆结石大致相同，可取膈俞、胰俞等。凡肾脏、膀胱、尿路结石等，可选三焦俞、肾俞、膀胱俞、阳陵泉、三阴交等穴位。急性期用针刺法，慢性期用温针法或灸法。一般多采用平补平泻法，或实证可先泻后补，虚证则先补后泻。经常针灸肝俞、脾俞、肾俞，不仅可调节肝胆、肠胃、肾脏、膀胱、尿道的功能，而且这些器官的结石也有很好的治疗效果。

但凡结石，均非一朝一夕所得，往往都有较长的病程，故不宜凭空想象针刺几次或服几剂中药即完全根治。以针灸或药物治疗，一般以 1～3 个月为 1 个疗程。

3）李氏大艾灸对结石的治疗

李氏大艾灸，是李先生祖辈经过长期临床实践总结出来的灸法，不仅对结石，同时对癌症及其他疑难杂症也有很好的疗效。

具体选羌活、独活、生川乌、生草乌、生胆南星、生半夏、生栀子、生姜黄、生大黄、土茯苓、香附、苦荞头根为主药，等量用白酒浸泡，春秋两季泡五天、夏季三天、冬季七天，即可取用。用时即以棉纱蘸药酒贴于相关穴位。

凡肝胆结石，选期门、日月；肾结石，选肾俞、三焦俞；输尿管结石，即选气海俞；膀胱结石，选膀胱俞等。用草纸折成浅浅的纸盒，用水浸湿，放于浸酒的棉纱上，内盛浅浅一层药用艾绒，点燃灸治。此法不仅溶解和排除结石，同时对消炎、镇痛、解毒和抗菌都有很好的作用。因此，临床上本法不仅可用于一切结石诸症，对疮疡、癌肿、附骨疽、风湿痛、骨结核，以及结核性、风湿性关节炎等，都有非常神奇的效果。

灸治的方法，一般每天或隔天灸 1 次，以 49 次为 1 个疗程。1 个疗程未愈，再进行第 2 个疗程，以确保真正根治。

此外，四肢部位的公孙、内关、照海、足三里、三阴交、阴陵泉等穴，均可配合灸疗针刺。凡实证，有剧痛，用先泻后补之法；凡虚证，无剧痛表现，或仅隐隐作痛或有胀闷感觉，属慢性，即用先补后泻之法。

另外，习练"净明动功"，则能控制各类结石增长。

6. 治验三则

（1）面风（三叉神经痛）

1）概述

李先生认为，三叉神经痛是一种原因尚未明了的疾病，临床上一般分为继发性与原发性两种。目前对原发性三叉神经痛的病因尚无统一认识，可能与受寒、病毒感染、齿痛等疾病有关。继发性三叉神经痛，可由肿瘤压迫、炎性疾病等因素引起。

本病表现为突然发作的、阵发性、闪电样、短暂而剧烈的疼痛，可发生于三叉神经任何一支的分布区域，常因洗脸、吃饭、说话、刷牙等触发，发作时间为数秒、数分钟不等，一天可发作数次或数十次之多，常反复发作。严重者，在疼痛发作时常伴有患侧面部肌肉抽搐。在间歇期并无痛感。本病可以自然缓解，但自愈机会很少。目前对本病还没有特殊治疗方法。

本病属于中医学的"面痛"或"面风疼痛"范畴。一般认为风邪外袭，外感风寒或风热，或风痰阻滞经络，上犯清宫；或胆胃湿热上炎；或阴虚阳亢，虚火上扰清宫；或气滞血瘀，气虚血瘀，郁而化热，热邪上扰清宫；或脾虚气弱，生湿生痰，痰湿阻遏，郁而化火，火盛生风，风痰上扰清宫等，皆可致清宫失利，面部诸阳经脉气血运行不畅，发生本病。

2）病因病机

本病的病变部位在阳明经脉。因为阳明经脉上荣于面，胃肠积热，以及痰热、湿热、外感风寒或风热之邪，皆可导致阳明经隧受阻。阳明居太阳、少阳之间，其外通于太阳之寒，其内窜于少阳之火，太阳之下是为少阴，少阳之下是为厥阴。太阳化寒，连少阴而化热，少阳化火，连厥阴而生风。风乘火势，火借风威，致使阳明燥金受风火之燔灼而疼痛生焉。其有盛者，则额、颞、耳、目、口、齿、颊、项皆痛。因此，本病虽然涉及三阳经，而其冲要则在于阳明。

3）治疗

①内服药物治疗

治法：清火散寒，息风解痉，通经止痛。

方药：清胃解痉汤（自拟方）。

生石膏 30 克	黄芩 15 克	荆芥 10 克	防风 10 克
白芷 10 克	川芎 10 克	蝉蜕 10 克	僵蚕 10 克
甘草 3 克		制胆南星 10 克 (另包先煎 1 小时)	
制白附子 10 克 (另包先煎 1 小时)		制川乌 10 克 (另包先煎 1 小时)	

方义：生石膏清阳明胃肠之热，黄芩清少阳、厥阴肝胆之火，荆芥、防风、白芷散太阳之风寒而蠲痛，僵蚕、蝉蜕以息风，制胆南星、制白附子、制川乌以解痉、通经活络、理气祛痰而止其痛，甘草甘缓守中、生津、解毒。诸药合用，有清火散寒、息风解痉、理气祛痰、通经止痛之功。

加减：眉棱骨或目珠痛者，加夏枯草15克，菊花15克，以清肝明目；头目胀痛者，加草决明15克，青葙子15克，以平肝息风；齿痛者，加细辛3克，骨碎补15克，以散寒固肾止痛；舌、咽痛者，加黄连6克，以清心胃之热；口中灼热，咽、颊、龈、腭、口、齿、牙龈俱痛者，加地骨皮15克，黄柏15克，知母15克，丹皮15克，以清热凉血；大便秘结者，加熟大黄5克，芒硝10克，以泄热通便；小便不利者，加车前子15克，滑石20克，以清热利尿；恶寒发热者，加麻黄10克，以解太阳之表邪。

②外用药物治疗

治疗本病，遇见病情较重、病程较长、缠绵难愈者，还可以配合"拔毒露"外用药物治疗。

薄荷 10 克	荆芥 10 克	防风 10 克	白芷 10 克
菊花 10 克	芒硝 30 克	硼砂 30 克	白矾 30 克
大黄 10 克	川乌 10 克	甘草 10 克	

上药煎沸5～10分钟，稍冷，以棉纱数层，蘸药液敷于痛处。

功效拔毒消肿，通经逐瘀，活血镇痛。

③针刺治疗

本病一般宜针而不宜灸。针刺治疗时，还应避免取痛处部位的穴位。因为本病多属实证、热证，且病多涉及三阳经，尤以阳明为其冲要。阳主升、阴主降，故宜取四肢穴位为主，方可迎而夺之，以挫其升腾之热邪。

处方：风池、风府、曲池、合谷、二间、三间、足三里、内庭、太冲、太溪、太白。

操作方法：每日1次，每次选4～6穴，可配成3组，交替应用。轻刺留针30分钟，若疼痛剧烈者，刺后20分钟疼痛减轻，可留针1～2小时，疗效更佳。一般施以泻法。

方义：曲池、合谷、二间、三间、足三里、内庭皆为手足阳明经腧穴，取泻法能泻阳明经之积热，解阳明经之火毒，通其经隧，活其脉络而解痉镇痛。太冲为肝经之原穴，针刺能息风镇静。太溪为肾经之原穴，针刺以益肾养阴，清利水道，引风火热毒下行而出。太白为脾经之原穴，脾与胃互为表里，针刺以清胃和脾。风池、风府为前病后取之意。

　　加减：咽喉不利者，加少商、商阳三棱针点刺放血，以清肺与大肠经的郁热。口中灼热者，伴牙痛、牙龈肿痛难忍者，加厉兑、至阴，三棱针点刺出血。厉兑为足阳明胃经之井穴，而足阳明胃经与足太阴脾经相表里，足太阴脾开窍于口；至阴穴为足太阳膀胱经之井穴，太阳与少阴互为表里，足少阴肾主骨，齿为骨之余，故二穴可以清胃、肠、肾、膀胱之热。以上诸穴配合应用，相得益彰。

　　疗程与预后：一般每日针刺1次，10次为1个疗程。多数1～2个疗程后病情减轻，3～4个疗程后可望治愈该病。若1～2个疗程后病情减轻，可改为每两日1次。

　　按：以上3种疗法，对面痛的治疗都有很好的疗效，一般疼痛较轻、发作次数不多者，可以任选一种疗法进行治疗。疼痛较重、反复发作频繁、疼痛持续时间较长者，可选内服药与针刺配合治疗。若剧烈疼痛、患者难以忍受者，3种疗法则可同时应用。

　　［病案举例］

　　章某，男，52岁，干部，什邡县云溪乡人，1981年4月21日初诊。左侧面部呈反复电击样疼痛二十余年，曾确诊为左侧三叉神经痛，经多方治疗，其效不显。1981年4月21日前来就诊。就诊时左侧面部疼痛发作已两月余，自觉口腔内灼热，左侧额、眉棱骨、面颊阵发性、剧烈电击样疼痛，说话、吞咽、洗脸、刷牙、走路震动时稍重，甚至瞬目等动作均可导致疼痛发作，疼痛时涕泪汨流，苦不堪言，严重时通夜不能入睡，几欲寻短未遂。经服中西药、拔牙等治疗，症状未见好转。病人颜面潮红，左侧尤甚，口鼻气息灼热，溲赤，便干，脉弦数，舌质深红而少苔。

　　诊断：面痛。

　　辨证：此乃阳明胃、大肠之积热循经上冲，伴肝肾阴虚火旺，夹肝胆郁热上炎，阻滞经隧而发。

　　治法：清火散寒，息风解痉，通经止痛。

　　方药：清胃解痉汤加黄柏10克，知母10克，丹皮10克，地骨皮10克。

　　再配合外敷拔毒露2剂（外敷，每日数次）；因不能每天来医院针灸，故未配合针刺治疗。

　　1周后复诊，疼痛大减，唯说话、吞咽时微微疼痛，也仅持续数秒钟。再以前方加减服 1 周，仍然配合外用药方治疗。三诊时疼痛已完全消失，再以上方加减治疗 1 周以巩固疗效。随访 2 年未再复发，病告痊愈。

（2）喎僻（面神经麻痹）

1）概述

面神经麻痹即面瘫，有周围性与中枢性两大类，此仅就周围性神经麻痹引起的面瘫进行辨证治疗。本病主要表现为口眼歪斜，发病前可先有患侧耳下或耳后部位的疼痛或不适，继则出现口眼歪斜；患侧表情动作消失，前额无皱纹，口、眼睑不能闭合，鼻唇沟变浅，口角下垂或偏向健侧；患侧不能做皱额、蹙眉、鼓腮、示齿和吹口哨等动作；有的病人患侧舌前 2/3 味觉障碍，或伴见患侧面部感觉减退；部分病人因病程较长而迁延日久，恢复不全者，可出现"倒错现象"（即遗留患侧肌肉挛缩和抽搐，使同侧眼睑睑裂变小，鼻唇沟加深，口角反歪向病侧）；并可伴见肌肉跳动、面部板滞不适等。西医治疗在药物方面一般常用醋酸泼尼松、加兰他敏、维生素 B_{12} 等；在理疗方面，可用红外线照射等方法治疗；手术治疗的机会很少。

本病属中医学的"喎僻"范围。一般认为，本病多由脉络空虚，外感风寒，侵袭面部阳明经脉及少阳经脉，以致经气阻滞，流行失常，气血不和；或因风湿痰阻，瘀停脉络；或气虚血瘀，兼夹风痰，上犯头面，瘀滞纵缓不收，而发生本病。

2）病因病机

本病乃因风邪所致，风邪之所中人，或为寒中，或为热中。寒中者，则邪入于血分；热中者，则邪入于气分。邪在血分则生瘀遏；邪在气分则生痰热。而"邪之所凑，其气必虚"；故邪之在血或在气，乃随其虚而先入之。若血虚者，多寒中，邪则入于血分；气虚者，多热中，邪则入于气分；气血俱虚者，则寒热互中，气血并入。

3）治疗

①内服药物治疗

内服药物治疗只涉及周围性面瘫，属于"外风"范畴（内风者即是中风，如脑血管意外），故治疗不外表散风邪，并酌情使用温经、活血或豁痰、通络、除热之法，以开鬼门，使风邪外散，而收息风养筋之功。

治法：祛风通络，息风养筋。

方药：升散乌附汤（自拟方）。

| 白芷 10 克 | 细辛 3 克 | 麻黄 10 克 | 制川乌 10g（另包先煎 1 小时） |

制白附子 10 克（另包先煎 1 小时）　　制胆南星 10 克（另包先煎 1 小时）

生姜 10 克　　　　葱白 10 克

方义：白芷、细辛、麻黄升阳散寒，温经活血，以解风寒毒邪；制川乌、制胆南星、制白附子豁痰通经，疗瘫解痹；葱、姜芳香，化浊和胃，以佐诸药。诸药相配，能祛风通络，息风养筋。

加减：恶寒者，兼有头项强痛，加羌活 10 克，防风 10 克，荆芥 10 克，以祛在表之风寒邪气。项背强，颈不能转，头难回顾者，加桂枝 10 克，葛根 10 克，以祛风通络，舒筋活络。身热、烦渴，或头额痛者，加生石膏 30g，以清热除烦，生津止渴。唇、舌深红而身热者，可加玄参 15 克，生地黄 15 克，麦冬 15 克，知母 15 克，地骨皮 15 克，以清热养阴。久病或素体虚弱者，其体虚较为突出，在治疗过程中尚要注意应用补气、补血，或助阳、育阴之品，随其虚证之表现，分别选用人参、黄芪、白术、甘草以益气；当归、生地黄、白芍、丹参以养血；制附片、肉桂等以助阳；枸杞子、麦冬、玄参、知母等以养阴。

②针灸治疗

本病以温针最为有效，在面部施以透穴针法则疗效更佳。

取穴：主穴选阳白透鱼腰，鱼尾透鱼头，鱼头透鱼尾。上关透太阳，下关透颧髎，下关透颊车，颊车透地仓，颊车透颧髎，颊车透大迎，大迎透颧髎，颧髎透迎香，颧髎透地仓，颧髎透四白。配穴选风池、翳风、合谷、曲池、足三里、内庭、丰隆等。

操作方法：每日 1 次，每次选 2～3 个腧穴，交替应用。

一般初病及恢复期多采用平补平泻法。轻刺留针 30 分钟，并加艾条悬灸 10 分钟左右（每穴）。病久者，则可轻刺留针 30～60 分钟，行补法，并可加艾条悬灸。

方义：面部为阳明经脉络所布，旁及太阳、少阳之脉。针灸用透穴加灸，使阳明等经脉之气振奋。辅之以曲池、合谷、足三里、内庭、丰隆等手足阳明经穴以疏经活络，散寒解热，化毒祛痰；加风池、翳风则阳和布敷，一片生机，而面瘫可愈。

疗程与预后：一般以 10 次为 1 个疗程，急性期每日治疗 1 次，恢复期可隔日治疗 1 次。如果恢复缓慢，疗程较长者，可每周治疗 2 ~ 3 次。一般病轻、见效速者 1 ~ 2 个疗程可愈；稍慢者 3 ~ 5 个疗程可愈；少数病人病程迁延日久，常需半年以上才能治愈。

按：本病应用中药配合针灸治疗，皆可获预期的效果，充分体现中医整体观念的治疗特点。在疏通经络方面当以针灸的效果更为直接；而化毒、清热、豁痰、补气、养血、育阴、扶阳等方面，又以药物治疗见长；而息风、解痉方面，针灸与药物配合应用又可使疗效倍增。所以，若条件许可，治疗本病应以针灸、中药配合治疗。

［病案举例］

李某，男，16 岁，学生。右侧口眼歪斜 2 天。患者于两天前晨起时觉右侧面部麻木，继之发现右侧口角流涎，右眼不能闭合，口角向左侧歪斜。曾用黄鳝血涂右侧面部 2 日，症状未见好转，遂由家长带来就医。病人右侧额纹消失，右眼不能闭合，睑裂约 1.5cm，右鼻唇沟消失，口角歪向左侧，右侧不能皱额蹙眉、鼓腮、示齿和吹口哨，右侧面部感觉减退。病人自觉身热、烦渴，唇、舌深红，苔黄腻，脉浮数而滑。

诊断：面瘫。

辨证：风邪痰热，上犯头面，阻滞阳明脉络所致。

治法：祛风清热，豁痰通经，息风养筋。

方药：升散乌附汤加减（自拟方）。

白芷 10 克　　　细辛 10 克　　　麻黄 10 克　　　制川乌 10 克 ^{（另包先煎 1 小时）}

制胆南星 10 克 ^{（另包先煎 1 小时）}　　　制白附子 10 克 ^{（另包先煎 1 小时）}

生姜 10 克　　　葱白 10 克　　　生石膏 30 克　　　黄芩 15 克

夏枯草 20 克　　　大青叶 15 克

针灸：阳白透鱼腰，太阳透上关，下关透颧髎，颊车透大迎；风池、合谷、足三里，轻刺留针 30 分钟，行平补平泻手法；面部穴位均可留针加悬灸。

中药配合针灸治疗，10 天后症状减轻，体征已不明显，继续用中药配合针灸治疗 10 天，症状消失，基本痊愈。以后隔日针灸 1 次，两天 1 剂中药配合治疗

10 日，以巩固效果。在治疗期间，外出要戴口罩，以免再度感受风邪。

（3）面肌痉挛

1）概述

面肌痉挛是指面部肌肉不规则的抽搐，多为阵发性。临床上，本病初起时，常仅见眼轮匝肌间歇性抽搐，逐渐发展至口轮匝肌也出现不规则抽搐。病人感到很痛苦。目前西医尚无特殊治疗方法。

本病属中医学的"筋惕肉瞤症"范畴，又称"面风"。多为肝风内动，或血虚（阴虚）生风，上犯清空，扰乱面部经脉，气血流行失常所致。在治疗上多以平肝息风为主，佐以补气、养阴、益血、涤痰、止痉等。

2）病因病机

本病的临床特点恰与面瘫相反。面瘫表现为肌肉松弛而处之于静的状态。正如张仲景所谓"邪气仅缓，正气即急，正气引邪，喁僻不遂"。面肌痉挛则表现为肌肉紧张，抽掣跳动，处于动的状态。热则动，寒则静，故本病多属热证。湿热内郁，酿痰生风，风痰上扰，遂成本病。

3）治疗

治瘫需振奋气机，方可起疗瘫起痹之效；而治疗痉挛之疾，则应以息风镇静为大法，以消除筋惕、肉瞤之症。

①内服药物治疗

治法：解热除湿，舒筋息风，豁痰止痉。

方药：三妙息风汤（自拟方）。

生石膏 30 克　　　　苍术 10 克　　　　黄柏 10 克　　　　柽柳 15 克

僵蚕 10 克　　　　　蝉蜕 10 克　　　　钩藤 15 克

制川乌 10 克 ^{（另包先煎 1 小时）}　　　　　制白附子 10 克 ^{（另包先煎 1 小时）}

制胆南星 10 克 ^{（另包先煎 1 小时）}　　　甘草 6 克

方义：生石膏以清头面之热邪，缓解面部肌肉之痉挛。苍术、黄柏、柽柳以清除湿热，湿热既清，则脾不受伤而肌肉得养；僵蚕、蝉蜕、钩藤舒筋通络，平肝息风，调节神经功能，使之恢复正常；制川乌、制白附子、制胆南星以豁痰解痉；甘草甘缓守中，生津解毒，并制乌、附、星之燥烈。

加减：体虚者，加人参、黄芪、白术、茯苓以补其虚。阴液不足者，加地黄、天冬、麦冬、玄参、石斛、天花粉以养阴增液。头胀脑鸣，肝阳上亢者，加草决明、青葙子、夏枯草、菊花、桑叶、珍珠母等以清热平肝潜阳。小便短赤者，加车前子、木通、滑石、白茅根等以清热利尿。大便秘结者，加芒硝、大黄或肉苁蓉、郁李仁、火麻仁、草决明、蜂蜜以清热通下或增液润下。

②针灸治疗

针灸治疗本病，若取面部诸穴，不仅效果不显，有时还会加重病情，这是因为面部穴位针刺时易引起阳气升动，阳性善动，进而引起肌肉痉挛，出现抽搐，则是阳盛生风之象。因此，针灸治疗本病，多取四肢腧穴为主，并着重取阳明经腧穴，其次取少阳经、太阳经腧穴，或取特定穴治疗。

取穴：阳明经腧穴选曲池、合谷、二间、三间、足三里、内庭、冲阳、丰隆；少阳经腧穴选中渚、液门、外关、足临泣、地五会、侠溪；太阳经腧穴选后溪、少泽、前谷、至阴、通谷、昆仑、申脉。

操作方法：每次选用2～3对穴位组成一组，2～3组穴位组成处方，主要腧穴以阳明经腧穴为主，交替应用。每日针刺一组穴位，三组腧穴交替应用。一般以轻刺留针30分钟，行平补平泻手法。

方义：阳明经腧穴有清热解肌、除湿解痉之效，并具有和胃宽肠并提高机体抗病能力之功效；少阳经腧穴，有泻火除痰、息风止痉作用；太阳经腧穴，有散寒通络作用。诸经腧穴配合使用，可调节脑及面部神经的功能。

因头为诸阳之会，面部为阳明经脉所布，而三阳经又互有脉络联系，故主穴取阳明经腧穴，并配以少阳经、太阳经腧穴为辅，疗效更加显著。

按：本病病程短者，可单独运用药物或针灸治疗，均可获得满意效果；病程迁延日久者，常需中药与针灸配合治疗，方可收到一定的疗效。另外，本病与情志因素有密切关系，七情及精神过劳等，都会使病情加重，影响疗效。因此，在治疗过程中，应注意做好病人的思想工作，使其能够保持情绪安定，心境开朗，避免过劳，同时要注意保证充足的睡眠时间。在生活上，饮食宜清淡，忌辛辣炙煿之品，忌烟酒，生活有规律。

[病案举例]

张某，女，45岁。左侧眼睑及面部肌肉跳动半年。半年前病人自觉左侧眼睑跳动，没有在意，随之逐渐加重，不能控制，尤其是在与人谈话、精神紧张时更为明显，并在眼睑跳动的同时左侧面部肌肉也在跳动，并伴见时有头昏、睡眠不宁等症。到某大医院检查，并做脑电图、脑血流图及血液检查，未见异常，诊断为面肌痉挛，一直服用镇静剂及维生素，均未见症状改善，随即转入中医治疗。就诊时，可见病人左侧眼睑及面部肌肉时时跳动，尤其是在叙述病情时更为明显，并伴见有头昏、眠差、口苦、心烦，舌边尖红，脉弦数。

诊断：面风。

辩证：肝热上冲，肝风内动。

治法：清热平肝，息风镇痉。

方药：乌附星香汤合芎芷石膏汤、升降散加减。

制川乌 10 克^{（另包先煎 1 小时）}　　　　制胆南星 10 克^{（另包先煎 1 小时）}

制白附子 10 克^{（另包先煎 1 小时）}　　木香 10 克　　　白芷 10 克

川芎 10 克　　　生石膏 30 克　　蝉蜕 10 克　　　僵蚕 10 克

姜黄 10 克　　　酒大黄 3 克　　　钩藤 30 克　　　玄参 20 克

菊花 15 克　　　石决明 30 克

每日煎水服 1 剂，连服 6 剂，停两天，再服 6 剂。

针灸：选阳白透鱼腰、太阳、颧髎透地仓，合谷、太冲、足三里，每日针 1 次，轻刺留针 30 分钟，行平补平泻手法，连续两周。

二诊：两周后面部肌肉及眼睑跳动有好转，平时安静下来状态下，已不觉有跳动，只是在交谈精神紧张时才出现。舌红减轻，脉象亦趋于正常。

本病为慢性病症，虽治疗已见效，但要治愈还要相当长的时间，故将中药汤剂改为散剂。将上方中药研为细末，每日服 3 次，每次服 5 克，白开水冲服。连服两周后，停药 1 周，再继续服两周，针灸治疗可以每两天 1 次，针药配合治疗 3 个月。

三诊：中药配合针灸治疗 3 个月后复诊，自述病症已大大减轻，左侧眼睑及面部肌肉每日仅跳动 3～5 次（原每日跳动几十次之多），睡眠好，头已不昏。中药与针灸配合治疗已见效果，守法、守方、守穴继续治疗，直至病症痊愈。

三、常用独特方剂、药物、针灸验方、针灸奇穴

1. 方剂

李先生结合多年的临床经验，对内、外、妇、儿科病症，自拟诸多方剂，列举如下。

（1）三七贝母汤

【组方】三七10克^{（另包冲服）}，贝母10克^{（另包冲服）}，白茅根30克。

【功效】活血化瘀，清化痰浊，利尿止血。

【主治】中风（脑出血、脑栓塞、脑血栓形成、脑血管痉挛等）。

【加减】中风初期，脑出血者，加仙鹤草、藕节、茜草根；脑血栓形成或脑栓塞者，加赤芍、川芎、丹皮、桃仁、红花；血压高者，加钩藤、青葙子、草决明；发热者（体温38℃以上）加金银花、连翘、黄芩；中风脱症者加人参、附片（阳脱）或加人参、麦冬、五味子（阴脱）。

按：中风又称"卒中"，临床上以猝然昏仆、不省人事，伴见口眼歪斜、半身不遂、语言不利，或不经昏仆而仅以半身不遂、口眼歪斜、语言不利为主症的一种疾病。因起病急剧，变化迅速，证见多端，与风性善行而数变的特征相似，故以中风名之。本病属西医的脑出血、脑血栓形成、脑栓塞、蛛网膜下腔出血、脑血管痉挛等病范畴。

中医学认为，本病病因病机比较复杂，但不外虚（阴虚、气虚）、火（肝火、心火）、风（肝风、外风）、痰（风痰、湿痰、热痰）、气（气逆）、血（血逆、血瘀）等互相影响、相互作用而发生本病。而西医学认为，本病以出血和瘀血停着为主要病理。鉴于此，并通过长期的临床体会，李先生认为治疗本病初期以活血化瘀为主，充分体现了中医急则治其标的原则。虽然本病初期多以西医抢救治疗，但配合中药或针灸，则效果更佳。若见昏迷不省人事者，可用鼻饲法将中药灌入。

方中三七是以活血化瘀见长，若是出血者，加入仙鹤草、藕节、茜草根以止血而兼化瘀。若血栓或栓塞者，加入赤芍、丹皮、桃仁、红花等以活血祛瘀。贝母则以清化痰浊为主，是因中风多见于中老年人，有脑血管硬化者为多，痰瘀阻

滞是也，故以贝母化痰浊。而中风多见脑压增高，李先生用白茅根以利尿、降低脑压，并有止血作用。药虽三味，而配伍全面，疗效专一。

在中风急救期根据病情的表现可随证用本方加减。急救期过后，仍可用本方进行加减治疗，或与补阳还五汤配合加减治疗。

（2）三痹汤

【组方】防风15克，桂枝10克，川草薢15克。

【功效】祛风，散寒，除湿，通经止痛。

【主治】风寒湿痹。

【加减】风气胜之行痹者，加秦艽、当归、川芎、麻黄以养血祛风，通经止痛，寓有"治风先活血，血行风自灭"之意。寒气胜之痛痹者，加附子以温经散寒，通经止痛。湿气胜之着痹者加防己、薏苡仁、苍术以健脾除湿。若风寒湿痹郁久化热或感受湿热之邪而致风湿热痹，加知母、黄柏、连翘、忍冬藤、生石膏等以清热除湿，通经止痛。

按：痹即闭阻不通，当人体肌表经络遭受风寒湿邪或湿热之邪侵袭后，气血运行不畅，引起以肌肉、关节、筋骨等处疼痛、酸楚、重着、麻木、屈伸不利或关节肿大为主要临床表现的病症，统称为痹证。本病是临床上最常见的病症之一，不论性别、年龄均可罹患，潮湿、寒冷、气候急剧变化等地区，更为多见。

《济生方》曰："皆因体虚，腠理空疏，受风寒湿气而成痹也。"痹证多以三气杂合而致，故李先生以防风祛风、桂枝温寒、草薢祛湿，三味药分别治疗风寒湿邪为患，拟称三痹汤，体现了用药精练之本意。临床时可根据三气之偏胜而分别加入祛风、散寒、除湿之品。

（3）退热汤

【组方】麻黄10克，杏仁10克，生石膏30克，甘草6克，金银花15克，连翘15克，荆芥10克，薄荷10克，黄芩15克，青蒿15克，知母10克。

【功效】疏风解表，清热解毒。

【主治】一切外感热病初起，症见发热、无汗或有汗不畅、微恶风寒、头痛、口微渴、咳嗽咽痛；或兼咳逆气喘，甚则鼻煽；或见壮热头痛、烦渴欲饮、面赤恶热，舌尖红；苔薄黄，脉浮数者。

【加减】腮肿咽痛者，加大青叶、马勃、射干；口渴较甚者，加天花粉、麦冬；见有鼻血者加白茅根、焦栀子；小便短赤者加木通、白茅根；咳嗽痰稠黄者，加瓜蒌、鱼腥草、浙贝母；热极动风见手足抽搐者，加钩藤、蝉蜕、琥珀等。

按： 李先生所拟退热汤，实为银翘散、麻杏石甘汤、白虎汤三方化裁而成，取其三方之长。以银翘散辛凉透表，清热解毒；麻杏石甘汤辛凉宣泄，清肺平喘；白虎汤清热生津，针对一切外感热病初期，使热邪从表而解。李先生常用本方治疗风热感冒、流行性感冒、急性扁桃体炎、腮腺炎、麻疹初起、流行性乙型脑炎、流行性脑脊髓膜炎、急性气管炎、支气管炎、肺炎等，都能取得满意效果。

（4）通淋散

【组方】萹蓄15克，瞿麦15克，木通15克，车前子15克，白茅根30克，生甘草6克，生栀子15克。

【功效】清热解毒，利水通淋。

【主治】淋证，症见小便频数涩痛，淋沥不畅，甚则癃闭不通，小腹胀急，口燥咽干；舌苔黄腻，脉滑数。

【加减】大便秘结者，加熟大黄；血尿者加旱莲草、仙鹤草、大小蓟；尿有砂石、窘迫涩痛者，加金钱草、海金沙、鸡内金；发热者，加金银花、连翘、黄芩；小腹胀急者，加乌药、川楝子。

按： 此方是临床上李先生治疗淋证的基础方。淋证多为湿热下注，蕴结下焦所致。方中萹蓄、瞿麦、木通、车前子、白茅根以清热解毒，利水通淋，栀子、甘草苦寒泻火，导热下行，清热解毒，使湿热之邪分别从下焦而出。李先生常用本方治疗膀胱炎、前列腺炎、尿道炎、急性肾盂肾炎、前列腺增生、泌尿系结石等。

（5）癫痫散

【组方】法半夏15克，陈皮15克，茯苓15克，枳实15克，竹茹15克，黄芩15克，黄连10克，贝母15克，琥珀15克，胆南星15克，竹黄15克，石菖蒲10克，蝉蜕10克，僵蚕10克，姜黄10克，酒大黄10克，钩藤15克，龙骨15克。

【制法】上药共研为细末，每日服3次，每次服3~5克，白开水冲服。

【功效】豁痰开窍，息风定痫。

【主治】癫痫发作时，突然昏仆，神志不清，牙关紧闭，两目上视，手足抽搐，口吐涎沫，或有如猪、羊叫声，或有二便失禁，不久渐醒，苏醒后除感疲乏无力外，饮食起居如常人，或仅有短暂的神志不清，或精神恍惚而无抽搐；舌苔薄白，脉弦滑。

【加减】癫痫日久，神疲乏力，时有眩晕，面色不华，食欲欠佳，恶心欲吐，胸脘满闷，大便溏薄者去黄连、黄芩、胆南星、竹黄、姜黄、酒大黄，加人参、白术、木香、薏苡仁以健脾化痰。若癫痫发作日久，精神萎靡，神志恍惚，面色晦暗，头晕心悸，眼涩目眩，健忘失眠，腰酸腿软，大便干燥，舌红少苔，脉细数者，为肝肾阴虚，去黄芩、黄连、胆南星、姜黄、酒大黄，加熟地黄、山药、山茱萸、杜仲、枸杞子、人参、甘草等滋养肝肾之阴。若癫痫频发，常兼有瘀血见证，如头痛头晕，胸闷气短，舌质紫暗，或边有瘀点、瘀斑者，可加丹参、桃仁、红花、山楂等活血化瘀之品。

按：癫痫的发生多由情志失调、饮食不节、先天因素、脑部外伤、劳累过度等因素所致。由情志失调者，主要因之于惊恐。《素问·举痛论》说"恐者气下""惊者气乱"。先天因素者，多因之于在母腹中时，其母有所大惊所致，因为"恐则气下""恐则精却"，此即所谓"病从胎气而得之"。若跌仆撞击，或出生时难产，损伤脑部，元神被伤，气血逆乱，则导致癫痫发生。由此可见，肝、脾、肾三脏的损伤，脏气不平而见风阳痰浊，蒙闭心窍，流窜经脉，导致癫痫的发作。李先生根据此病以风、痰、热、瘀为基本病理，拟本方以理气化瘀、清热息风、涤痰开窍为治。

（6）治痿膏

【组方】红参250克，生晒参250克，潞党参100克，黄芪100克，白术100克，茯苓100克，杜仲100克，巴戟天100克，川断100克，菟丝子100克，枸杞子100克，覆盆子100克，山楂100克，梨2500克，蜂蜜1000克。

【制法】先将配方中的中药用冷水浸泡1天，然后用文武火连续煎熬3次，每次约1小时，去药渣，存药水。再用文火熬药水4～6小时，去其水分，待药水起丝后加入洗净切烂的梨2500克，煎熬1小时，去梨渣，存药水，再加入蜂蜜1000克，熬开10分钟，熄火，待冷至70℃时倒入洗净的大口玻璃瓶内收贮，放入冰箱中备用。

【服法】每日服3次，每次服15～20mL，饭前服。若见感冒发热、咳嗽、呕吐、腹痛、腹泻等暂停服用，待以上症状治愈后继续服用。

【功效】益气补脾，滋养肝肾。

【主治】痿证后期，肝、脾、肾三脏亏损，症见肢体痿软无力，逐渐加重，食少便溏，气短神疲，腰脊酸软，不能久立，甚至步履全废，腿胫大肉渐脱；舌红少苔，脉细弱等。

按：痿证是指肢体筋脉弛缓，软弱无力，日久因不能随意运动而致肌肉枯萎的一种慢性疑难病症。本病初期皆由温邪犯肺或病后余热未清，肺受热灼，则津液受伤，高源化绝，水亏火旺，筋脉失养，导致手足痿弱不用，发为痿证。即《素问·痿论》"肺热叶焦，发为痿躄"之意。或因久居湿地、冒雨涉水，感受外来湿邪，郁而生热，浸淫筋脉，气血运行受阻，筋脉肌肉失养而弛缓不用，导致痿证的发生。正如《素问·痿论》曰："有渐于湿，以水为事，若有所留，居处相湿，肌肉濡渍，痹而不仁，发为肉痿。"亦有因饮食不节，过食肥甘厚味，或嗜酒辛辣，损伤脾胃，以致脾运无权，湿热蕴积，壅于络脉，阻滞气血，而渐至成痿。正如《素问·生气通天论》曰："湿热不攘，大筋软短，小筋弛长，软短为拘，弛长为痿。"

痿证日久，脾胃受损，运化无权，气血津液生化之源不足，四肢不得水谷之精微的滋养，肌肉筋脉失去气血之濡养，使痿证加重。或痿证日久，势必及肾，肾精亏损，不能滋养肝木，而致肝虚。因此，本病不局限于一经一脏，而常涉及诸脏，其中与肺、胃、肝、肾关系最为密切。正如《临证指南医案·痿》邹滋九按所说："夫痿之证，不外乎肝肾脾胃四经之病，盖肝主筋，肝伤则四肢不为人用，而筋骨拘挛；肾藏精，精血相生，精虚不能灌溉诸末，血虚则不能营养筋骨；肺主气，为高清之脏，肺伤则高源化绝，化绝则水涸，水涸则不能濡润筋骨；阳明为宗筋之长，阳明虚则宗筋纵，宗筋纵则不能束筋骨以流利关节，此不能步履，痿弱筋缩之证作矣。""治痿独取阳明"，故李先生拟治痿膏，皆以活后天之脾胃，先天之肾脏。脾胃健，水谷之精微充沛，肌肉得养，痿证可望恢复；肾精充沛，则能养肝，肝肾得滋，则筋骨得养，痿证可望治疗。又因该病为慢性久病，故用膏药常服，以图缓治。

（7）便秘膏

【组方】火麻仁60克，桃仁60克，郁李仁60克，肉苁蓉60克，当归身60

克，木香60克，生地黄60克，麦冬60克，玄参60克，枳实60克，厚朴60克，芒硝60克，熟大黄30克，梨2500克，蜂蜜1000克。

【制法】先将配好的中药用冷水浸泡半天，然后用文武火连熬3次，去药渣存药水，将梨子5斤洗净切烂，放入药水中用文火熬1小时去梨渣，再用文火熬药水去其水分，需要3~4小时，待药水起丝后，再把蜂蜜2000克放入药水中熬10分钟左右，熄火待冷后收贮备用。

【服法】每日服3次，饭前空腹服，每次服15~30mL。若大便正常后，改为每日服2次，早晚空腹服。日服2次而大便正常后，可以每日服1次，早晨空腹服，一直维持大便正常。

【功效】润肠通便。

【主治】便秘。

按：便秘是指大便秘结不通，排便间隔时间延长，粪质干燥坚硬，或经常解而不畅的一种病症。《内经》称本病为"后不利""大便难"。《伤寒论》则称"阴结""阳结""脾约"等。

本病主要是以大肠的传导功能失常为其病机，而胃的腐熟失职、脾的运化失司、肾司二便功能失调、肺的肃降失度，均会引起大肠的功能失常而导致便秘。另外，若因燥热内结，气滞不行，气虚传导无力，血虚肠道干涩，以及阴寒凝结，皆能引起各种不同性质的便秘发生。

若见大便干结不通，小便短赤，面赤身热或兼有腹胀痛，口干口臭，或口舌生疮，舌红苔黄或黄燥，脉滑数，为燥热内结，上方膏药中加入黄芩、黄连、栀子、芦荟等，以清热泻火通便。

若大便秘结，或欲便不得，嗳气频作，胸胁痞满，纳呆食少，甚则腹中胀痛，舌苔薄腻，脉弦，为气机郁滞，在上方中加入乌药、沉香、槟榔，以顺气导滞通便。

若大便秘结，面色无华，心悸健忘，头晕目眩，唇舌淡白，脉细涩，为血虚肠燥，在上方中加入白芍、制何首乌、龙眼肉以养血润燥通便。

若大便不通干燥，虽有便意而临厕努挣乏力，难于排出，挣则汗出，短气，便后疲乏，面白神疲，肢倦懒言，舌淡嫩苔白，脉细弱，为气虚不运引起的便秘，上方中加入黄芪、白术、人参以益气润下通便。

若大便艰涩，排出困难，小便清长，面色青暗，四肢不温，畏寒喜暖，腹中冷痛，腰脊冷重，舌淡苔白，脉沉迟，为阴寒凝滞之便秘，上方中加入肉桂、附子以温阳散寒，润下通便。

习惯性便秘，以李先生的便秘膏治疗，配合饮食调节，避免过食辛辣煎炒之物及酒类，亦不可过食寒凉生冷；应多食蔬菜粗粮，多饮水，多活动以流通气血，避免久坐少动，一般能得于改善。

（8）小儿疳积散

【组方】明沙参 30 克，鸡内金 30 克，怀山药 30 克，莲子 30 克，芡实 30 克，薏苡仁 30 克，焦山楂 30 克，二芽各 30 克，莱菔子 30 克，炒丑牛 10 克，茯苓 30 克。

【功效】健脾理胃，导滞消疳。

【主治】小儿疳积。

【制法】上药共碾为细末备用。再配黑芝麻、黑豆、胡桃肉、花生米、糯米各等份，炒熟备用（简称三合粉）。

【服法】每日煮服 1~2 次。先将疳积散 1 份用冷水调散，煮沸后加入三合粉 4 份调成糊状；再加少许白糖或食盐，做成甜味三合泥或盐食三合泥，以让病儿吃饱为宜。

按：疳积，是儿科常见病症，为儿科四大证之一。本病为慢性疾患，多由脾胃虚损，运化失宜，以致气液耗损，饮食不为肌肤，外形干枯羸瘦，气血不荣；或见腹部胀大，青脉暴露，形体虚惫，缠绵难愈，甚至严重影响生长发育。

本病主要因饮食不节，脾胃损伤；或喂养不当，营养失调；或感染诸虫，转化成疳，但总不外脾胃失调，影响运化之机。因此，李先生拟小儿疳积散，主要以健脾理胃、导滞消疳为基础方进行治疗，并配以三合粉为主食，以增加营养。

若见小儿面色黄暗无华，肌肤羸瘦，毛发枯槁，困倦喜卧，精神不振，目无光彩，乳食懒进，脘腹胀满拒按，或食则呕吐，或午后微热，尤以掌心较甚，易哭易怒，烦躁口渴，夜睡不宁，大便不调，或溏泻，或便干闭结，小便黄浊，或如米泔，舌苔浊腻，脉濡细而滑，或兼微数，指纹多淡紫，为饮食不节，脾胃损伤，积滞化热，日久成疳，即"无积不成疳""疳为积之渐"之意。在疳积散中加入白术、莪术、三棱、知母、地骨皮以理气消积，清热消疳。

若见小儿身体、四肢肌肉消瘦，面色苍黄，毛发枯槁脱落，精神不安，烦躁焦急，时常啼哭，甚则情绪变异，食欲失常，或嗜食泥土杂物，嗜咬爪甲，肚腹胀大，青脉暴露，时时腹痛，甚则肢冷面青，睡卧咬牙，口流清涎，大便不调，唇口起白点，脉多弦细，为感染诸虫，转化成疳。在疳积散中加入使君子、槟榔、芜荑、芦荟以驱虫安蛔，消积理脾。

（9）小儿脑瘫散

【组方】人参（潞党参）30克，白术30克，茯苓30克，熟地黄30克，怀山药30克，山茱萸30克，泽泻30克，丹皮30克，杜仲30克，巴戟天30克，枸杞子30克。

【功效】益气健脾，补养肝肾。

【主治】小儿脑瘫。

【制作】上药共碾为细末备用。

【用法】每日3次，每次服3克（3岁左右小儿量，随小儿年龄增减药量），白开水冲服，或用疳积散中的三合粉调服亦可，其比例仍然以1∶4为佳。

按： 小儿脑瘫，即是中医的五迟、五软。五迟者，指小儿立迟、发迟、行迟、齿迟、语迟等发育迟缓证候。五软者，指小儿头项、口、手、足、肌肉痿软无力等证候。五迟、五软都属于小儿发育障碍，成长不足的疾患，其主要原因乃是先天不足或后天失养所致。从临床病例来看，多与小儿出生时难产、滞产，产程过长等有密切关系，或因胎儿在母腹中发育不良，早产；或因产后婴幼儿喂养不当所致，但总因先天胎禀不足，肝肾亏损；后天喂养失宜，气血虚弱所致。李先生所拟之小儿脑瘫散，以四君子汤补益后天脾胃；六味地黄丸补益先天肾气。使用散剂，取其慢治之意。脾胃之气健旺，水谷之精微充沛，先天肾气得以滋养，则五迟、五软症状逐渐改善，轻者可以治愈，严重者亦可使小儿生活能自理。

若见小儿肢体软弱，届时不能站立，行走困难，牙齿出生较晚，并多兼有解颅症状（如小儿头颅颅缝裂开，前囟宽大未能届时闭合，头额青脉暴露，面色㿠白，神情呆钝，体瘦颈细，其头偏倒，并常见眼珠下垂，白睛特别显露，目无神采等），此为五迟证候，为肝肾不足而致。可在小儿脑瘫散中加入鹿茸、菟丝子、紫河车、覆盆子、车前子等补益肝肾。尤以鹿茸、紫河车等血肉有情之品，大补精血。若肾精充沛，肝血旺盛，则全身骨骼、筋膜、牙齿等得以滋养，五迟则可得到治疗。

若见小儿头项软弱倾斜，不能抬举，口软唇弛，咀嚼乏力而流涎，手软下垂，不能握举，足软无力，不能站立，肌肉虚软，皮肤松弛，形体瘦削，智力迟钝，唇舌淡白，脉软无力，指纹淡。此为小儿五软证候，多由先天肾气不足，肝失所养，后天脾胃虚弱，气血不足所致。可在小儿脑瘫散中加入莲子、芡实，以补益气血生化之源；鹿茸、紫河车血肉有情之品以填补肾精。

若五迟、五软病儿出现慢惊风，症见两眼上视、口唇响动、四肢抽动等，可在小儿脑瘫散中加入钩藤、蝉蜕、僵蚕等，以息风止痉。

脑瘫是小儿慢性疑难病，治疗时间较长，除用中药内服以外，还可配合针灸和外治法等综合治疗。

中药外治，李先生常选桃仁、红花、当归、川芎、木香、白芷、防风、荆芥、薄荷、赤芍、丹皮、甘草等，煎水外洗小儿头部，有理气活血、通经开窍之功。冬季可 2～3 日外洗 1 次，夏天每日洗 1 次，较小病儿还可用该药全身洗澡，有通经活络作用。

（10）治疗外障眼病方

【组方】白芷 10 克，羌活 10 克，菊花 15 克，桑叶 10 克，蔓荆子 10 克，荆芥 10 克，防风 10 克，薄荷 10 克。

【功效】疏风清热，泻火解毒。

【主治】一切外障眼病，如目赤肿痛、针眼、迎风流泪、胬肉攀睛、翳膜遮睛等。

按：李先生将眼病归纳为两大类：凡医者肉眼能看见病人眼睛病变者，为外障眼病；若医者肉眼看不见病人眼睛病变，而病人有自觉症状者，则为内障眼病。

外障眼病与肝、肺两脏关系密切，多由外感六淫之邪，或气郁化火，脏腑实热上冲所致，属实，属热，属阳证。李先生本着病在上者，以清轻之品疏散之，选花、叶植物药以取其轻之性；《内经》曰"火郁发之"，故李先生治疗外障眼病又选辛味之品以散蕴郁之热邪，组成疏风清热、泻火解毒的外障眼病方。

若见两目赤肿，羞明流泪，痒痛，白睛红赤，眵多粘结，或兼有头痛、发热、恶风、烦躁便秘者，多为"天行赤眼""风热赤眼"，俗称"红眼病"，是眼科常见的急性传染病，西医学称为"急性结膜炎"。本病好发于夏秋季节，为感染风热病毒所致。李先生在上方基础上加入金银花、连翘、夏枯草、柴胡、黄芩、蝉蜕等疏风清热，清肝泻胆，消肿定痛。

若见睑缘部痛痒，或局部皮肤红肿，触之有硬结，推之不移，压之疼痛，继则红肿热痛加剧，拒按，数日后轻者可自行消散，重者睑缘处出现黄色脓点，形如麦粒，破溃排出脓液后肿消而愈，时或兼见轻微寒热，或口渴，口臭，便秘，舌苔黄腻等，为针眼，俗称"偷针眼"，因眼睑缘发生硬结，形如麦粒，故西医称为麦粒肿。本病多由风热病毒客于眼睑，气血凝滞而致，李先生在上方中加入蒲公英、紫花地丁、金银花、连翘、黄芩等以清热解毒，消肿散结。

若见两目红肿焮痛，羞明，泪下枯浊，迎风加剧，兼见口渴、口苦、烦躁，舌红苔黄，脉数，为迎风流泪，多由肝（胆）经郁热上犯目窍所致。可在上方中加入柴胡、黄芩、夏枯草等清泻肝胆郁热。

若翳膜遮睛、视物昏花，可在上方中加入木贼草、蝉蜕、蝉花、蛇蜕等消退翳膜。

（11）治疗内障眼病方

【组方】菊花 10 克，枸杞子 15 克，熟地黄 15 克，山茱萸 15 克，怀山药 15 克，丹皮 15 克，茯苓 15 克，泽泻 15 克，菟丝子 15 克，楮实子 15 克，茺蔚子 15 克，车前子 15 克。

【功效】补益肝肾，养血明目。

【主治】内障眼病，如近视、色弱、暴盲、青盲、雀目等。

按：内眼障病，其病虽然在目，但与肝、肾关系密切。目为肝窍，肝血充沛，则能上注于目，目受血而能视。肾主藏精，肾精旺盛，则能上注于目而为视。凡禀赋不足，肝肾亏损，或脾胃后天不足，生化之源告竭，肝血虚而不能上注于目，则发生内障眼病。李先生以杞菊地黄丸为基础方，以补益肝肾，再配以菟丝子、楮实子、车前子、茺蔚子等籽仁药物，以入肾而补益肾气，养肝明目。

若见食欲不振，精神不振，四肢倦怠，大便溏泻，舌淡苔白，脉细弱，多兼脾胃虚弱，上方可加人参、黄芪、白术、茯苓等以益气健脾，助气血生化之源。

若见腰膝酸弱，头昏眩晕，视物昏花，遗精，带下等，为肾精亏损，不能上注于目所致，可在上方中加入鹿茸、紫河车等血肉有情之品，以填补肾精。

内障眼病多为慢性久病，一时难于治愈，李先生将上药制成丸剂，或散剂服用，3～6个月为1个疗程，可以连续服用2～4个疗程，方可见效。

（12）治疗血证方

【组方】三七粉10克^{（另包冲服）}，仙鹤草30克，炒蒲黄20克^{（另包冲服）}，藕节20克。

【功效】化瘀止血。

【主治】各种出血症，如咳血、吐血、鼻血、尿血、便血、肌衄等。

按：血证是指血液不循常道，溢于经脉之外，上溢于口鼻诸窍，或下泄于前后二阴，或渗出于肌肤所形成的疾患。

血由水谷之精气所化生，《灵枢·决气》指出："中焦受气取汁，变化而赤，是谓血。"血液生化于脾，藏受于肝，主宰于心，输布于肺，施泄于肾，运行于经脉之中，环周不休，以调和五脏，洒陈六腑，灌溉周身。当各种原因导致脉络损伤或血液妄行，就会引起血液溢出脉外而发生出血证。《景岳全书·血证》概括血证的原因时说："故有七情而动火者，有以七情而伤气者，有以劳倦色欲而动火者，有以劳倦色欲而伤阴者，或外邪不解而热郁伤经，或纵欲不节而火动于肾，或中气虚寒则不能收摄而陷于下，或阴盛格阳则火不归原而泛滥于上，是皆动血之因也。"不论外感或内伤引起出血，或见虚证，或见实证，或寒，或热，都应遵循急者治其标的原则，以止血为先。李先生即按此原则，拟治疗各种出血证的基础方，以化瘀止血治其标，并随其出血部位、虚实差异、寒热性质，随证加减。

若见咳血，其血由肺而来，经气道咳嗽而出，表现为痰血相混，或痰中带血，或纯血鲜红间夹气泡。可在上方中加入知母、地骨皮、白茅根、茜草根、黄芩、川贝母等以清肺宁血止血。

若见吐血，其血由胃（或食道）而来，经呕吐而出，又称呕血。吐血大多发病较急，出血量较多，严重者可倾盆盈碗，血色多紫暗，有时夹有食物残渣。吐血前多有胃脘不适，或有胃痛、恶心等症状，吐血之后，大便多呈黑色。可在上方中加炮姜炭、茜草炭、侧柏叶、黄连、黄芩等以清胃止血。

若见血自大便而下，或在便前，或在便后，或单纯下血，或血便混杂，均称为便血。根据出血的部位不同，《金匮要略》有远血与近血之分，若血在便后，出血在胃与小肠者，称为远血；血在便前，出血在大肠或肛门者，为近血。古代医家也有按血色的鲜浊，立肠风、脏毒之名，如《济生方·下痢》说："大便下血，血清而色鲜者，肠风也；浊而色暗者，脏毒也。"可在上方中加入地榆、槐角、茜草、栀子、黄芩、炮姜等，以清肠止血。

若小便中混有血液，或伴有血块者，为尿血，《内经》称为溲血、溺血。除小便中见有血液外，尿道多无疼痛及尿频、尿急之症，此与小便滴沥涩痛、尿中带血的血淋不同。尿血的发病部位多在肾与膀胱，发病多因热在下焦，损伤脉络，使血渗于尿道，随尿而出所致。《金匮要略·五脏风寒积聚病脉证并治》说："热在下焦者，则尿血。"可在上方中加入大小蓟、旱莲草、知母、焦黄柏、白茅根等以清利止血。

若见鼻中出血，称为鼻衄，多由肺、胃、肝经火盛，迫血妄行，血溢清道而成。可在上方中加入白茅根、黄芩、焦栀子、茜草根、生地黄、丹皮等，以凉血清热止血。

若血从齿龈流出者，称为齿衄，又名牙衄。齿衄多是胃中实火或肾中虚火上炎，损伤齿络所致。正如《景岳全书·血证》说："血从齿缝牙龈中出者，名曰齿衄，此手足阳明二经及足少阴肾家之病，盖手阳明入下齿中，足阳明入上齿中，又肾主骨，齿者骨之所终也。"可在基础方中加入丹皮、生地黄、黄连、升麻、知母、地骨皮、白茅根、茜草根、黄柏等，以清热凉血止血。

若见皮肤青紫斑块，为血溢于肌肤之间而致的肌衄，《医宗金鉴·失血总括》说："皮肤出血曰肌衄。"本病又称为紫斑，非外伤引起。可在基础方中加入人参、黄芪、白及、侧柏叶、阿胶、旱莲草等，以益气摄血。

大出血病人，出现血压骤降、脉象沉细、面色苍白、冷汗淋漓、语言低微等情况，多为出血休克之征，应积极配合西医输血等抢救措施，以免延误病情，造成生命危险。

（13）调经方

【组方】当归10克，白芍10克，白术10克，茯苓10克，柴胡10克，香附10克，甘草6克。

【功效】理气调经。

【主治】月经不调。

按：妇人月经不调，是指月经周期、经量、经色、经质等发生异常，并伴有其他症状者，包括月经先期、月经后期、月经先后不定期等。

妇人月经不调不论什么原因引起，总以气血不调为其病机，故李先生拟当归、白芍、白术、茯苓、柴胡、香附、甘草，取逍遥散调和肝脾之意，以调气血，因肝主疏泄气机而调血，脾为气血生化之源而统血。以此作为治疗妇人月经不调的基础方，随证加减。

若月经提前 7 天以上，甚至一月两潮，连续 3 个周期以上者，称为月经先期，亦称"经早""经期超前"。其因多为素体阳盛，或过食辛辣香燥之品，或因情怀不畅，恚怒伤肝，肝郁化火；或因久病损气伤阴，阴虚内热，下扰冲任，迫血妄行所致。可在基础方中加入丹皮、栀子、生地黄、知母、地骨皮、赤芍等以清热凉血调经。另有中气下陷，肺气不固者，则应以补益中气、健脾摄血之法为治。

若月经周期推后 7 天以上，甚至四五十天一潮，连续 3 个周期以上者，称为月经后期，亦称"经迟""经期推后""经期错后"等。月经后期多由气血运行不畅，冲任失调，以致血海不能按时满溢而致。造成气血运行不畅，血海不能按时满溢的原因为感受寒邪，或贪食生冷，寒凝气滞血瘀，冲任不畅。可在基础方中加入吴茱萸、小茴香、桂枝、乌药、川芎等，以温经散寒，活血调经。

若妇人经血不按周期来潮，时先时后，经期错乱，相差 7 天以上，连续 3 个周期以上者，称为月经先后不定期，又称"经乱""经行衍期"。肾虚、肝郁，冲任功能紊乱，血海溢蓄失调，是本病的基本病机。可在基础方中加入乌药、杜仲、巴戟天、川断、川芎、小茴香等补益肾气，疏肝解郁，调理冲任，和血调经。

若妇人在行经前后，或正值行经期间，出现小腹及腰部疼痛，甚则剧痛难忍，并伴月经周期而发，影响生活和工作者，称为痛经，亦称"经行腹痛"。本病是妇科常见病症之一，尤以青壮年妇女多见。痛经发生时往往有其他全身症状，如乳房作胀，或胀痛，恶心，呕吐，腰酸，严重者则剧痛难忍，并出现面色苍白、冷汗淋漓、手足厥冷等。可在调经方中加入延胡索、乌药、枳壳、川芎等以行气止痛。若在经期或经前小腹冷痛，得热则舒，为寒凝气滞所致，可在调经方中加入小茴香、桂枝、艾叶、延胡索、乌药以温经散寒，调经止痛。若在经后或经期小腹绵绵作痛，喜按，小腹空坠，多是气血虚弱，血海空虚，胞脉失养所致，可在调经方中加入人参、黄芪、枸杞子、熟地黄、阿胶等以益气养血，调经止痛。

若在月经将至或经行期间，仅感下腹部或腰骶部出现轻微胀痛不适，这是正常的生理现象，不作病论，月经过后，自然会消失。

（14）治妇人阴痒方

【组方】苍术15克，黄柏15克，薏苡仁30克，萆薢15克，苦参15克，赤芍10克，丹皮10克，生地黄15克，蛇床子15克，生甘草6克。

【功效】清热利湿，解毒凉血止痒。

【主治】妇人阴痒。

按：阴痒是以妇人阴道内或外阴部瘙痒，甚至痒痛难忍、坐卧不安，且波及肛门周围，或时出黄水为特征的一种常见妇科疾病，亦称"外阴瘙痒证"。该病与西医学的滴虫性阴道炎、霉菌性阴道炎、老年性阴道炎和妇女外阴白斑等常见有阴痒相似。妇人阴痒多由湿热蕴结，感染虫毒而致。李先生拟以苍术、黄柏、薏苡仁、萆薢清热利湿；蛇床子、苦参以清热杀虫解毒；生地黄、赤芍、丹皮以凉血息风，清热止痒。

若外阴瘙痒，带下量多而秽臭，外阴湿润，或时而流出黄水，伴见心烦少寐，坐卧不安，口苦而腻，舌苔黄腻，脉滑数，为湿热蕴结下焦所致。可在上方中加入知母、白鲜皮、土茯苓、木通以清利湿热，解毒止痒。

若外阴及阴中瘙痒，或奇痒难忍，带下色黄，或呈脓样，或呈豆渣样，或如米泔，或秽恶腥臭，或可伴见尿黄，尿频，尿急，尿道灼痛，多是感染毒虫所致（滴虫或霉菌，可用镜检方法确诊）。可在上方中可加贯众、川楝子、鹤虱、川椒、土茯苓等杀虫止痒。

若外阴干涩瘙痒难忍，入夜尤甚，带下量少，外阴皮肤干燥而缺乏光泽，甚成脱屑皲裂，或见五心烦热，潮热盗汗，或见头晕目眩，腰酸耳鸣，口干便秘，舌红少苔，脉细数，多为阴虚血热所致。可在上方中加入何首乌、玄参、知母、地骨皮、紫草等，以养阴清热，凉血止痒。

若外阴瘙痒难忍，彻夜不寐，心中烦满，病程缠绵，可以配合中药局部外用治疗。李先生常用外洗方：陈艾15克，花椒10克，苍术15克，黄柏15克，苦参15克，硼砂10克，芒硝20克，白矾20克，蛇床子15克，川楝子20克，土茯苓20克。煎水先熏后洗，每日2～3次，可达洗后痒止的目的。

（15）消核散

【组方】天花粉 20 克，连翘 20 克，荔枝核 20 克，山楂 20 克，丹参 20 克，浙贝母 20 克，香附子 15 克，枳壳 15 克，法半夏 15 克，甘草 6 克。

【功效】理气涤痰，清热散结。

【服法】上药共为细末，每日服 3 次，每次服 5g。

【主治】痰核、瘰疬、乳癖、子宫肌瘤、囊肿等。

按：痰核、瘰疬、乳癖、子宫肌瘤、囊肿等，都是因为气滞痰阻，热郁阻遏所致，故李先生拟香附、枳壳、荔枝核以理气消积；法半夏、浙贝母以化痰；连翘、天花粉、山楂、丹参、甘草以清热化痰，散瘀消积。并随病变部位的不同进行加减。

若发于颈部及耳后的慢性感染性疾病，结核累累如串珠之状，则名为瘰疬，亦称"疬子颈""老鼠疮"。本病多发生于儿童及青年，即西医学所称的颈淋巴结核。本病多因肝气失于疏泄，脾土失于健运，导致痰热内生，结核累累。其症初起结核如豆，一个或数个不等，无疼痛，按之坚实，推之可动，皮色不变；以后逐渐增大窜生，与表皮粘连，或数枚融合成块，推之不能活动，成脓时皮肤转为暗红色、微热，溃后脓水清稀，每夹有败絮样物，创口呈潜行性空腔，肉色灰白，皮肤紫暗，往往此愈彼溃，形成窦道。可在上方中加入柴胡、黄芩、马勃、板蓝根、牛蒡子、蒲公英等清泻邪火，涤痰消瘰。若后期出现午后潮热，瘰疬溃后流脓者，可在上方加入知母、地骨皮、人参、黄芪、蒲公英等以清热解毒，益气排脓。并可配外科手术引流排脓。

若乳房部出现形状大小不一的硬结肿块，自觉症状不明显，肿块不易发现，名曰"乳癖"，相当于西医学的乳腺增生病、年轻妇女的乳房纤维腺瘤。本病多因情志不遂，忧思伤脾，脾伤痰生；或因郁怒伤肝，肝郁气滞，痰凝气滞，瘀积乳房，胃络不通而致。表现为一侧或双侧乳房发生一个或数个大小不等的肿块，一般无痛感，少数病人有轻微胀痛，肿块表面光滑，可以移动，与周围组织不粘连，皮色不变，不发热，不溃破。可在上方中加入柴胡、全瓜蒌、白术、白芍、橘核、玄参、牡蛎等以理气解郁，化痰通络，软坚散结。

若见妇人下腹部胀满，触之有包块，隐痛，大小不等。固定不移，伴见月经不调、痛经、月经量多或量少、夹有瘀紫血块，舌边瘀紫，脉沉而涩。可在上方中加入小茴香、炮姜、橘核、三棱、莪术、归尾、川芎、延胡索等以理气活血，化瘀散结。

（16）**启聋汤**

【组方】蝉蜕 10 克，僵蚕 10 克，姜黄 10 克，酒大黄 3 克，菊花 10 克，枸杞子 15 克，柴胡 10 克，黄芩 15 克，甘草 6 克，丹参 15 克。

【功效】疏风通窍。

【主治】耳鸣，耳聋。

按：耳鸣、耳聋是听觉异常的疾患。自觉耳内鸣响，如闻蝉声，或如潮水声，或细或暴，妨碍听觉者，称为耳鸣；听力减退，甚至听觉丧失，不闻外声者，称为耳聋；症状轻者，又称为"重听"。耳鸣、耳聋临床可分为虚实两大类，实者多由情志抑郁或暴怒伤，肝胆火旺，致使少阳经气阻闭，或嗜食辛辣厚味，痰火郁结上逆于耳，或外感风热，邪气郁遏不泄，循经上扰，壅闭清窍所致。虚证者多因血虚精亏，精血不能上奉于耳所致，实者在肝胆，虚者在脾肾。但耳窍位居于头，头为诸阳之会，风邪为患，上先受之，耳窍被蒙，多由风邪上攻。据此，李先生拟疏风通窍一方为治疗耳鸣、耳聋的基础方，方由蝉蜕、僵蚕、菊花、柴胡、黄芩以疏风通络；姜黄、丹参、大黄以活血通窍。

若突发耳鸣、耳聋，耳中闷胀或响声不断，声响如蝉鸣或海潮声，按之不减，伴见有头胀、面赤、口苦、咽干、夜寐不安、烦躁、舌红苔黄，脉弦数，为肝胆火旺，循经上逆，蒙闭耳窍所致；伴见脘腹满闷、呕吐痰涎、口苦口渴，舌质红，舌苔黄腻，脉弦滑，为痰火壅塞耳窍所致。肝胆火旺者在基础方中加入夏枯草、龙胆草、栀子、车前子、生地黄、木通等以清泄肝胆之火。痰火上扰者，在基础方中加入法半夏、陈皮、茯苓、枳实、黄芩、竹茹、黄连、胆南星等以化痰清火。

若见耳鸣、耳聋已久，或耳鸣时作时止，劳则加剧，多伴头昏目眩、腰膝酸软、虚烦失眠、遗精带下、神疲纳少、食后腹胀，脉细弱，为肾精亏损，不能上充于清窍所致；或因肾虚及脾，运化失职，精血亏损，不能上营于耳所致。可在基础方中加入熟地黄、山茱萸、怀山药、泽泻、茯苓、丹皮、女贞子、旱莲草、杜仲、巴戟天等以补肾益精；脾虚者加人参、黄芪、白术、茯苓、升麻、葛根等以益气健脾，升清降浊。

　　若见于老年，多因肝、脾、肾三脏亏损所致，则称"老年性耳鸣、耳聋"。多在基础方中加入菟丝子、楮实子、覆盆子、车前子、山茱萸、熟地黄、泽泻、茯苓、怀山药、丹皮、人参、黄芪等以补气健脾，补肾填精，养肝益聪。

　　耳鸣、耳聋见于聤耳（急慢性中耳炎）者，应将聤耳治愈后，再按虚实进行辨证治疗。

　　李先生治疗耳鸣、耳聋，除了用中药内服外，还常用药物塞耳法辅助治疗。药物有白芷10克，石菖蒲10克，苍术10克，羌活10克，黄柏10克，冰片0.3克，麝香0.3克。共为细末，用棉球裹药物，塞于耳内，每周2次，有芳香开窍之功。

　　（17）止汗方

　　【组方】浮小麦30克，潞党参30克，麦冬20克，五味子10克，牡蛎30克。

　　【功效】止汗。

　　【主治】自汗，盗汗。

　　按：人体汗液异常外泄的一种证候称为汗证。根据汗出的不同表现，一般可分为自汗、盗汗、脱汗、战汗、黄汗等。时时汗出，动则益甚者，为自汗；睡中汗出，醒来即止者，为盗汗；大汗淋漓或汗出如油，肢冷息微者，为脱汗；急性外感热病中突然恶寒战栗而后汗出者，为战汗；汗色黄而染衣者，为黄汗。自汗、盗汗较为多见，常于外感或内伤病中出现。脱汗多见于危重证候之终末。战汗多见于正邪交争之际。黄汗为湿热郁蒸所致，临床少见。李先生所拟止汗方为治疗自汗和盗汗的基础方。

　　汗为心液，凡心气虚或心阴虚都会造成汗出异常。气虚者，卫失固密，营阴外泄则发生自汗；心阴（血）亏损，则虚火内盛，阴精被扰，外泄作汗，多为盗汗。因此，李先生选浮小麦配潞党参、麦冬、五味子以益气固表止自汗；牡蛎配潞党参、麦冬、五味子以益气养阴，潜镇虚阳而止盗汗。并随其自汗与盗汗的证候表现不同而随证加减。

　　若汗出恶风，周身酸楚，时有微寒微热，脉缓，舌苔薄白，为营卫不和，卫外不固，外感风邪而致之自汗。可在上方中加入桂枝、白芍、黄芪、生姜、大枣等以调和营卫，益气固表。

若汗出恶风，稍劳尤甚，易于感冒，倦怠乏力，面色少华，纳食减少，舌苔薄白，脉弱，为肺气不足的自汗。可在上方中加入黄芪、白术、防风等以补肺健脾，益气止汗。

若夜寐不宁，五心烦热，形体消瘦，潮热盗汗，或见女子月经不调，男子梦遗，舌红少苔，脉数，为阴虚火旺之盗汗。可在上方中加入知母、地骨皮、黄柏、龟板、鳖甲以滋阴清热，泻火止汗。

若见心悸少寐，寐则汗出，面色不华，气短神疲，舌淡苔薄白，脉细弱，为心血不足，血不养心，心液不藏所致之盗汗。可在上方中加入黄芪、当归、白术、茯神、酸枣仁、龙眼肉等以补血养心，宁神敛汗。

（18）乌附星香汤

【组方】制川乌30克^{（另包先煎2小时）}，制胆南星30克^{（另包先煎2小时）}，制白附子30克^{（另包先煎2小时）}，广木香12克。

【功效】祛风通络，散寒止痛，燥湿化痰。

【主治】风、寒、湿邪阻滞经络，或风中于经的面瘫、面风、风痛或中风后遗症及经络阻痹等。

按：本方为《和剂局方》的三生饮化裁而来，将原来的生川乌、生白附子、生胆南星改为制用，不仅使用起来更安全，不易发生中毒危险，而且扩大了主治范围。方中制川乌、制白附子、制胆南星为辛温之品，有祛风通络、散寒止痛、燥湿化痰之功，加以木香理气通络，四药配合，相得益彰。应用此方可随症加减，如血虚加当归、川芎、生地黄等以养血祛风，有瘀血阻滞加桃仁、红花、赤芍、丹皮等以活血化瘀，筋脉痉挛或有抽搐者加僵蚕、全蝎、蝉蜕、蜈蚣等以息风解痉，大便秘结者选加大黄、火麻仁、郁李仁、肉苁蓉、蜂蜜等润肠通便，有热加金银花、连翘、黄芩、黄连、栀子、大青叶等清热，气虚者加人参、黄芪、白术等益气，头有眩晕者加钩藤、桑叶、菊花、草决明、夏枯草、青箱子等清利头目。凡初病者，都要特别重视解表，选药如麻黄、细辛、荆芥、薄荷、防风等。

（19）甘硼散

【组方】枯硼砂10克，炉甘石10克，麝香1克，冰片3克。

【功效】消炎杀菌，明目退翳。

【主治】角膜炎引起的角膜"翳子"。

按：甘硼散是李氏祖传方，其方是以枯硼砂、炉甘石（用木炭烧红后用童便浇，反复七次）等量，加少量麝香、冰片而成。条件许可时，亦可加少量熊胆。四药共研极细末，浸纯净水而成。方中硼砂消炎杀菌，炉甘石抑制溃疡面而生肌，冰片使药力透达，而麝香活血并增加药效。

（20）三才汤

【组方】天冬 30 克，生地黄 30 克，人参 30 克。

【功效】养阴益气，补肾润肺。

【主治】强壮补虚。

按：此方以天冬养阴生津，润肺清心；生地黄清热生津、凉血止血而补肾；人参合五脏而大补元气，对于阴虚特别是经放化疗者，有很好的养阴益气作用，是"先为不败"的选择。临床应用，还当配以活动胃气的药。

（21）三元汤

【组方】人参 30 克，黄芪 30 克，甘草 3～5 克。

【功效】补气健脾，调养五脏。

【主治】放化疗后气阴两虚之证。

按：此方是李先生借用李东垣"保元汤"拟定的。人参大补元气，并调节人体各脏腑功能；人参可用红参或白晒参代替，条件不许可，也可用潞党参代替。甘草和中，养五脏而健脾解毒；甘草在有心累心跳的情况时用炙甘草，一般情况下则用生甘草。方中黄芪可加强人体卫气，增强白细胞功能。三种药物都是控制和治疗癌症的基本要素，故称三元汤。

（22）巴豆霜

【组方】巴豆 1 粒，人参 10 克。

【功效】益气通膈。

【主治】食道梗阻。

按：李氏祖辈在长期临床实践中，参以道家秘方，自拟五方，名巴豆霜，对一切消化道癌症均有控制发展、减轻痛苦的功效。即以巴豆数粒，完全去油，每日以 1 粒巴豆的量，配以等量人参粉或等量人参汤冲服。坚持每日服用 1 次，直至症状完全消除。

（23）子房根汤

【组方】矮桐子 60 克，蜂房 6～10 克，棉花根 60 克。

【功效】抗癌肿、结核杆菌，增强免疫力。

【主治】骨结核并一切癌肿。

按： 此为一天的剂量，加水炖猪排骨内服。若是脊柱骨结核，可用以上三味药炖猪或羊的脊骨内服。坚持长期服用，不仅能抗结核杆菌，同时会使细胞新生，骨质恢复。

（24）解痉消毒饮

【组方】朱砂 3 克，雄黄 3 克，蝉蜕 10 克，蛇蜕 6 克，羌活 10 克，防风 10 克，白芷 10 克，麻黄 10 克，连翘 30 克，制白附子 10 克^{（另包先煎 1 小时）}，制胆南星 10 克^{（另包先煎 1 小时）}。

【功效】解毒通络，息风止痉。

【主治】破伤风。

按： 先将制白附子、制胆南星煎至不麻口，然后将蛇蜕、蝉蜕用白酒浸泡后，同其他植物药一并加入水中，煎开 15 分钟即可。朱砂、雄黄以药液冲服，不能饮药者改为鼻饲。此方以朱砂、雄黄、连翘保护心脏并解血液之毒，以麻黄、防风、羌活、白芷解表通络，以蝉蜕、蛇蜕、胆南星、白附子息风镇痉，调节神经。

破伤风为急症，可每日 1 剂，3 剂服完可用四君子汤、八珍汤为基础方作收尾之用。

（25）六味聪明汤

【组方】藁本 15 克，羌活 15 克，川芎 15 克，细辛 6 克，麻黄 10 克，白芷 15 克。

【功效】明目通窍。

【主治】耳目暴病。

按： 本方用于耳目暴病，如暴发性耳聋、耳鸣、目肿、角膜炎等，效果都很好。若加辛夷、苍耳、金银花、连翘，则能治疗慢性鼻炎、鼻窦炎；若有眼压增高、目珠胀痛、目眶疼痛等，则以上方加菊花、夏枯草，便秘者再加大黄，效果都很好。

2. 药物

（1）麻黄与麻黄根

麻黄是一味辛温解表药，但临床上，决不能把它看成只能发汗的药。我们知道，辛甘为阳，麻黄属辛味药，故属阳药，主动、主发散（阴主静、主凝炼）、主通利（阴主填充），麻黄能开毛窍，能宣肺、止咳、定喘，能发汗解表和退热等。

①发汗解表

麻黄与桂枝、杏仁、甘草配合，即成麻黄汤，能发汗解表，治疗伤寒表实证，有特效。

②宣肺定喘

最有特色的是大、小青龙汤，二者都用麻黄，是宣肺定喘的好方。

③消肿利水

麻黄何以能消肿利水呢？麻黄对肾炎面肿及水肿效果都很好。因肺主气，主皮毛，故对皮毛之水能起到宣泄的作用。麻黄通皮毛，皮毛通肺，而肺能通调水道，下利膀胱，故麻黄有利水消肿的作用。

④散疹透毒

尤其是皮肤的过敏类疹子，经麻黄一透，这种过敏的反应也就随之消失。如麻黄连翘赤小豆汤，治疗过敏性荨麻疹、肾炎面肿等，都有很好的效果。此外，皮肤的斑疹瘙痒、痈肿和疔疮等，外洗药加麻黄，即易于发散；内服麻黄汤合栀子金花汤，效果也很好。再如麻黄与杏仁、石膏、甘草相配，即成麻杏石甘汤，对高热不出汗、气粗气喘等，作用很明显。若麻杏石甘汤去石膏，则称三拗汤，专能止咳平喘，对无汗的咳嗽、喘哕，效果很好。若麻黄与葛根加入桂枝汤内，就称为葛根汤，可治风寒湿引起的项背强痛，也可治发热性传染病引起的头痛项强、背痛、恶寒及发烧症状，对现代内湿性颈椎病、胸锁乳突肌病等效果明显。此外，麻黄与当归、熟地黄、白芥子、肉桂、干姜、鹿角胶相配伍，即成阳和汤，对一切阴疽，如乳腺炎、乳癌、乳房小叶增生、骨结核、附骨疽、冷脓包及阴性癌肿等一切阴疽，都有良好的效果。这里说明一下，鹿角胶和熟地黄，尤其是熟地黄，是一味滋腻与凝滞之药，得麻黄相配即不凝滞；若麻黄与熟地黄、当归、鹿胶相配，则不发汗；若麻黄与白芥子相配，则能除顽痰。麻黄与附子、细辛相配，又治热邪内伏不能外达之证，如麻疹隐伏等。若麻黄与防风通圣散相配，则能解表散疮痈。麻黄配乌附星香汤，则又治瘫疗痹，发挥另外的作用了。若麻黄配在辛凉解表药中，对热性传染病，如麻疹、猩红热等，具有解表托毒、发散透疹的作用，每每可使严重的病人转危为安。此外，麻黄对于骨伤初期，也能起到活血、排毒、祛表寒的作用。

与麻黄相反，麻黄根则有止汗的作用，为固表止汗之药，无论阴虚、阳虚的一切自汗，都可选麻黄根作为止汗的标药。

（2）桂枝

桂枝味辛、甘，性温，有解表、祛风、散寒和助阳化气的作用，对于外感风寒，可以使人体肌表的血液循环改善，达到祛风、散寒、解表的作用。

桂枝对于心阳虚损者有强心之效。麻黄汤中用桂枝，综合了汗法、温法、补法与和法的作用，具体以麻黄发汗；杏仁降气（包括止咳、宽胸、利膈）；桂枝强心，改善血循环，增强麻黄发汗的功能；甘草与桂枝配合，辛甘化阳而益脾、补中且不伤正气。

桂枝汤中用桂枝，桂枝与白芍配合，对表虚、脉浮缓、自汗者，通过强心、改善血液循环使肌表毛细血管血流畅达而起止汗祛邪的作用；通过配合甘草、生姜、大枣而加强桂枝强心、补中、益脾的作用。麻黄汤发汗，其实桂枝汤又何尝不发汗，只是对外感者，微微发汗后即迅速止汗，就特别表现出桂枝温补的作用。

临床上，桂枝汤加饴糖，即成小建中汤，可治疗心脾虚损、中气不足、肚腹冷痛及肠道虚寒贫血的病症。桂枝配合白术、茯苓、甘草即成苓桂术甘汤；增大剂量则又是治疗胃内停水引起的腹满、按之有声者的良方（茯苓、白术一般用 30 克，桂枝 15～30 克，甘草 3～5 克）。若在苓桂术甘汤中加入干姜 10～20 克，则广泛适用于胃中停气停水的一切胀满。桂枝与白术、茯苓、猪苓、泽泻配合，即成五苓散，改作汤剂即成五苓汤，有强心利尿的作用，对于水液留在肠间引起的水泻有很好的疗效。桂枝配人参、黄芪、甘草，则能起到补中益气和强心的作用。桂枝配合茯苓、五味子、甘草，即成桂枝茯苓五味子甘草汤，能强心、除肠胃积水、治水气冲胸等，这类疾病多因脾胃虚损而致，又称胃肠神经官能症。

桂枝还有活血镇痛、除风寒湿的作用。临床上，我们治疗风湿性和类风湿关节炎，用桂枝汤全方配桃红四物汤，以及李先生自拟的"三痹汤"，加减化裁，效果都非常显著。

（3）羌活与独活

羌活也是一味辛温解表、通经活络的药物，其味较厚较烈，具有升散之功，通于太阳经。所以，羌活能治身痛、头痛、项背和肩臂疼痛，也能解毒托毒、通经络、活关节。

荆防败毒散用羌活，就加强了发散太阳经之邪的作用，故适宜于一切痈、疽、疔、疖的初期，凡未化脓者均能予以消散。羌活对上肢（特别是腰以上）、头部的一切外邪，均能驱散，同时对于治疗肢体和关节疼痛，效果亦很好。

独活与羌活的药效差别不大，但羌活善于走上，而独活恰恰能走下。腰以下的疾病，各种痹证、风寒湿疼痛及关节炎等，用独活每每都有很好的效果。

（4）荆芥与薄荷

荆芥与薄荷是两味辛凉解表药，能发汗、透表，能消疹散结，能清利咽喉，治疗急性外感引发的耳、目、口、鼻之病，如咽喉疼痛、目痛、目赤、喉痛、头痛发烧、耳痛（如中耳炎初期）、鼻塞、鼻黏膜炎、鼻窦炎等；同时，对全身发斑、发疮，都有散结解毒的作用；对肺炎、肺结核等外感之证，亦有很好的疗效。两味药单用亦可，合用亦可。

（5）藁本

藁本是一味走督脉和太阳经的药，能利耳目，对外感风寒湿邪引起的头痛等，效果都很好。同时对诸如角膜炎、结膜急性炎症引发的头痛、面痛、牙痛都有较好的疗效。

临床上，藁本若与蔓荆子、川芎、细辛、白芷合用，对偏头痛、梅尼埃病都有很好的疗效。

此外，李先生自拟六味聪明汤，即以藁本、羌活、川芎、细辛、麻黄、白芷为主药，用于耳目的暴病，如暴发性耳聋、耳鸣、目肿、角膜炎等，效果都很好。若加辛夷、苍耳、金银花、连翘，则能治疗慢性鼻炎、鼻窦炎；若有眼压增高、目珠胀痛、目眶疼痛等，则以聪明汤加菊花、夏枯草，便秘者再加大黄，效果都非常好。

（6）川芎

川芎是一味辛温药，能上行头目，下走血海，既善行善窜，又能通能散，有通经活络、调经逐瘀和镇痛的作用，能散死血又不伤新血，对于头痛、目痛、妇女痛经、月经不调，跌打损伤、瘀血作痛、癌肿及肝炎性疼痛都有较好的疗效。

临床上，川芎与当归、白芍、生地黄配合则成四物汤，补血养血并治血分疾病；此外，川芎在荆防败毒散和人参败毒散中，都是重要的药物（取其能走能守、散血托毒的作用）。若川芎用 30 克，另加当归 60 克，即成佛手散，既能转胞胎，又能保胎；既能下残余的胞胎，亦能下死胎；并能止血止痛，几乎可治妇女产前产后的一切病症。此外，川芎对肝区痛、心绞痛也都有很好的效果。如心痛可配桂枝，虚者可配人参，全身阳虚则配附片等。

临床上，川芎善与其他药物相配，关键在于其能走能守，故在许多方剂中都一再展现其散邪、通经和镇痛的特殊作用。

（7）白芷

白芷亦属辛温之药，既活血、止痛、排脓，又散痈疽疔疖之毒，尤其对于目痛、额痛、牙齿痛及疮、疔和外伤肿痛等有良好的疗效。

临床上，白芷配入清胃散中，能治牙周炎、牙龈炎引起的剧烈疼痛；与走头面之药相配，则治目痛、眼眶痛、目珠痛等。因其有活血排脓的作用，且镇痛力量强，故与五味消毒饮合用，对散疮散结、散痈消肿都有满意的效果。此外，白芷还善走头面，对面瘫、三叉神经痛、面肌痉挛等，也有良好的辅助作用。

（8）升麻

升麻最突出的作用是解毒，因其解毒散邪，故对痈疮疔疖作用都很好。

升麻可升清气、降浊气，故临床治疗脏腑气机不调、脏器下陷等，配合补中益气之人参、黄芪、白术、茯苓、当归等，效果很好。升麻与粉葛相配极为相得，同时合入升阳益胃汤、补中益气汤，效果都很好。而升麻葛根汤，则有升散外邪的作用。

（9）细辛

细辛能走少阴与太阳两经，本身能和血行气，解痉镇痛，临床上有通经络、散风寒湿、利五官并通七窍的作用。

临床运用细辛，在小青龙汤中通过开肺气起止咳平喘的作用；在苓甘五味姜辛汤中，起温肺、散寒、枢转肺气的作用；在麻辛附子汤中，则起温经散寒的作用。细辛在治疗肺脏疾病中，每配干姜、五味子，成"姜辛味"，干姜枢转肺气，细辛开肺气，五味子合肺气，临床使用，相得益彰。

细辛还适于一切经络气血瘀滞之病症，随症加减，效果较好。

（10）防风

防风二字顾名思义，有风能治风，无风能防风。防风配发汗药，则可发汗，而配止汗药，即可止汗。临床上，防风与黄芪、白术配合，成玉屏风散，止自汗的效果好。而在荆防败毒散中，则起发汗、疏风的作用。防风还能疏散风寒湿邪、解痉镇痛、通经活络、消肿排脓，故对于面瘫、面神经紊乱、肢体肿胀、关节肌肉疼痛也有疗效，如在防风通圣散、荆防败毒散中，即具有解表、疏风的作用。

（11）紫苏与藿香

紫苏有通经行气、散风寒、和肠胃的作用，其味辛温，入肺、脾经，对于风寒表证如头痛、身痛、呕逆、胸闷等都有疏解之效。而对孕妇，则有和肠胃与安胎的作用。若单用紫苏叶，则有托毒杀菌的作用，对睾丸炎、阴囊水肿及阴部湿疹均有效。

临床上，紫苏与藿香配用能增进食欲、疏肝气而和肠胃，著名的藿香正气散中，即取紫苏与藿香配合，显其芳香化浊、和肠胃、利胸膈并解表活血的作用。

（12）防己

防己有利水、除湿、止痛的作用。李先生自拟的新方三痹汤即以萆薢20～30克，防风15～20克，防己15～20克配伍而成，专治风寒湿痹。防风善于走上，如肩背四肢等；防己善于走下，如腰股腿膝下肢等；萆薢走督脉善于强肾，能治关节筋骨的一切风寒湿气。

临床上，用新方三痹汤治疗风湿性关节炎和类风湿关节炎，效果很好。为加强力量，一般与桃红四物汤配用，偏于虚寒者加桂附，偏于湿热者加苍术、黄柏、知母。凡偏热又偏湿而下肢更甚者，则加苍术、黄柏、薏苡仁；上肢更甚者则加桂枝；而脊柱病重则加杜仲。

（13）苍术

苍术是一味辛温药，走太阴、阳明二经，能发汗、除湿又芳香化浊，对于胸闷腹胀、肠胃不和、消化不良及风湿痹痛等都有较好的疗效。

著名的方剂二妙汤即由苍术和黄柏合成，以黄柏清热燥湿，苍术辛温化浊，对治下肢的风寒湿痹痛效果很好。二妙散不仅可清热除湿，同时可治妇女带下。苍术还有对下肢消肿镇痛的作用，如因风寒湿引起的下肢肿痛，由二妙散加入牛膝，其镇痛作用更强，对风湿、类风湿、痛风和下肢疼痛效果均好。苍术与厚朴、陈皮、藿香配伍，成平胃散，能消饱胀，对提高胃肠活动功能，治疗胃肠不适、消化不良、食欲不振等，效果很好。若平胃散加入砂仁、炙甘草，即称神术散，对于胸腹满闷的疗效明显。苍术本身能除湿明目，故对眼睛多泪、眼胞浮肿等，以聪明汤加苍术，疗效即明显提高。而对一切湿毒、疮疹、脓液及组织液增多者，用苍术与薏苡仁配合，渗透组织液和流脓液的情况即迅速改善。苍术加入藿香正气散中，对肠道、肠胃不和兼外感，以及山岚瘴气伤人的效果都很明显。若苍术与金花汤配合，则能治周身发疹、瘙痒及疼痛等，尤其对于带状疱疹引起的疼痛及后遗疼痛有很好的疗效。若苍术研末，蒸鸡肝、羊肝或猪肝等内服，则对夜盲症有特效，同时对肝肾虚损引起的视力减弱效果也很好。

（14）白术

白术有健胃除湿的作用。四君子汤可治四肢疲乏无力、食欲不振、消化不良等，其中的白术就起到补中健脾的作用。

白术与猪苓、茯苓、泽泻相配，则成四苓散，有利尿、消肿、止腹泻的作用。四苓散加入桂枝即成五苓散，有宽胃和中、利水止渴的作用，对治疗水液积聚肠中，口渴欲饮水，而饮水即吐，即"外有恶寒，内有停水"之证有特效。白术与茯苓、桂枝、甘草相配，则成苓桂术甘汤，对慢性胃炎、胃内停水、腹中水响、腹胀等，都非常对症。但用此方剂，药的剂量必加大，在临床上，若此方剂量不足，虽然对症，亦难以生效。一般说来，桂枝宜用 15～30 克，白术宜用 30～50 克，茯苓宜用 30～50 克，甘草则用 3～5 克即可。苓桂术甘汤对胃内停水、胃内反酸，效果都非常好。若加干姜，对控制胃酸、胃痛、呕哕等，效果亦好。白术还能除湿镇痛，在躯体四肢风湿疼痛时，用桂枝加术汤，疼痛即能迅速缓解。白术与白芍、茯苓、生姜、附片相配，则成真武汤，对肠中有水气、少阴经阴寒腹痛及由此而引起的心悸、目眩、脐下动、肌肉跳动等，疗效均好。白术为四君子汤主药，能培补后天脾胃之气。人体之脾在五行中属土，木、火、金、水都离不开土，而天道运行所展现的四季变化亦离不开土。人得脾胃之气者生，失脾胃之气者死，故白术的用途很广泛，很多古方都离不开它，如理中汤、归脾汤、八珍汤、补中益气汤、人参养营汤等，都取其补中健脾、除湿利水的作用。

（15）黄芪

黄芪是一味补中益气的好药，既能健脾补中，又能利尿除湿，而且治水托毒。其托毒的作用，对疮疡及毒气内陷效果尤佳。

临床上，黄芪与人参、甘草配合，称为保元汤，有补中益气、培补心阳的作用，能治心累心悸、精神疲乏和面容苍白的贫血等。黄芪与附片相配，则是芪附汤，能治精神疲乏、阳虚自汗、四肢无力、恶寒而抗病能力衰减且易受外感等。黄芪与当归配合称补血汤，治气血虚弱（民间妇女生产后，往往用当归、黄芪炖猪蹄等食用，用的即是补血汤方）。黄芪配在当归六黄汤中，能治阴虚盗汗及病家自觉的午后烧热证。黄芪鳖甲汤（可用牡蛎替换鳖甲）是治疗骨蒸潮热与阴虚盗汗的好方。

黄芪还有固气、止血的作用，对胃部出血、妇女月经过多、产后出血及气不摄血的疾病，都有良好的作用。黄芪本身有降血糖的作用，故对糖尿病患者很适用。黄芪配赤芍、防风，称黄芪赤风汤，对气虚自汗效果好。若黄芪与白术、防风相合，则成玉屏风散，也是治疗盗汗、自汗的好方。黄芪对肾炎有消除尿中蛋白的作用，对肠胃溃疡有修复作用，治疗肝炎有提高自身免疫力的作用，对各类癌肿有扶正并辅助驱邪的作用，对一切慢性病都有增加抵抗力和免疫力并帮助康复的作用。

临床上，李先生自拟黄芪九味汤，即以黄芪、青蒿、银柴胡、胡黄连、秦艽、知母、桑白皮、地骨皮、生石膏为主药，脉虚者加人参，能治疗临床上各种抗生素无效而又不明原因的发烧、发热。

（16）茯苓

茯苓味甘淡，性平，有健脾除湿、利尿除痰、镇静安眠的作用，为四君子汤方的主药，有延年益寿之功，为古代神仙家常服之药。茯苓直接培补太阴和阳明二经，故一切具有健脾除湿、宁心安神功效的方剂，都可选用茯苓。茯苓对于脾、肺、肠胃都有补益作用，故能治疗一切肺胃痰饮、慢性气管炎痰液清薄而多，以及胃中停水且反酸等。

　　茯苓为四苓汤、五苓汤的主要药物。五苓汤与平胃散相配，能利水和脾、宽中止泻，对腹胀、腹泻有特效。茯苓与桂枝、桃仁等相合，即成著名的桂枝茯苓丸，我们在临床上改为汤剂，加入红花，有消癥散结、和血止血的功效，对妇女卵巢囊肿、子宫肌瘤及盆腔内许多慢性炎症，有很好的疗效。桂枝茯苓汤若加入健脾补肾药，则能治疗妇女月经不调、月经淋沥不断及女子久不受孕等。此外，茯苓对于排除一切疮毒，也能起到很好的作用。

　　（17）人参

　　人参味甘、微苦，入人体五脏，能益气生津、调和营卫；能补气平喘，使肺气充足、呼吸平静、声音响亮；能安魂定魄，令人心气宁静。所以，人参可用于一切虚损的病症。

　　人参用于痈疽疮疡，能够托毒消肿；用于肠胃慢性炎症、溃疡等，可改善肠胃功能，使溃疡尽早愈合。人参用于肝胆疾病，既提高肝细胞功能，又使肝细胞更加活跃，并能聪耳明目，故凡耳病因肠胃虚损而致者，都可以大胆用之；而对于清气不能上升导致的头昏、耳鸣、脑鸣等，都有直接的疗效。对一切癌症，人参都有增强免疫功能、缓和病症的作用。如对于癌症放疗、化疗之后，元气衰败者，用人参配黄芪、枸杞子、黄精、白术等作为内服之药，能大补元气，并迅速解除放疗疗后的负面效应。而对于脑出血、脑外伤出血、内脏出血、眼底出血、妇女血崩、产后大出血及由于出血引起的虚脱等，以人参配李先生自拟的三七贝母汤急服，能收到立竿见影的功效。

　　这里需要说明的是，急救选人参三七贝母汤，要用大剂量，各药均可用30～50克。此方为历代医书所未载，验之临床，对各类脑出血、脑血栓、脑栓塞形成及外伤性颅内出血，效果都非常好。此方既能活血又能止血；既止新血，又吸收死血，其治血的作用完全超越了一切古方。

　　此外，人参若单独运用，即是著名的独参汤，对于元气衰败、病势垂危的病人，有留人治病的作用。

　　（18）巴戟天

　　巴戟天是一味甘辛微温药，走肝、肾经。可以固肾，补肾阳，治疗腰脊酸软；可以固胎，止胎漏；可以强筋骨，祛风湿，对肝肾都有补益作用。

　　巴戟天也是过去神仙家常服之药，久服可以轻身延年，可以强筋骨、利关节。

巴戟天与续断、杜仲、人参、白术、桑寄生配合，可以补肾，治疗肾脏一切慢性疾病。可以疗崩漏、胎漏下血，预防流产；对肾脏疾病引起的囊肿、慢性肾炎引起的出血、尿血等效果都很好。总之，凡肝、脾、肾虚弱的证候，都可选用。

（19）续断

续断甘、辛、苦而性微温，归肝、肾经。可以利筋骨、疗损伤、强筋壮骨。临床上，用于小便下血、月经过多、胎漏血崩等，效果都很好。续断顾名思义，能疗伤续折，对骨质损伤和骨折损伤，有很好的修补作用。对于骨折，可用续断为主药，配自然铜、三七，做丸剂或散剂，效果非常好。方中续断补损伤，成人一天的量为 30～50 克；自然铜用 3～5 克，以醋煅后研末，对骨质损伤有特殊的作用，能随血液直接到达伤处，帮助骨痂形成；三七和血镇痛，止血又化瘀血，用 3～5 克。此方能加速骨痂的增长，缩短愈合期。

（20）杜仲

杜仲甘温，归肝、肾经，是一味补肾药，有治疗肾脏疾病、修复肾脏的作用。杜仲能强筋骨、补胎漏，可止血，可治疗腰痛和腰膝无力等，杜仲本身能潜伏肾阳、潜伏肝阳而滋肾，故不仅对肝肾亏虚、下元虚损及妇女崩漏有效，而且对肾虚引起的肝阳不潜、肾性高血压等，也都有很好的疗效。

（21）怀山药

怀山药是一味固脾、养胃的好药，对于后天脾胃虚损、食欲不振、消化不良和形体消瘦等，都有很好的补益作用。怀山药也是神仙家常服之药，久服轻身延年。怀山药有降糖生肌之功，故对于糖尿病病人，有滋养强壮的作用；同时对于一切形体消瘦、血糖高者都有裨益。

古代的许多经方中，都离不开怀山药，如在薏苡仁芡实粥加入怀山药、大枣、莲子、枸杞子等，则可治疗一切脾胃虚损及身体虚弱之证。

（22）枸杞子、菟丝子、覆盆子、楮实子、五味子

①枸杞子

枸杞子甘平，归肝、肾经，可以补心血、益肾精，对于人体心、脾、肾虚损都有补益作用，常用于肝肾不足，腰酸遗精、头晕目眩、视力减退等。枸杞子补元气又益精神，滋脾阴而明目养心，因本身是甘平之药，既滋润补精又调血糖，故对于糖尿病病人能补益脾胃、调节血糖（血糖高者使其降低，血糖低者使其恢

复正常）。

枸杞子能明目聪耳、增长视力，与桂枝、人参配合，起抑阴强心的作用，可治心血不足之心悸、心累、气短等。枸杞子可乌须黑发、固齿明目、延年益寿，对妇女月经量少、月经稀薄有较好的疗效。成人量可用 15～30 克。而单纯的目睛胀痛，则可用枸杞子配车前子与菊花。枸杞子可以强身、益肝肾、养心脾，与菟丝子、覆盆子、五味子等配合，称五子衍宗丸，可以明目，可作为治疗内障眼病的基础方，同时也可作为补肝肾、调女子月经及治疗男子遗精、精虫量少或不活跃的基础方，临床上效果都很显著。同时，枸杞子对男女虚性不孕不育也有疗效，临床上，男子阳气不足可加鹿茸；女子输卵管不通或宫颈粘连，可加桃仁、丹皮、红花等。

②菟丝子

菟丝子甘、温，归肝、脾、肾经。菟丝子单独使用，是一味益精补气的常用药，能补肾固精、养肝明目、安胎止泻，对肝肾虚损引起的视力减弱、阳痿、早泄、不孕及孕妇胎气不固、虚人腰膝酸软等，都有良好的疗效。

③覆盆子

覆盆子味甘、酸，性微温，归肝、肾经，有益肾、固精、缩尿的作用，能益肾气，治疗尿频、腰膝酸软等，既有补益肝肾之功，又有收涩固精之效。临床上，覆盆子几乎可用于肝肾不足的一切病症。

④楮实子

楮实子益精明目，治疗虚损。

⑤五味子

五味子甘酸而温，能益精养五脏，敛气益丹田。五味子走心、肾、肝、肺等脏，能敛气定喘、镇咳，对于慢性支气管炎的气喘、气短有很好的疗效。五味子还可以生津止渴、收敛元气，对于气阴暴脱者有较好的收摄作用，故临床常用的参麦饮、都气丸、回阳救急汤，都选用五味子配伍，即取其收摄作用，使元气归根。

这里需要说明的是，五味子对于气虚病久引起的气不归根是很相宜的，但对于新感风寒者则不相宜，故忌用。五味子与干姜、细辛配合，成"姜辛味"，对于气管、心肺，能起开合枢转的作用，故对于各类慢性气管炎、喘息、哮喘及肺心病等，都能起到开合枢转的作用。仲景方中的苓甘五味姜辛汤、小青龙汤都用"姜辛味"，即取其能转胸中（心、心包络、肺）之气、止哮平喘的作用。

（23）葛根

葛根甘辛而凉，走太阳、阳明经，能升清降浊，可治项背强痛。仲景方中的葛根汤，即将葛根、麻黄加入桂枝汤，对于治疗风寒湿引起的项背强痛、颈项不能转侧、肩背痛及"落枕"等，都有很明显的疗效。

葛根有解肌退热的作用，如葛根芩连汤，对肠炎及肠炎引起的大便下黏液或脓血、里急后重，以及痢疾等，都有很好的疗效。葛根因其升清，能将内脏病邪及肌表外感升散疏泄，故能治肠内炎症；因其降浊，故有利于热毒的排泄。葛根善于走清窍、入头面，故对耳膜、面部的疾病，如面瘫、面肌痉挛、眉棱骨疼痛和头痛等都有效。益气聪明汤（蔓荆、升麻、粉葛、人参、黄芪、白芍、黄柏、甘草）内用葛根，也是取其与升麻配合，能上通清窍的作用。此外，著名的古方玉泉丸中用葛根，则取其升清降浊、使唾液分泌旺盛、调节胰岛素的作用。临床上，用此方控制肾阴虚损性糖尿病，有很好的效果。

（24）益智仁

益智仁味甘酸，性温，入肝、脾、肾经。益智仁能养肝、益脾、养心，而以补肾阴、培肾气的作用最为明显。因肾藏智，故益智仁久服能使人耳目聪明、思维敏捷、记忆力增强。

益智仁能补益命门之气，故治疗尿频尿急、小便淋沥失禁、腰酸腿软、头晕脑鸣、眼目昏花等有良好效果。名方萆薢分清饮，以萆薢、石菖蒲、甘草梢、乌药、益智仁为主药，临床上对治疗小便淋沥、浑浊及尿频失禁等有良好的疗效。益智仁也是神仙家常服之药，久服能延年益寿。同时，益智仁对于老年肾气虚弱或前列腺炎症引发的各种症状，都有治疗和缓解作用。

（25）何首乌

何首乌能补肾养肝、乌须黑发，能截疟，能消瘰散结。

临床上，治疗各种脱发、发白之证，何首乌都是一味必不可少的主药。何首乌也是神仙家服食之药，过去道家秘传的"九制首乌"方，即以何首乌为主药。还有一种"首乌醪糟"，也在道家和神仙家中秘密流传。其法是将何首乌洗净蒸熟，而后放入缸底，上面盖以蒸熟的糯米拌甜酒曲（每500克糯米配2～3克酒曲），封闭缸盖，四周围以棉被保持温度，届时即成"首乌醪糟"。其发酵过程会产生多种维生素和氨基酸，故常服对于各种精血亏损和身体衰弱之证，都有很好的疗效；对于健康人，则有乌须黑发、聪耳明目、轻身延年之功。在"首乌醪糟"中，除何首乌外，也可根据需要，加入枸杞子、人参、淫羊藿、肉苁蓉等。

（26）女贞子

女贞子甘苦而凉，归肝、肾经，有止咳定喘、润肺滋肾、养阴生津之功，对一切五脏阴虚的疾病都有疗效，久服可以聪耳明目、轻身延年。女贞树经冬不凋，故又称冬青子，四季采摘方便，但功效较缓，入药则需久服。过去神仙家用以疗饥解渴，常服可悦颜色，减少面部皱纹与斑点，延缓衰老，并可使落发重生。

临床上，女贞子可治血证，对于咳血、鼻血、牙龈出血等都有很好的疗效。同时以女贞子煎水兑入京墨或徽墨或较好的松烟墨汁中，有养阴止血的作用，对于女子月经淋沥、崩漏都很有效；若再配合仙鹤草、鱼腥草和茜草，则疗效更好。对气虚血脱者，可再加人参；对脾阳不足不能统血而四肢清冷的血证，可再加姜炭。但若遇流血过多，而导致心衰自汗、手脚清冷，则可选人参、附片、姜炭、女贞子为主药，再加仙鹤草、艾叶、鱼腥草等，以上七味药，也可作为治疗肠胃大出血和产妇血崩的基础方。

（27）黄精

黄精是一味性平味甘的药，能补五脏、益心脾，也是神仙家常服之药。因黄精易于栽种，生长也快，过去的潜修之士往往以此作主食。黄精味甜，对于心和脾的作用特别明显，所以对于贫血性心脏病及心虚、心累、心跳、精神疲乏、肢体酸软、举步困难等症有较好的疗效。

需要说明的是，黄精有疗饥解渴的作用，特别对于糖尿病易饥饿和消渴严重者，有很好的疗效。糖尿病病人常服黄精，可使饥饿、消渴、肢体麻木、视力减退等症状迅速得以改善。健康之人服食黄精，则可以达到聪耳明目、增长智力、补益精神和延缓衰老的效果。

（28）鹿茸

鹿茸味甘咸而性温，能补命门真阳，可以补精益气，能治肾功能虚损而致的腰脊酸软、肢体乏力，男女性功能衰减、阴冷、遗精、阳痿、早泄等一系列病症。

鹿茸性温，故对于肝、脾、肾虚损导致的病症，如妇女的流产、崩漏、带下，以及男女老幼的一切阴疽，如骨结核、附骨疽，即不红不肿、现青白之色或流冷液之阴性包块都有良好的疗效。临床上，可将阳和汤中的鹿胶改为鹿茸，对治疗一切阴疽（不论溃破或是未溃，也不论是否有组织液渗透），包括骨癌和骨关节部分坏死，效果都很好。

鹿茸对于骨伤骨病，特别是病程较长、正气已见虚损者，有很好的疗效。而对于单纯的骨伤，则不仅补损，而且能缩短愈合期。

（29）松脂

松脂即松香，在临床上，一般只用来制膏药薄贴或疮疡外用，但过去的神仙家却传有服食松脂的方法，并且效果甚佳。

其法是用 250 克白酒合 2500 克水，放入锅内，与松脂同煮，边煮边扯（如扯麻糖，使完全去除松脂内杂质），至脂内杂质全部融入水酒，即取松脂，冷却凝固后，研成细末，加红糖、蜂蜜做成丸药，即成松脂丸（每丸重 5 克，每次饭前一丸）。可作预防与保健之用，久服能强身健体，提高抵抗能力与免疫力，并使一切慢性疾病及虚劳损伤之症逐渐消除。

（30）山茱萸

山茱萸不仅能养肝肾、益心脏，更是一味滋养的好药，能明目聪耳、生津敛汗，对心悸心累、腰膝酸软、耳鸣脑鸣等症有较好的疗效。

临床上，山茱萸配人参对虚损性耳鸣有很好的疗效。若山茱萸配枸杞子、人参与淫羊藿，则对于糖尿病病人能起到降低血糖、生津止渴、补气益神的作用；同时对于男子精气虚弱、女子月经枯少都有良好的疗效。

（31）大枣

大枣益中气、补脾胃而养心，是一味甘温补中的好药。与浮小麦、甘草配合，则成甘麦大枣汤，治思虑伤脾、喜怒不节所致的癔病（中医称为脏躁，临床表现为狂歌悲泣、喜怒无常），有良好的作用。

临床常用的诸多方剂中，凡具补中益气、调养心脾功效者，一般都使用大枣。而桂枝汤、六合汤、藿香正气散等方剂用大枣，都是取其调理脾胃、益气扶正和祛邪的功能。另外，古代修炼内功，特别是在辟谷的过程中，大多要服食大枣。

（32）蜂乳与蜂蜜

蜂乳与蜂蜜都有养阴补气、悦颜色、滋五脏、益精神的作用。特别是对于糖尿病病人，有降低血糖的作用。如果糖尿病病人服用蜂乳，配合按摩太白、公孙、然谷，降低血糖的作用会更加明显。

（33）红糖

红糖本身是一味补中益脾的好药，但因味甜，一般都作调味品使用。红糖对中气虚弱的贫血病人等，有很好的补益作用。但糖尿病病人，不宜多吃或应忌服。

临床上，用 50 克红糖配合 100 克山楂（称为独圣汤），能治疗痛经、月经过多、腹痛、中气虚损、面色苍白等，又治"儿枕痛"，即产后胎盘残留、瘀血作痛等。临床上也可与桂枝茯苓丸交替使用，对子宫肌瘤所致的月经不调或崩漏、妇女盆腔炎症包块等，都有可靠的疗效。或将桂枝茯苓丸（桂枝、茯苓、桃仁、丹皮）直接加入山楂、红糖，疗效也很稳定。临床上，我们以红糖、山楂、丹皮、桃仁、桂枝、茯苓、茜草、乌贼骨为主药，作汤剂，有活血逐瘀、消癥散结和镇痛的作用。遇癌肿出血者，可加艾叶、侧柏叶。正气虚者加人参。上方对子宫颈癌、卵巢癌等，也有较好的疗效。

（34）苏子、白芥子、莱菔子、葶苈子、丑牛子

苏子降气止咳、定喘和中，是肺胃之病的常用药，能治胸闷、气逆、腹胀和腹满，可以镇呕和胃。白芥子能治顽痰，能散结软坚。莱菔子宽中理气、降痰利膈，治胃肠胀满。葶苈子定喘宽中。丑牛子泻下祛积、逐水退肿。

五子配合，称为五子丸，有强烈的通水、涤痰、平喘作用，对于胸腔积液引起的胸闷、胸痛、喘咳不安等，都有明显的疗效。临床上，若将五子丸改为汤剂，临症化裁，则更为灵活与方便。

其中白芥子对于顽固的疮疽，有较好的消散作用，名方阳和汤（当归、熟地黄、麻黄、干姜、肉桂、白芥子、鹿角胶或鹿茸）中 即以白芥子发挥治疗阴疽的特殊作用。同时，白芥子又是涤痰的好药，尤其是对于深部的慢性脓疡，如附骨疽、骨结核及一切冷脓包等，都能起到很重要的作用。但若将白芥子配在清凉药如五味消毒饮中，则对于消散阳性痈肿有很好的效果。而将白芥子加入栀子金花汤或仙方活命饮中，则对于一切痈疖都有很好的作用。

3. 针灸验方

（1）失眠方

【组方】神门、心俞、三阴交。

【功效】宁心安神。

【主治】失眠，症见经常不易入寐；或寐而易醒，醒后不能再寐；或时寐时醒，寐而不实，甚至彻夜不寐。

【加减】心血亏损者，加膈俞、脾俞、内关；心肾不交者，加肾俞、太溪；心胆虚怯者，加胆俞、大陵、丘墟；肝火扰动者，加肝俞、胆俞、太冲；脾胃不和者，加胃俞、足三里。

按：失眠是以经常不能获得正常睡眠为主要特征的一种病症。其表现有轻有重，轻者入寐困难，或寐而不酣，或醒后不能再寐。本病可以单独出现，也可与心悸、头痛、眩晕、健忘等同时出现。

根据李先生多年的临床经验，该病用药物治疗效果不甚满意，而应用针灸治疗，能收到满意效果。本病的病位在心，故取手少阴心经原穴神门为主，以宁心安神；配以心的背俞穴心俞，以调节心主神志的功能，而加强宁心安神之功；三阴交为肝、脾、肾三经交会穴，取之以协调三阴，调节肝、脾、肾功能。三穴合用，共奏宁心安神之功。针刺用泻法，或平补平泻法，酌情配合温针灸。每日1次，轻刺留针30分钟，5～10次为1个疗程。

由心血不足而致失眠者，加膈俞、脾俞及手厥阴心包经之内关，以益气血生化之源，改善心血不足之症状，而达到宁心安神之功。心肾不交所致者，取相应肾俞穴、足少阴肾经之原穴太溪、心经原穴神门，能交通心肾，起到安眠作用。心胆虚怯所致者，再配以胆俞、心包经原穴大陵、胆经原穴丘墟以养心安神。因肝火扰动而致者，再配以肝俞、胆俞、肝经原穴太冲，以清肝泻火，平肝镇静。若因脾胃不和所致者，即《内经》所谓"胃不和则夜卧不安"，可配胃俞、足阳明胃经合穴足三里，以理气和胃。

临床上，李先生常用以上腧穴配伍，治疗西医学神经衰弱之失眠症，收到满意效果。

（2）治疗漏肩风方

【组方】肩髃、肩髎、肩贞。

【功效】祛风散寒，除湿止痛。

【主治】漏肩风，症见一侧或双侧肩部酸痛，日轻夜重，患肢畏风寒，手指麻胀，甚则关节僵直，手臂上举、外展、后伸等动作均受到限制，病情迁延日久，常可因寒湿凝滞，筋脉痹阻，导致患肢发生肌肉萎缩。

按：漏肩风又称"肩凝症"，发病年龄多在50岁左右，故又称"五十肩"。本病以单侧或双侧肩关节酸重疼痛、运动受限为主要表现。

本病药物治疗效果缓慢，可达数月之久，而针灸见效迅速，可在3~4周即可治愈。针灸治疗本病多以患部取穴为主。肩部是手三阳经循行经过的部位，故可选手阳明大肠经的肩髃穴、手太阳小肠经的肩贞穴、手少阳三焦经的肩髎穴，称之为"肩三针"，是治疗肩部疾病的有效穴位。毫针刺用泻法，或平补平泻法，留针30分钟，亦可加温针或艾条悬灸。本方有祛风散寒、活血通络、除湿止痛作用。

若偏于风者，可加手阳明经的原穴合谷和手太阳小肠经的输穴后溪以疏散阳明经风邪而达止痛作用。偏于寒者，加足厥阴肝经的荥穴行间和手少阳三焦经的外关穴，以散寒通经止痛。偏于湿者，加足阳明胃经的合穴足三里和足太阴脾经的合穴阴陵泉，以温阳健脾，除湿止痛。

（3）治疗面瘫、面痛、面风方

【组方】阳白透鱼腰、颊车透大迎、颧髎透迎香、颧髎透地仓、合谷、太冲。

【功效】疏风通络，活血祛瘀，平肝息风。

【主治】面瘫，面痛，面风。

按：面瘫俗称口眼歪斜，任何年龄均可发病，以20~40岁者多见。本病发病急速，为单纯性的一侧面颊筋肉弛缓。这里所指面瘫即西医学的"周围性面神经麻痹"，不同于中风后遗症的面瘫。本病多由络脉空虚，外邪传入阳明、少阳经脉，经气阻滞，肌肉松弛而发病。临床表现为起病突然，每在醒来时，发现一侧面部呆滞、麻木、瘫痪，不能做蹙额、皱眉、露齿、吹口哨等动作，口角向健侧歪斜，漱口漏水，食物常常停滞于病侧齿颊之间，病侧额纹、鼻唇沟消失，眼睑闭合不全，迎风流泪。少数病人初起有耳后、耳下及面部疼痛。

面痛是指颜面抽掣疼痛，有时痛连齿，故又称面齿痛。本病多发生于一侧，亦有少数两侧俱痛者。发病年龄以40~60岁为多见。初起每次疼痛时间较短，发作时间较长，久则发作次数越来越频，疼痛程度越来越重，病情顽固，自愈者极少。本病多因风寒之邪袭于阳明经脉，即《张氏医通》所说："面痛……不能开口言语，手触之即痛，此是阳明经络受风毒，侵入经络，血凝滞而不行。"其疼痛突然发作，呈阵发性，如撕裂、针刺、火灼一般，患者极难忍受，每次疼痛时间很短，数秒钟至数分钟后自行缓解，但连续在数小时或数天内反复发作。发作时间间隙短则几日，长可数年，周期不定。

面风是指面部及上下眼睑抽掣跳动，但不出现口眼㖞斜和面痛，可发生于一侧或双侧，发病年龄多在40岁以上。初起自觉眼睑或面部肌肉跳动，时间较短，间隔时间较长，久则发作时间越来越频，抽掣跳动程度也越来越重，尤其在过度疲劳、情绪紧张、与人交谈时容易发生。本病多由肝肾亏损，阴血不足，不能涵养肝脏而出现肝阳上亢，肝风内动之症，故称之为面风。其病变部位在阳明经脉。

面瘫、面痛、面风都在阳明经，针灸治疗选穴以局部取穴与随经选穴为主。局部选穴以阳白透鱼腰、颊车透大迎、颧髎透迎香、颧髎透地仓。随经选穴以手足阳明经腧穴为主，手阳明经选合谷、足阳明经选足三里。轻刺留针30分钟，行平补平泻手法，每日1次，10次为1个疗程，面瘫病人一般针刺4～6周即能治愈。面痛和面风，面部症状表现严重者，面部腧穴暂不应用，避免局部刺激，使疼痛更加严重，则可选其他部位及四肢穴位治疗，如风池、风府、百会、外关、合谷、阳陵泉、足三里、丰隆、太溪等，待症状减轻后，则可配合面部穴位治疗，其效甚佳。

（4）治疗肠痈方

【组方】阑尾穴、天枢、上巨虚。

【功效】清热散结，行气活血。

【主治】肠痈，其初始表现痛在上腹部或绕脐痛，继则转移至右下腹天枢穴附近。阵发加剧，甚或绞痛，痛处固定、拒按，局部可触及肿块，右下肢伸直则痛甚，有不同程度的腹肌挛急，并伴见轻度发热、恶寒、恶心呕吐、大便干结、小便亦短，苔厚黄腻，脉弦滑或兼有数象。

按：肠痈，是以腹痛为主症。因病发时右腿屈而不能伸者，又称缩脚小肠痈。痛在天枢穴附近者称为大肠痈，痛在关元穴附近者名小肠痈；绕脐痛者称为盘肠痈。

本病多由饮食不节、寒温不调、忧思抑郁、暴急奔走、跌仆损伤等原因，导致肠道功能失调，传化不利，糟粕积滞，生热生湿，湿热郁结于肠，气血壅滞而酿成肠痈。针灸治疗以选阳明经腧穴为主。阑尾穴是治疗肠痈的经验穴；上巨虚为大肠的下合穴；再配以大肠募穴天枢，三穴相配，有清热散结、行气活血作用。毫针刺，留针 2～4 小时，每 10～20 分钟行泻法 1 次，每日可针 2 次。

若肠痈兼有发热者，加曲池、内庭以清热解毒；有呕吐者，加内关、中脘以和胃降逆止呕；腹胀加气海，以理气消胀；大便秘结者，加支沟以理气通便。

李先生应用针灸治疗急性阑尾炎（肠痈），观察时间不宜超过 8 小时，若 8 小时内未控制病情的发展，应迅速手术治疗。在针灸治疗肠痈的过程中，一定要久留针，强刺激泻法，一般在针后 2 小时即可见腹痛减轻，此时可配合中药大黄牡丹皮汤加减频频服用，每日可服 2 剂，每 1 小时服 1 次。

用针灸配合中药治疗效果较好，其愈后的复发率比用抗生素保守治疗低。

（5）治疗胃痛方

【组方】内关、中脘、足三里。

【功效】和胃止痛。

【主治】胃脘痛。

按：胃脘痛是临床最常见的肠胃病之一，其临床表现以上腹部近心窝处经常发生疼痛为主症，民间常称为"肝胃气痛"。由于痛近心窝部，故古人称为"胃心痛""心下痛"等。临床上，本病应与《灵枢·厥论》所论的"真心痛"相鉴别。西医学常见的急、慢性胃炎，胃或十二指肠溃疡病，胃痉挛及胃神经官能症，胃下垂等病，可参考本病治疗。

胃脘痛虽然病变部位在胃，但与肝、脾关系最为密切，胃与脾又互为表里，凡对肝、脾、胃有影响者都可视为病因，如饥饱失常，饮食不节，过食生冷辛辣；或因情志失调，气郁伤肝，肝失疏泄，横逆犯胃；或因素体脾阳虚弱，寒从中生，每因饮食不慎，触及寒邪致胃中脉络失于温煦，均可发生本病。若胃痛日久，损伤胃络，则出现伤络之瘀血证，可伴见呕血、便血，甚或胃穿孔等严重病症。

李先生常选八脉交会穴，内关穴主治胃痛，中脘为胃之募穴，足三里为足阳明胃经之合穴，三穴相配，有和胃降逆、理气止痛之功。若因饮食阻滞之胃痛，可加梁门穴配大肠之募穴天枢穴以消食导滞。若因肝气不舒，克犯胃气而痛者，出现胃脘胀闷，攻痛连胁，嗳气频繁，或呕逆酸苦，可加肝之募穴期门穴、肝经之原穴太冲穴，以疏肝理气，消胀定痛。若因脾胃虚寒所致胃痛者，可见胃脘隐痛，泛吐清水，喜按喜暖，得热痛减，神疲肢软，手足不温，可加胃俞与中脘、脾俞与章门（脾之募穴）相配，为俞募配穴法，以温中散寒；再配以足三里、三阴交，为表里经配穴法，有健脾和胃止痛之效。每日1次，轻刺留针30分钟左右。

实热证，急性胃脘痛者可用针；慢性及虚寒性胃脘痛者，用温针法或用灸法。李先生一向认为长期慢性胃痛、胃及十二指肠溃疡，可长期用艾条悬灸足三里、气海等强壮穴，可收到较好的远期疗效。

在临床上，李先生以该针灸处方为基础，随症加减治疗呃逆、嗳气、呕吐等常见胃病，疗效显著。

（6）治疗脏躁方

【组方】鬼眼穴。

【功效】理气解郁，养心安神。

【主治】脏躁，主要表现为情感异常，如精神恍惚不宁，无故悲泣，喜怒无常，或突然失语，失明，胸闷气逆，吞咽困难，甚至突然昏厥，或出现肢体麻木，疼痛，瘫痪，振动等；舌红少苔，或苔薄白，脉弦细。

按： 本病皆由长期忧愁思虑，心气耗伤，营血亏损，而不能奉养心神，或因痰热上扰神明而致。治疗本病李先生选用经验穴位"十鬼穴"。

该穴与孙真人"十三鬼穴"不同，"十三鬼穴"是指：一鬼宫，即人中；二鬼信，即少商；三鬼垒，即隐白；四鬼心，即大陵；五鬼路，即申脉；六鬼枕，即风府；七鬼林，即颊车；八鬼市，即承浆；九鬼窟，即劳宫；十鬼堂，即上星；十一鬼藏，男即会阴，女即玉门头；十二鬼腿，即曲池；十三鬼封，即舌下中缝。

李先生所言的"十鬼穴"大都与手足经脉在四肢末端的井穴部位相关，为脏腑经气注输的出入之处，具有调节脏腑经脉气机逆乱的作用。

操作方法：

炷灸法：取米粒大小艾炷，着肤灸于鬼穴上。艾炷灸时，毋吹其火，待艾火燃至皮肉，按之，勿令灼伤其皮肤，如是者为一壮，是为温补法；艾炷灸时，急吹其火，待艾炷燃近皮肤则扫除之，如是者为一壮，是为宣泄法。凡用炷灸法，在所取鬼穴上炷灸 3 壮为宜。

针刺法：取 5 分长的毫针，穴位按常规消毒后，直刺穴位肌肤之下，欲补之，以轻而快之指法弹其针柄；欲泻者，以重而慢之指法弹其针柄，每隔 3~5 分钟弹针 1 次，3 次后出针。

砭刺法：用三棱针在常规消毒的情况下，对所选鬼穴进行砭刺，以放出绿豆大血滴为度。凡用砭刺法为泻法，多用于实热证的治疗。临床应用十鬼穴时，一般每次选取一对鬼穴为一组，如双鬼眼、双鬼鼻等。

李先生常用十鬼穴治疗脏躁（癔病）外，还可治疗郁证、失眠、癫狂、更年期综合征、抑郁性精神病，以及练气功出偏差，走火入魔之症。

（7）治疗腰痛方

【组方】肾俞、命门、志室（李先生称其为"腰三针"）。

【功效】补肾强筋，活血化瘀，散寒除湿，通经活络，理气止痛。

【主治】腰痛若因寒湿引起者，症见腰痛冷重，转侧不利，渐渐加重，遇阴雨寒冷则疼痛加剧；若因跌仆外伤引起者，症见腰痛如刺，痛有定处，轻者俯仰不便，重者痛不可转侧，痛处拒按；若因肾虚引起者，症见腰痛酸软，腿膝无力，遇劳则甚，卧则减轻，反复发作。

按：腰痛，又称腰脊痛，为临床常见病症之一，可表现一侧或两侧腰部疼痛。腰为肾之府，故腰痛与肾的关系最为密切。

李先生选督脉的命门穴及命门穴旁开 1.5 寸的肾俞穴、旁开 3 寸的志室穴。三穴为足太阳膀胱经腧穴，称为"腰三针"，专治腰痛。若是肾虚腰痛者，可用针刺而行补法，或用温针法，或用艾条悬灸。若是寒湿引起者，可加委中穴，该穴是治疗腰痛的要穴。若是外伤腰痛者，可加血之会穴膈俞穴，以活血祛瘀，舒筋止痛。

（8）治疗牙痛方

【组方】合谷、颊车、内庭。

【功效】清热止痛。

【主治】牙痛因实热者，则牙痛剧烈，牙龈红肿，伴见口渴、口臭、便秘；因于虚热者，则牙痛隐隐，时作时止，牙齿浮动，牙龈萎缩。

按：牙痛是口腔疾病的常见症状，常遇冷、热、酸、甜食物刺激而引起，常见于各种牙痛，如龋齿、牙髓炎、牙周炎、智齿冠周炎等。牙痛与手足阳明经、足少阴肾经关系密切。因手阳明经入下齿中，足阳明之脉入上齿中。肾主骨，齿为骨之余。平素阳明腑热偏盛，或感受风热之邪，引动经络之火，火邪循经上炎，可见实热牙痛；或因肾阴不足，虚火上炎，灼烁牙齿，为虚火牙痛。

李先生治疗牙痛选择颊车穴，为病变部位取穴，乃足阳明胃经腧穴，配以足阳明胃经之荥穴内庭，再配以手阳明经之原穴合谷，三穴相配，有清热泻火、通经止痛之功，是治疗实热牙痛的常用穴位。

若是虚火牙痛者加太溪穴，太溪是足少阴肾经之原穴，能滋养肾阴而降肾中之虚火，即古人曰"壮水之主，以制阳光"之法。

一般毫针刺，每日1次，轻刺留针，行平补平泻法，实热者用泻法。

（9）治疗鼻渊方

【组方】印堂、迎香、合谷。

【功效】疏风清热，通利鼻窍。

【主治】鼻渊，症见鼻塞，流浊黄涕，嗅觉减退。

按：鼻渊是以鼻塞，经常流脓涕，伴见头痛、嗅觉障碍为主要特征。鼻为肺之窍，肺又主皮毛，若因风寒侵袭，郁而化热，或风热邪毒，袭表犯肺，风热壅遏肺经，肺失清肃，使邪毒循经上犯鼻窍而发病。也有因胆经之热上犯清窍而成鼻渊。

李先生选印堂穴通鼻窍，手阳明大肠经之迎香穴及本经之原穴合谷，三穴相配，以疏风清热，通利鼻窍。若见恶寒、发热、咳嗽者，为有表热证，可加风池、列缺以疏风解表。若兼鼻流涕黏稠如脓样，腥臭难闻，头痛，目眩，口苦咽干等，是胆经郁热上逆所致。可加手少阳三焦经之荥穴液门、足少阳胆经之荥穴侠溪，"荥主身热"，故清泄胆热而利鼻窍。

（10）治疗中风后遗症方

【组方】北辰穴。

【功效】通经活络，活血祛瘀，调和气血。

【主治】中风后遗症，症见半身不遂，麻木不仁，或见口角㖞斜，或见舌强语涩。

按： 以突然昏迷、不省人事、口角㖞斜、语言不利、半身不遂为主症的病症称为中风。本病多发于中年以上体质肥胖之人。因其发病骤然，变化多端，犹如风之善行而数变，又如矢石之中的，如暴风之急速，故称中风。若不见突然昏仆、不省人事，而见半身不遂、麻木不仁、口角㖞斜、舌强语涩者，为中风之轻症，称为中经络。若症见突然昏仆、神志昏迷，并见半身不遂、舌强失语、口角㖞斜等症者，为中风重症，称为中脏腑。

中风初起，病情危重者，经抢救治疗后，神志恢复正常，仅见半身不遂、口角㖞斜、语言不利者，为中风后遗症，多为痰瘀阻痹经脉所致，针灸治疗有很好的疗效。李先生长期从事针灸疗法，其独创奇穴北辰穴治疗中风后遗症，取得很好的效果。

北辰穴是以易学"天人合一"理论、太极一气流行的经络学说为指导，以天之二十八宿朝拱北斗而寓寄于人体北辰奇穴。其穴居于头部，属络脑髓，寄寓元神，具有祛瘀活血、通经活络、调节脏腑气血阴阳的作用。"头为诸阳之会""三百六十五络皆归于头""十二经脉清阳之气皆上于头而走空窍"，故人的元神活动状态直接关系全身各脏腑的生理功能。北辰穴分为四段，每段7个穴位，共计28个穴位。

取穴方法：从神庭穴至百会穴的连线（督脉经的循行处）为北辰穴正中线，再分别从两眼目内眦、瞳孔正中、目外眦向头顶引正中线的平行线，左右各3条，共6条，加上正中线1条，共计7条，称为经线。又从神庭穴沿发际引1条与经线相交的纬线，同样形成7个交点，称为北辰穴1段。另从百会穴向两耳尖引1条与经线相交的纬线，同样形成7个交点，称为北辰穴第4段。在第1段与第4段之间，引两条纬线，将经线平分为三段，依次序为北辰穴的第2段和第3段。北辰穴每段7个穴，4段共28个穴位。

针刺方法：在经线与纬线的交点处，即北辰穴，用毫针沿经线方向取15°斜刺或沿皮针0.5～0.8寸，每次取一段北辰穴，或两段北辰穴，以鱼贯透穴法透刺。

若半身不遂者，上肢加肩髃、曲池、手三里、外关、合谷；下肢加环跳、阳陵泉、足三里、解溪、昆仑。若见口角㖞斜者，加地仓、颊车、合谷、内庭、太冲；若见舌强语涩者，加哑门、廉泉、通里。

每日针刺1次，留针30分钟，1个月为1个疗程，一般1~2个疗程即可见效。

凡老年形盛气虚，或肝阳亢进，自觉头晕眩昏、手指麻木、偶有语涩者，可能是中风预兆，应保持情绪平静，饮食清淡，起居有常，积极治疗。还可用针灸预防中风，常选风市、足三里、合谷、太冲、百会等穴。

（11）治疗内脏下垂方

【组方】百会、气海、足三里。

【功效】益气升提。

【主治】内脏下垂，有胃下垂、肾下垂、子宫下垂、脱肛等。

按：内脏下垂多是由久病体虚，中气下陷，升举无力而引起。治疗皆以益气升提为主。李先生选督脉经之百会穴，乃诸阳之会，用温针或灸法以益气、升提、举陷。气海乃任脉经穴，能补益中气。足三里穴是足阳明胃经合穴，与脾互为表里，为强壮穴，能补益脾气。三穴相配，能补中益气，升提举陷。

若为脱肛者，初起仅在大便时感觉肛门坠胀，肠端轻度脱出，便后自行回纳。久延失治，直肠脱垂程度日趋严重，不能自行回缩，必须推托方能复位，伴有面色萎黄、神疲肢软、头眩、心悸、舌淡苔白、脉细弱者，在选取上穴的基础上再加长强，乃督脉之别络，位近肛门，刺之能增强肛门约束功能；取承山配大肠俞，可促进直肠回缩。

若为子宫脱垂（阴挺），妇人阴道中有物下坠或突出阴道口外，形如鸡冠、鹅卵，色淡红，又称"阴挺下脱""阴菌""阴脱"等。兼脾肾虚者，伴见腰酸腿软、下腹有坠胀感、尿频、带下、精神不振、面色㿠白、大便溏薄、心悸气短、舌淡苔白、脉细弱者，加肾俞、脾俞以补益脾肾，助先后天；子宫穴乃治疗子宫脱垂的经验穴。若阴挺见于湿热者，表现为阴挺肿痛，尿频色赤，有秽浊液体排出，或伴有发热、舌质红、舌苔黄腻、脉滑数，治以清热利湿，健运中州，可取八髎穴以清利下焦湿热；气海穴可理气行湿；照海以祛湿益肾；阴陵泉乃脾经合穴，能健脾化湿。诸穴相配，能清利下焦湿热，健运中焦脾土，热清湿祛，脾胃得以健运，下脱之阴挺则自然回复。若湿热下注之阴挺，破溃流黄水者，常选蛇床子15克，陈艾15克，花椒10克，硼砂15克，芒硝15克，大黄15克，白矾

15 克，苦参 15 克，苍术 15 克，黄柏 15 克，土茯苓 15 克，甘草 10 克，煎水先熏后洗，有清热利湿、解毒的作用。

若是胃下垂者，可见食后饱胀，嗳气呃逆，精神倦怠，四肢不振，大便稀溏，舌淡苔白，脉细弱。可加胃之募穴中脘配胃的背俞穴胃俞，为俞募配穴法，有理气和胃、升提举陷作用。

若为肾下垂者，常见腰酸胀痛，小便频数，精神不振，四肢倦怠，舌淡苔白，脉沉细而弱。可加命门、肾俞，以补肾益气，升阳举陷。

内脏下垂是慢性器质性病变，见效较快，多采用毫针刺，用补法，或用温针法，或用灸法，一般还可配合补中益气汤综合治疗。

嘱咐病人在治疗期间不宜参加重体力劳动或较强的体育锻炼；多做提肛运动锻炼，保持大便通畅，防止努责；注意饮食调节，一般 3~6 个月都能显效。

（12）治疗消渴方

【组方】胰俞、太渊、足三里、太溪。

【功效】养阴、清肺、清胃、滋肾。

【主治】消渴。

按：消渴，是以口渴多饮、多食善饥、小便频数量多为主症的病症，典型病可有"三多一少"，即多饮、多食、多尿，体重减轻等症状表现。临床上根据"三多"的轻重不同，又可分为上消、中消、下消。西医学认为，本病的发生是由于体内胰岛素分泌减少，或相对不足而引起糖代谢紊乱，由于尿中含有糖分，又称为糖尿病。

本病病机以阴虚为本，燥热为标。上消多由情志失调，烦劳过度，心火偏亢，消灼肺阴，燥热伤津而致口渴多饮，其病在肺。中消多由饮食不节，偏嗜甘肥酒辛之品，脾胃积热，化燥伤津，消食水谷，以致多食善饥，其病在胃。下消者多由素体阴虚，或劳欲过度，肾精亏损，封藏失职，故致尿多而浊，其病在肾。

本病的治疗应以养阴为主，根据上、中、下三焦的不同，分别以清肺、清胃、滋肾相配。李先生常选胰俞作为治疗消渴的主要穴位，胰俞是经外奇穴，在第八胸椎棘突下旁开 1.5 寸的膀胱经背部第 1 侧线上。该穴是治疗消渴的有效经验穴，具有调节胰腺功能的作用。配以太渊，为肺之原穴，有养肺阴、清肺热之功；足三里为足阳明胃经合穴，有清胃养阴作用；太溪为肾经原穴，有滋养肾阴作用。

若以烦渴多饮、口干咽燥、尿频量多、舌边尖红、苔薄黄、脉洪数为主的上消，可加肺俞、鱼际。肺俞与肺经荥穴鱼际相配，有养肺阴、清肺热之功。

若见多食易饥、形体消瘦、大便干结、舌苔黄燥、脉滑数之中消，加胃俞、内庭。胃俞与胃经荥穴内庭相配，以清泻胃热，养阴生津。

若见小便频数、量多略稠、口干唇燥、五心烦热、舌质红、脉细数的下消，为肾阴亏损，虚热内盛之象。久病阴虚及阳，可兼见面色黧黑、畏寒肢冷、男子阳痿、女子经闭、舌淡苔白、脉沉细无力，为下消证之肾阳亏损之象。肾阴虚者加肾俞、然谷，肾俞配肾经荥穴然谷，有滋肾养阴、清热润燥作用；肾阳虚者加肾俞、命门、关元以温补肾阳。

李先生采用针灸治疗本病的轻型和中型病人，在配合饮食控制的情况下，可起到改善症状、调节胰腺分泌功能的作用；并可使尿糖转阴，血糖恢复正常。但对重型病人及对胰岛素完全依赖型病人，效果较差，故对本病应早期诊断、早期治疗。如果糖尿病病人出现恶心，呕吐，腹痛，呼吸困难，嗜睡，甚至昏迷，呼吸深大而快，呼气中有酮味（烂苹果味），甚至可见血压下降，循环衰竭，是糖尿病引起酸中毒，病情危重，非针灸可治疗，宜中西医结合及时抢救。

（13）治疗胸痹方

【组方】内关、心俞、丰隆。

【功效】助阳散寒，豁痰开窍。

【主治】胸痹，症见胸痛彻背，心悸，胸闷气短，畏寒肢冷，舌苔白滑或腻，脉沉迟。

按：胸痹是胸膺部疼痛，轻者只感胸闷如塞，重者胸痛如绞，并有喘息、短气等症。本病多见于西医学的慢性心肺疾病的老年人，如冠心病心绞痛、心脏病二尖瓣狭窄等。本病多由胸阳不振、痰浊阻痹、气滞血瘀所致。

李先生选手厥阴心包经之络穴，配心的背俞穴心俞以通阳散寒，通络止痛；再配丰隆，以蠲化痰浊。若见胸痛彻背，心悸，胸闷气短，畏寒，肢冷，遇寒则甚，舌苔白滑或腻，脉沉迟，为虚寒证，可加厥阴俞、手少阴心经的络穴通里，以助阳散寒，活血通络，皆用温针法或温灸法。若见胸闷如窒而痛，或痛及肩

背，气短喘促，咳嗽，痰多黏腻色白，舌苔白腻，脉濡缓，为痰浊阻痹，可加气
的会穴膻中，手太阴肺经之原穴、脉之会穴太渊，有理气化痰、行气止痛之功。
若见胸痛如刺，或绞痛阵发，痛彻肩背，胸闷短气，心悸，唇紫，舌质暗，脉细
涩或结代，乃为瘀血阻滞，可加手少阴心经的郄穴阴郄、血的会穴膈俞，有理气
活血、化瘀止痛之功。若胸痹心痛剧烈，手足青至节，汗出肢冷，脉沉细，多见
于心绞痛（中医称为真心痛）、急性心肌梗死，可选乳根穴，用大艾灸重灸，可
益气回阳固脱，还可配合其他抢救措施。

（14）治疗痹证方

【组方】膈俞、肾俞、足三里。

【功效】养血祛风，温阳散寒，理气除湿。

【主治】痹证：行痹、痛痹、着痹。

按： 痹者，痹阻不通也，凡外邪侵入肢体的经络、肌肉、关节，导致气血运
行不畅引起疼痛、肿大、酸胀或麻木，甚至影响肢体运动功能者，总称为痹证。
西医学的风湿热、风湿性关节炎、肌纤维组织炎及坐骨神经痛等，均可按痹证进
行辨证治疗。

本病是由风、寒、湿邪合并侵袭人体所致。《素问·痹论》说："风寒湿三气
杂至，合而为痹也。其风气胜者为行痹，寒气胜者为痛痹，湿气胜者为着痹……
其入脏者死，其留连筋骨间者疼久，其留皮肤间者易已。"

用针灸治疗本病，选血的会穴膈俞，取其"治风先治血，血行风自灭"之
理；配肾的背俞穴肾俞以温阳散寒；足三里为足阳明胃经合穴，有理气除湿之
功，经此三穴为基础方，随证加减。若见风气胜之行痹者，症见肢体关节痛无定
处，以走窜为特点，以腕、肘、肩、膝、踝关节多见，并可见关节屈伸不利，或
兼有寒热之表证，舌苔薄白或腻，脉浮缓，治疗以祛风通络，散寒除湿，上加风
池、风府、大椎、血海等穴。风池与风府为治风病之要穴，可治内外之风，行痹
以风气为胜，故取此二穴以祛风邪。风为阳邪，最易伤人阳位，大椎为督脉经穴
位，诸阳脉（手足三阳经）皆交会于此，故刺大椎可泄诸阳之邪，也为祛风之要
穴。血海配膈俞，可调和气血，寓"治风先活血，血行风自灭"之意。若为湿气
胜之着痹者，症见肢体关节疼痛重着，肌肤麻木不仁，且转侧不灵，屈伸不利，
痛有定处，舌苔白腻，脉濡缓，治宜除湿通络，祛风散寒，上方加阴陵泉、三阴

交、脾俞。"脾恶湿"，湿邪外袭最易犯脾，脾被湿困又生内湿，故健脾为治湿之本，也即"脾旺则湿自运"之理。脾俞、阴陵泉、三阴交配以足三里，有健脾利湿之效，故对湿胜之着痹最适宜。若寒气胜之痛痹者，以痛有定处、痛而剧烈为其特点，痛处得热则减，遇寒则甚，关节屈伸不利，舌苔白，脉弦紧，治宜温经散寒，祛风除湿，上方加关元。命门为人身阳气之源，若阳气宣发，则阴凝自散，寒气自消；关元为三焦元气所注之处，配肾俞有益火之源、振奋阳气、驱散寒邪之功。

若风寒湿邪郁久化热，或直接感受湿热之邪而致热痹者，症见关节疼痛，痛不可触，痛处红肿灼热，关节肿胀，活动不利，得冷则舒，可发于一个关节或多个关节，或兼见发热恶风，口渴，烦躁，舌苔黄腻，脉滑数，治宜清热通络，祛风除湿。李先生常选大椎、曲池、合谷、阴陵泉、三阴交等穴治疗。大椎为督脉经穴位，又为诸阳经之会，可泻诸阳，为"散风泄热"要穴；曲池、合谷分别为手阳明大肠经之合穴和原穴，为泄热凉血之要穴；配以功专除湿的阴陵泉、三阴交，可奏清热、祛风、除湿之效。

由于痹证在全身各部的表现不同，分别酌情选取以下腧穴。

肩部：肩髃、肩髎、肩贞。

肘部：尺泽、曲池、手三里、天井。

腕部：阳池、列缺、支沟、腕骨、大陵。

手指：合谷、后溪、八邪。

腰背部：身柱、肾俞、委中、昆仑。

股部：环跳、秩边、承扶、居髎。

膝部：内、外膝眼及足三里、阳陵泉透阴陵泉。

踝部：解溪、太溪、昆仑、丘墟。

足部：申脉、公孙、太冲、八风。

针灸治疗痹证有较好的疗效。但类风湿关节炎病情缠绵，必要时可采用综合治疗。

（15）治疗痛经方

【组方】中极、三阴交、足三里。

【功效】理气活血，温经化瘀，益气补血，调经止痛。

【主治】妇人痛经。

按：妇人在行经前后或正值行经期间，出现小腹及腰部疼痛，甚则剧疼难忍，并伴月经周期而发，影响生活和工作者，称为痛经，是妇人常见病症之一，尤以青壮年妇女为多见。在痛经发生时往往有其他全身症状出现，如乳房作胀或胀痛，恶心，呕吐，泛酸等，严重者则剧痛难忍，并出现面色苍白、冷汗淋漓、手足厥冷等痛厥之证。妇人若在月经将至或经行期间，仅感下腹部或腰骶部的轻微胀痛不适，这是正常的生理现象，不作病论。本病与西医学的子宫发育不良、子宫过度前倾或后倾、子宫颈管狭窄、子宫内膜增生、盆腔炎、子宫内膜异位等引起的痛经关系密切，可参照本病辨证治疗。

本病主要由气血运动不畅所致。妇人经水乃气血所化生，血随气行，气充则血沛，气顺则血和。若气滞血瘀，寒凝湿滞，气血不足，肝肾亏损，都可导致气血运行不畅而发为痛经。李先生以针灸治疗该病，选穴中极，该穴是任脉之募穴，可调理气血，通调冲任。三阴交为足三阴经交会穴，是治疗痛经的远端取穴。足三里穴是阳明胃经之合穴，与三阴交相配有补益脾胃而益气血生化之源。气血充足，冲任调和，经血畅通，则痛经自止矣。

若因气滞血瘀者，症见经前或经期小腹胀痛，或阵痛拒按，行经量少，淋沥不畅，血色紫暗有血块，血块下后则疼痛减轻，或见心烦易怒，胸胁两乳作胀，舌质紫暗，舌边有瘀点或瘀斑，脉沉弦，可加地机、次髎。地机为脾经之郄穴，可以理气健脾。次髎乃治痛经之经验有效穴位，配中极、足三里、三阴交，则有理气活血、调经止痛之功。

若因寒湿凝滞之痛经者，症见经前或经行时小腹冷痛，甚则牵连腰脊，得热则舒，经行量少，色暗有血块，畏寒肢冷，大便溏泄，舌苔白腻，脉沉紧，可加关元、公孙。《素问·举痛》曰："寒气客于冲脉，冲脉起于关元。"关元可调冲任、理胞宫，公孙通于冲脉，与关元穴相配，有温经散寒、化瘀止痛之功。

若因气血不足引起痛经者，症见经期或经后小腹绵绵作痛喜按，或小腹空坠，经行量少，经色淡而清稀，面色苍白，精神倦怠，或纳少便溏，舌苔薄白，舌质淡，脉细弱，可加关元、命门。关元为任脉经穴，可温补下焦之元气而调理冲任；命门属督脉经腧穴，督脉可总督全身之阳气，故取命门以补真阳而温煦脾胃；再配以足三里、三阴交、中极，则能益气补血，调经止痛。

若因肝肾亏损所致痛经者，症见经后小腹绵绵作痛，喜按，经来色淡量少，质稀薄，伴见头晕耳鸣，腰脊酸痛，精神倦怠，舌质淡红，舌苔薄白，脉沉细，可加肝俞、肾俞、关元。肝俞、肾俞是肝、肾二脏的背俞穴，能补养肝、肾，调理冲任，配以关元穴，有益精血、补肝肾、养冲任之功。再配以足三里、三阴交，有补益脾胃、益气血生化之源的作用。气血充足，胞脉得养，则冲任自调，痛经自然消失。

针灸治疗痛经，应在月经期前3～5天开始，至月经尽后痛止为止；下次月经来潮前3～5天再针灸，可以连续调理3～5个月，痛经则可治愈。

（16）治疗耳鸣耳聋方

【组方】翳风、听会、外关、足临泣。

【功效】清泄肝胆，通经宣窍。

【主治】耳鸣，耳聋。

按：耳鸣是耳内鸣响，如闻蝉鸣或潮水声，其声音忽高忽低，妨碍听觉。耳聋是指不同程度的听力减退，甚至听力完全消失。耳鸣往往是耳聋的先兆，耳鸣日久常可发展成耳聋。耳部是少阳经循行部位，足少阳胆经与肝经互为表里，凡因情志抑郁或暴怒伤肝，肝胆火旺，致使少阳经气闭阻；或因嗜食辛辣厚味，痰火郁结于耳窍，均可致耳鸣、耳聋。

临床上，李先生常选手足少阳经腧穴为主，翳风、听会为局部取穴，配以循经远端取穴手少阳三焦经的外关和足少阳胆经的足临泣，是上下配穴法，以通上达下，共同体现清泄肝胆、通经宣窍的作用。

若见起病较急，耳底疼痛，耳内流出黄色脓液，伴见恶寒、发热、流涕、头痛，或口苦咽干、小便黄赤、大便秘结，多为聤耳实证（急性中耳炎），可加中渚、曲池、合谷、侠溪以疏散风热，清泄肝胆。

若耳鸣、耳聋突然出现，耳中闷胀或响声不断，声响如蝉鸣或海潮声，按之不减，并兼见头胀、面赤、口苦、咽干、夜寐不安、烦躁等，多是肝胆实热，痰火上冲所致，上方加丘墟、丰隆、中渚。丘墟为足少阳胆经之原穴，中渚为手少阳三焦经之输穴，两穴相配，具有清泄肝胆实热之功。丰隆为涤痰要穴，能清泄痰热。

若见耳鸣、耳聋已久，或耳鸣时作时止，劳则加剧，伴见头晕目眩、腰膝酸软、虚烦失眠、遗精带下、神疲纳少，为肾精亏虚，不能上营耳窍所致。上方加太溪、肾俞、三阴交、足三里。太溪为肾经原穴，配肾俞有补益肾精的作用；三阴交为肝、脾、肾三经交会穴，有益肾、健脾、养肝作用，配以足阳明胃经之合穴足三里，有助于精血之生化。诸穴相配，共奏止鸣复聪之功效。

（17）治疗头痛方

【组方】风池、百会、太阳。

【功效】祛风、通络、止痛。

【主治】头痛。

按：头痛是临床上常见的一个症状，可发生于多种急慢性疾病过程中。头为太阳之首，诸阳之会，髓海所在，五脏六腑之气血循手三阳经从手走头，交足三阳经从头走足，顺其常度，则无头痛。若外感六淫、内伤七情，使经络血脉闭阻不通，运行不顺，都可发生头痛。

治疗头痛，李先生常以风池、百会、太阳三穴为基础方，以祛风、通络、止痛，并随证加减。

若因风寒湿邪引起头痛者，症见头痛遇风寒湿而诱发，头痛多偏于一侧，或左右交替发作，或全头皆痛，或头胀痛，并兼见鼻塞流涕。上方可加头维、合谷，以祛风散寒，化湿通络止痛。

若见头角抽痛，多偏于一侧，眩晕，面部烘热，易烦善怒，目赤口苦，舌质红，脉弦，多因精神紧张引起肝阳上亢之头痛。上方加太冲、太溪，为远端取穴法。太冲为肝经之原穴，以平肝潜阳；太溪是足少阴肾经之原穴，能滋养肾阴，潜镇肝阳。

若见头额昏痛如裹，胸脘痞闷，恶心，呕吐痰涎，舌苔白腻，脉滑，为痰浊上蒙清窍而致头痛。上方加中脘、丰隆，健运脾胃，理气化痰，以治生痰之源。

若见头昏而痛，其痛势缠绵，休息痛减，并见神疲、心悸、面色少华，舌淡，脉细弱，为气血不足，无以上奉，发为头痛。上方加足三里、三阴交。足三里是足阳明胃经之合穴，三阴交为肝、脾、肾之交会穴，又是脾经之穴，两穴相配，补脾健胃，益气养血，使气血充沛，则髓海得以濡养，而头痛可蠲。

若见头痛如刺，经久不愈，痛处固定不移，视物花黑，记忆减退，舌微紫，脉细涩，为头痛日久入络引起之瘀血头痛；或头部外伤，瘀血内停，脉络不畅之瘀血头痛。瘀血头痛多见痛处固定不移，故以痛处取穴，起到祛瘀作用。上方加阿是穴、膈俞、三阴交、合谷。膈俞为血之会穴，配以三阴交、合谷，有行气活血的作用，以化瘀定痛。

针灸治疗头痛有较好的疗效，但应注意与脑实质性病变相鉴别，以便及时治疗原发病。

治疗头痛除辨证选穴外，还应注意按部位选穴，如前额痛加刺上星、阳白；头顶痛加刺百会、前顶、后顶；后头痛加刺天柱、后顶、风府、风池；侧头痛加刺率谷、头维、太阳等穴。

4. 针灸奇穴

经外奇穴在临床上的疗效作用和特殊的取穴定穴方法，为历代针灸学家所推崇和重视。经外奇穴补充了十四经穴的不足，丰富了针灸治疗学的范围。经外奇穴既可反映经络的生理和病理现象，又在腧穴对经络脏腑气血的调节作用方面发挥特殊效应。李先生提出："经外奇穴是位在人体经络轨道网络上的腧穴。"他认为，经外奇穴可以理解为经典穴位以外的穴位，因为经典中收集的穴位限于当时的发现，也存在有的穴位未收入经典。但如果说经外奇穴是经络以外的穴位，那是错误的。经络是精气神运转的轨道，穴位是经络回旋转折之处，离开经络则无穴位存在的条件，穴位是经络现象和实质反馈的基础。因此，凡穴位都在经络之中，不在经就在络，不在此经就在彼经。

李先生倡导"医道溯源，取效临床，证之实验，古今汇通"，在长期的针灸临床实践中，集诸家之长，以易学思想同中医学、针灸学的传统理论相结合，形成了以临床验证实效的奇穴疗法。李先生临床所创奇穴有以下几种。

（1）北辰穴

北辰穴是李先生以易学天人合一理论、太极一气流行的经络学说为指导，以天之二十八宿朝拱北斗而寓寄于人体北辰奇穴。其穴位居于头部，属络脑髓，奇寓元神，具有调节脏腑经络、气血阴阳的作用。"头为诸阳之会""三百六十五络皆归于头""十二经脉清阳之气皆上于头而走空窍"。因此，人的元神活动状态直接关系到全身各脏腑的生理功能。北辰穴分别列为四段，每段7个穴位，共计28个穴位。

①取穴方法

从神庭穴至百会穴的连线（督脉经循行处）为北辰穴正中线，再分别从两眼目内眦、瞳孔正中、目外眦向头顶引正中线的平行线，左右各3条，共6条，加上正中线 1 条，共计 7 条，称为经线。又从神庭穴沿发际引 1 条与经线相交的纬线，形成 7 个交点，称为北辰穴 1 段。另从百会穴向两耳尖引 1 条与经线相交的纬线，同样形成 7 个交点，称为北辰穴第 4 段。在第 1 段与第 4 段之间，再引两条纬线，将经线平分为三段，依次序成为北辰穴第 2 段和第 3 段，北辰穴每段 7 个穴位，4 段共 28 个穴位（图 1）。

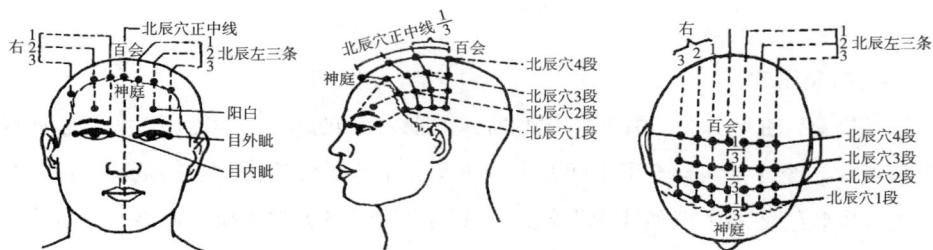

图 1　北辰穴定位示意图

②针刺方法

在北辰穴的经穴与纬线的交点上用毫针沿经线方向沿皮刺 0.5 ~ 1 寸，每次取 1 ~ 2 段，交替选用。根据病情需要也可 4 段北辰穴同时取用，采用鱼贯透穴法，从第 1 段透刺到第 2 段，第 2 段透刺到第 3 段，依次透刺。

③主治病症

北辰穴有化瘀通窍、祛痰活络的作用。李先生常用北辰穴治疗中风偏瘫、口眼㖞斜、语言蹇涩、手足痿躄等神经系统病症。

④典型病例

万某，男，38 岁，入院时间 1992 年 7 月 1 日。因多发性大动脉炎并发右脑大出血，左侧肢体偏瘫，语言严重障碍，伴见吞咽困难，抬入住院。查左上下肢肌力 0 级，咽反射迟钝，左侧面瘫，被动卧位。中医辨证为中风后遗症（中脏腑），瘀阻窍闭，经络阻滞。治以活血化瘀，疏通经络，开闭通窍。以北辰穴为主针灸治疗，每日 1 次，每次选取北辰穴 1 段沿皮刺 7 针，留针 30 分钟，并配合活血化瘀、通经活络中药内服。半个月后下肢肌力提高到 2 级，病人可以坐位活动，说话有好转；针刺北辰穴治疗 1 个月后，左下肢肌力提高到 3 级，左上肢肌力提高到 3 级，吞咽障碍消失，面瘫治愈，语言障碍明显改善，病人能自行拄拐杖缓慢行走。临床症状好转出院后，继续在门诊以北辰穴为主加四肢取穴为辅治疗。

　　北辰穴在取穴定位上与 20 世纪 70 年代兴起的头针疗法有所不同，头针疗法是要西医学大脑皮层功能定位理论指导下，以头皮的特定刺激区而确立的针刺疗法。北辰穴是李先生的祖传奇穴，在易理的指导下，结合中医"病下取上"的针灸治疗理论原则而确立的特殊针刺疗法。北辰穴分为 4 段，临床应用时可以交替选用，以避免单一皮穴区反复刺激引发的不良反应。

　　（2）八荒穴

　　八荒穴也是李先生常用的头部奇穴，是以易学八卦原理，即乾、坤、坎、离、震、巽、艮、兑八方定位的头部奇穴。

　　①取穴方法

　　以百会穴（天谷穴）为中宫（为中心），以百会穴前至神庭穴的距离为半径，画一个圆圈，将这个圆圈分为八个等分点，即天、地、风、云、龙、虎、鸟、蛇，与八卦相应的八方（北、南、西南、西北、东南、东北、东、西），形成八个穴位，即为外八荒。再将中宫至外八荒的距离分为三等分，画两个圆圈，即为中八荒和内八荒，内、中、外八荒共 24 个穴位，构成奇穴八荒穴（图 2）。

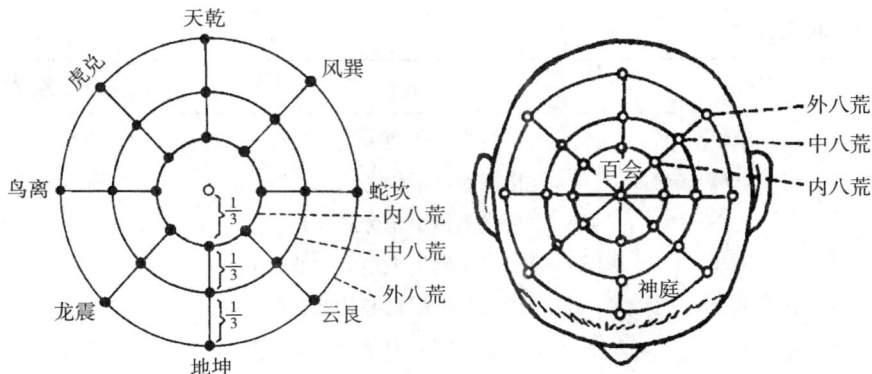

图 2　八荒穴定位示意图

　　②针刺方法

　　用毫针沿皮刺 0.5～1 寸，针尖朝内（百会穴）或朝外（神庭穴）均可。一般每次取一组八荒穴（8个穴位），也可两组或三组同取，因病情需要而确定。

③主治病症

李先生常用八荒穴治疗中风偏瘫、偏正头痛、眩晕、失眠、健忘、痴呆，以及癫、狂、痫等病症。

④典型病例

唐某，男，76岁，因脑萎缩、脑动脉硬化症，兼有慢性阻塞性肺病，于1992年10月住院以来，长期伴有失眠、四肢震颤，甚至抖动，严重时影响日常进餐和行走，脑CT片示全脑萎缩。曾服用安定、钙剂及其他西药治疗，见效不显，仍然整夜失眠，四肢震颤。中医辨证诊断为失眠、震颤，属肝肾亏损，心神失养，肝风内动。治以滋养肝肾，宁心安神，息风镇静。选取八荒穴针刺治疗。行补法手法，每日取一组穴，配合四关穴、内关、神门、阳陵泉等腧穴。针后当晚即能入睡1~2小时，3天后四肢震颤开始减轻，半个月后每晚可睡2~3小时，四肢震颤明显减轻，日常生活基本能自理。

（3）十鬼穴

十鬼穴与针灸古籍中的"十三鬼穴"不同，李先生的十鬼穴穴位大都与手足经脉在四肢末端的井穴部位相关，为脏腑经气注输出入之处，具有调节脏腑经脉气机逆乱的作用。

①取穴方法

名称	定位	相应经穴名称
一、鬼眼	拇指桡侧爪甲角旁约0.1寸	少商
二、鬼鼻	食指桡侧爪甲角旁约0.1寸	商阳
三、鬼心	中指桡侧指甲角旁约0.1寸	
四、鬼耳	第四指尺侧指甲角旁约0.1寸	关冲
五、鬼听	小指尺侧指甲角旁约0.1寸	少泽
六、鬼哭	足大趾内侧趾甲角旁约0.1寸	隐白
七、鬼口	第二趾外侧爪甲角旁约0.1寸	厉兑
八、鬼意	足中趾外侧爪甲角旁约0.1寸	
九、鬼胆	第四趾外侧趾甲角旁约0.1寸	足窍阴
十、鬼头	足小趾外侧趾甲角旁约0.1寸	至阴

②主治病症

李先生常用十鬼穴治疗郁证、失眠、癔病、癫狂等精神异常病症，包括西医学的神经官能症、更年期综合征、抑郁性精神病，以及练气功出现偏差等。

③操作方法

灸灸法：取米粒大小艾炷，着肤灸于鬼穴上 3～5 炷。

温补法：即艾炷灸时，毋吹其火，待艾火燃尽时，按之，勿令灼伤其皮肤，如是者为一壮。

宣泄法：即艾炷灸时，急吹其火，待艾炷燃近皮肤时则扫除之，如是者为一壮。

针刺法：取 5 分长的毫针，穴位常规消毒后，直刺穴位肌肤之下。欲补之者，以轻而快之指法弹其针柄；欲泻者，以重而慢之指法弹其针柄，每隔 3～5 分钟弹针柄 1 次，3 次后出针。

砭刺法：用三棱针在常规消毒的穴位上，进行砭刺法，以放出绿豆大血滴为度。凡用砭刺法都为泻法，多用于实热证。

临床应用十鬼穴时，一般每次选取一对鬼穴为一组，如双鬼眼、鬼鼻穴等。

④典型病例

袁某，女，48 岁。失眠、头痛 1 年，加重伴头面浮肿、心悸 2 个月，于 1992 年 1 月 15 日入院。曾于某省人民医院多次就诊，服用抗焦虑药物、镇静安眠药及对症支持治疗见效不显。入院时头昏头痛加重，记忆、思维轻度减退，颜面浮肿，默默不欲饮食，情志悲观消沉，诸药寡效，苦不欲生。诊断：神经官能症、焦虑症、更年期综合征。中医辨证：郁证。治疗：用李氏十鬼穴治疗，每日一组穴，从鬼眼穴开始，每穴艾炷着肤灸 3 壮，当日灸后自感心情舒畅，连续 1 周治疗后，诸症大减。后配以疏肝理气、解郁安神的中药调理治疗，痊愈出院。

四、特色医术

1. 净明动功

（1）净明动功的来源及其他

净明动功出于道教中派祖师黄元吉，因元代民族融合，该派动功又曾传往藏地，并成为藏地幻轮拳与金刚拳的有机补充。但在汉地，反而是在净明派道士及俗家弟子中秘密流传。

20世纪30年代，李仲愚得其先祖父的表兄海慧禅师（禅师俗姓范，四川彭县云华山人。青年时代外出游历，初遇一位精通中医药学、对《周易》《内经》及道家学术很有研究的道家净明派高人，传净明动功及丹道之学，后几番到西藏、印度精修密法，又得净明动功的西藏传承）传授此动功，习练之后，获益匪浅，故又依医理，特别是人体经络理论进行了系统的分析和归纳，使十式净明动功成为一个有机的整体。十式动功，可按顺序练习，也可不按顺序练习；可全套合练，亦可仅练一、二式。该套动功，一以经络为宗，任运呼吸而呼吸自深；不谈脏腑而脏腑和谐。因此，无论男女老幼，有病无病皆可习练起，非常简便。

若切实深入习练各节动功不难发现，本功既可外通于各类武功，得自卫、卫人之用；而内力增长，又为强身延年奠定了生理基础。其功效，绝不在"八段锦""五禽戏"等之下，其心法，更通于菩提达摩的"易筋经"。此外，该套动功通过恩师李仲愚60余年的临床验证，在医疗保健、奇难杂症康复、内功纠偏、恢复肢体躯干功能、却病延年等方面都有十分神奇的效果。

（2）净明动功十式的名称和动作要领

整套动功的要领是心意明净，身体松静，自然呼吸，动作匀、缓、细、长，重意不重力。

预备式——怀抱太极：如双手环抱太极，收摄心志。双手上提至胸前，掌心相对，如抱球状（或两掌一上一下做抱球状亦可）。双膝微弯，其象空静安宁。每站2～3分钟。

第一式——碧海捞明月：喻人站立碧海边，捞取水中静定明月，领纳吸收，以洗涤脏腑肌体。自然站立，自然下垂之双臂自然向前抬举伸直，而后缓缓上举，至五指朝天，双臂从两侧画弧线放下，弯腰直腿，至双掌触地，而后双臂前伸，渐渐升起，如此反复是为正式。反式则两臂从肘后往上抬举双臂至顶，双臂从身前画弧，弯腰直腿至手指接触地面，再转腕如分水，双臂从后向上举。正式、反式可各练习7～21遍。

第二式——清溪转辘轳：喻清溪旁转辘轳之水，运腰背及双臂之力，形如转辘状，圆转一如。人之双臂，缓缓从胸前抬起，抬举至头顶，而后收缩手掌，由耳后玉枕关绕至胸前，顺胸腹抹下，弯腰直腿，至双手掌达脚背，再双臂上举，为正式。反之，双臂由胸前压下至脚背，而后随小腿抹腹抹前胸绕至耳后上举过头，再双臂下压至脚背。正反各练习 7～21 遍。

　　第三式——随风轻荡桨：喻人在船上，荡桨水面，沉稳自在。双臂屈平至胸，从左胸向右外推出，双腿随之弯为右弓左蹬，双臂往左转动一圈，双手半握拳，至胸前则稍停片刻，上身微后仰，双膝微弯，再经胸前向右推出，至不能再推时，双手向左收回胸前，转动一周。反之，由右向左前推出，从左侧至右侧收回，亦一周。如是正反各练习 7～21 遍。

　　第四式——飘拂过仙都：喻临风飘拂，随过仙都，自由潇洒。双腿分开，双脚间距过肩，双臂上屈，手心向面，从左至右，先右手摆动，转身往外划半圆，至不能再转时，即向左转身，摆动左手，双臂随腰部转动而缓慢旋转。反式，亦双手掌向面，两手交错，右手往左划圈，左手往右划圈。练习 7～21 遍。

　　第五式——整冠入云汉：喻整冠直入云霄，绵里透刚，质朴灵动。双臂由自然下垂而双手掌上屈至腰胁间，立掌斜向上（齐肩或肩稍上）推出，至不能再推，而转举向上，使掌心向天，尽力托举。而后双臂侧平放下与肩平（掌亦平）。再挽臂做展翅之形，运腋臂展动双臂 15°～30°，反复 3 次，最后双臂自然下垂至腿外侧。正反各练习 7～21 遍。

　　第六式——跨虹觅兔乌：喻跨彩虹之间，寻觅太阳与月亮，执着而空静。人自然站立，双脚分开至肩或稍过肩，双臂上举，使头在双臂之间，随身从左往下顺时针方向，伸膝俯身，使手能触脚背，并保持头在双臂间。再往右转而至顶，是为正式。相反方向即为反式。正后可各练习 7～21 遍。

　　第七式——铁臂摧胡虏：喻铁臂无情，摧灭胡虏，正气凛然。先马步站桩，再手握拳至腰侧。左臂立掌向胸前，平臂或斜与肩平推出，至不能再推，则向左前转圈收至腰侧半握拳。右掌继而往胸前推出，至不能再推，由向右侧转动收至腰侧半握拳。双手反复，各练习 7～21 遍。

　　第八式——三军灌醍醐：喻醍醐灌顶，一而再，再而三，三军所向，整齐庄严。人自然站立，双手由下而上抬举至头，双手分别向双侧转圈，下至小腹双手交叉后，再将双手抬举至头，再向双侧转圈，收回至腹，双手由后反向抬举至头，双臂伸直，从前方压下，至手触脚背而还原。此式因有双臂的前边后边转圈，故无正反式，亦以习练 7～21 遍为度。

第九式——双龙盘金柱：喻双龙盘柱，柱为龙之基，龙为柱之用。抱神履和，轻柔沉稳。双臂自然下垂，手半握拳。转动腰身，带动双臂双拳左右上下绕身躯叩打腰、背、胸腹、腋下等处，如是反复 7～21 遍，而至还原。

第十式——雀跃震神州：喻麻雀喜极，于晨间霞光中，在树梢上升腾跳跃，升降开合，与树身及周围事物融为一体。人自然站立，双脚并拢，垂肩曲肘，使全身放松，脚掌不离地，仅通过双膝弯曲与伸直的运动，带动双臂双手做升、降、开、阖的运动。

还原式——怀抱太极：站怀抱太极桩（如预备式）1～2 分钟，调心调气后收功。若能在收功之时，舌卷口腔，并以唾液在口腔内鼓激 36 次，至津液满口，则分三口咽下，每咽一口，均以意念送入丹田。如此 3 遍，分咽津液共 9 口，随之用双手指叩头，双手浴面、擦颈、按摩胸腹、揉腰眼，再自由活动，其效果更好。

（3）净明动功的医疗保健作用

①碧海捞明月

该式能通调手三阴经和冲脉。手三阴经包括手厥阴心包经、手少阴心经和手太阴肺经。冲脉起于海底而丽于阳明，二经脉在人体起着十分重要的作用。冲脉为经脉之海，阳明为五脏六腑之海，九脉之病皆可从冲脉、阳明经统治。

该式对呼吸、循环、内分泌系统均能起到良好的调节作用，如咳嗽、气喘、胸胀胸闷、心累、心跳、心律不齐等；并防治冠心病、肺心病、肺部结核、肺气肿等作用明显。对神经、消化及生殖系统疾病的疗效显著，特别对各类神经官能症、抑郁、失眠、烦闷不安、气功偏差、狂躁等神经性疾病，以及大便秘结、小便频数、月经不调等，有相当好的效果。另据笔者二十余年观察，该式对各类颈椎病均有良好的辅助作用。

②清溪转辘轳

该式通调任督二脉。任脉总任诸阴，内寓心包、心经、胃经、小肠经、大肠经、三焦经及膀胱经之募穴，前联神阙，内联五脏。人身营血皆任脉为之总任。督脉上通脑海，下达闾尾，内联五脏，总督人身阳气，人体各系统、脏腑、器官、组织乃至细胞之各种功能，均来自督脉。因此，任督二脉为阴阳经之总纲，督脉主生，任脉主化；督脉主长，任脉主成。生化成长皆任督二脉主之，任督二脉之流转，即形成人身之子午流注。

该式对于调整任督二脉、振奋任督脉的能量、调整人体机能、增强免疫能力、却病延年均有极大好处，特别是对自汗、无汗、盗汗、心累、心悸、气喘、短气、胸胁闷胀、肠胃不和、二便不规则、月经失调及性功能障碍等，均有很好的疗效。

③随风轻荡桨

该式通调手三阳经，即手阳明大肠经、手太阳小肠经和手少阳三焦经。大肠为传导之官，变化出焉，禀阳明燥金之气，吸大肠中水分而入于血行，传糟粕于体外，与手太阴肺相表里，与足阳明胃相呼应。燥金之气化不足，则大便溏泄；而燥金气化太过，则大便干燥秘结。实则里急后重，虚则脱肛坠肠。小肠为受盛之官，化物出焉；心为火脏，小肠为火腑，二者相为表里，遥相呼应；心主血脉，而小肠则消化食物吸收营养于脉中。三焦为决渎之官，水道出焉，凡人体淋巴系统及各脏腑、器官、组织甚至细胞之间的间隙均为三焦所司，为人身最大之腑。以人身分段论，从头至胸为上焦，胸下至脐为中焦，脐以下到会阴为下焦。

该式对人体皮肤、头项、腰背之病，以及口腔、食道、呼吸器官和咽喉疾病，均有良好的疗效。

④飘拂过仙都

该式通调阳跷脉和阳维脉。"阳跷脉者，起于跟中，循外踝上行，入风池"，为诸阳所发之地；阳维起于诸阳之会。

凡人体肢体无力、关节松弛，均可因习练此式而改善。同时，该式与许多内家拳法相通，故久之；更可用于实战，防身护生。

⑤整冠入云汉

该式能通调足三阳经，即足太阳膀胱经、足少阳胆经和足阳明胃经。膀胱为州都之官，津液藏焉；肾为水脏，膀胱为水腑，太阳为阳经之最大者，故主人身之卫外功能，通皮毛，与肺气相张合。胆为中正之官，决断出焉；胆经不仅与胆有直接关系，亦与手少阳三焦经共同统御人身淋巴系统及其全身腠理；而少阳为枢，居人身躯体、脏腑器官、组织、细胞的半表半里之间，其大至淋巴系统、胶原组织、网状内皮系统，小至细胞间质，皆为少阳所司。胃为仓廪之官，五味出焉；足阳明胃经与足太阴脾经相表里，为后天之本，通于地气，取地产之五味以养五脏，为中焦营气之祖。

该式对膀胱、生殖系统、胃、胆之病，均有疗效；能防治感冒、咳嗽、头痛、耳鸣、胁痛，以及肝胆热证、肠胃炎、淋巴结炎等，特别对于人体前、后、侧不明原因的疼痛，有极佳的疗效。

⑥跨虹觅兔乌

该式通调阴维脉和阴跷脉。"阴跷脉者，亦起于跟中，循内踝上行，至咽喉，交贯冲脉"；"阴维起于诸阴交也"，诸阳会于头，诸阴交于胸。阴阳相维则营卫和谐，阴阳不能维持一身，则营卫不谐，深思不爽，怅然矢志，身体懈怠，不能自收持矣。

凡五脏之不能生克制化，六腑气机功能出现的障碍，均可以习练该式而得到改善。

⑦铁臂摧胡虏

该式通调奇经八脉，故能调整人身五脏六腑的功能，提高免疫能力，预防全身各系统的疾病。而该式最利全身精气，特别是命门之真气，故生长全身力气。另外，全部武学的桩功，可以说都根源于此。

⑧三军灌醍醐

该式通调十二正经，可调整人身整个内分泌系统及全身体液恢复正常。

该式对涉及腺体、津液及整个体液的疾病，以及男女性功能障碍等，都有帮助。另外还有补男子精液的特殊作用。

⑨双龙盘金柱

该式通调带脉。带脉与任脉、督脉、冲脉及阳明经的关系非常密切。带脉直接沟通先天肾及后天脾，同时束约冲、任、督及足三阴经、三阳经，将精神之阙与生命之门联通，故能和营卫、益元神、长智慧。

⑩雀跃震神州

该式通调三焦、卫气营血，疏通十二脏腑、十二正经和奇经八脉，故有益脾补肾、宣肺疏肝、强心健脑、强智怡神的作用，也可视为十式动功的总持。

2. 指针与杵针

（1）指针撮要

指针疗法，源出湖北武当山，后来在先生家门中秘密流传（李仲愚是第十四代传人，笔者属第十五代传人），属无疼痛、无创伤的物理疗法。所谓指针，顾名思义，就是以指代针。指针之针字，在此做动词用。

指针既可治病救人，又能克敌防身。这里，具体谈治病救人。

指针可用 1 个手指操作，也可用 2 ~ 5 个手指操作；可用单手操作，也可用双手操作。在一般情况下，右手为刺手，左手为压手。

学习指针必须练功，最好先练"百脉朝宗功法"，待有基础后再练"嘘字气功"；或者至少也要练习"净明动功"，而且要坚持每天练，从而使指力能深入病人脏腑，确保临床疗效。练功早晚均可，而以早晨为好。

①指针操作的基本手法

指针用指，亦可用掌。小穴用指，大穴用掌。基本手法有以下 8 种。

点：即以指的桡侧或指峰接触穴位，多用于头部、面部及手掌、手指等部位，点、线、面均可。其补法，轻而快；其泻法，重而慢；其平补平泻，则不快不慢、不轻不重、节律一致。补泻之法多用于治病；平补平泻可治病，亦可强身。临床可代梅花针，但须点至皮肤发红。

叩：即以指峰一指、三指或拇、食、中三指屈指关节叩穴位（分点、线、面三种），仍分补、泻和平补平泻法。

分：即以左右手或拇指，或其他四指指端，或掌面，腕掌悬曲，运用腕部的横竖和来回摆动，带动指关节的屈伸运动。临床上，多选左右运动。此法与理法合用，则称为分筋理气法。

理：即梳理，与分法同理，多往下。

推：向上推动，用指或掌。上推为升，下拿为降（如督脉处、手臂处、大腿处）。用掌推和指推均可，视推处面积而定。一般幼科则推三关。手三阳经的循行方向是由手到头，由下向上。有外感者，顺经脉由下向上推，则皮肤发红、汗出而解。有腹泻者，推夹脊穴。自命门水平推至膈俞，由膈俞推至大椎或风府可以止泻；为通便则向下推。其他如四肢肌肉萎缩等亦可用推法。

拿：往下为拿，与推相反，力的方向主要是向下。上肢拿法，从尺泽、曲泽往下拿可以清热；下肢拿法与上肢相反。阳经自上而下拿，阴经自下而上拿。

运转：即以单指、双指，或拇指、食指，或食指、中指、无名三指，使指面贴于皮肤，甚至用大小鱼标、掌根、全掌贴于患者皮肤，做顺时针或逆时针方向的环形运转。其中，单指或拇指运转，多用于头面、五官、胸腹、颈项及关节凹陷处等；双指运转，则多用于头面、颈项两侧、脊柱、胸背、腰骶等；鱼际运转，多用于头面、胸腹、腰背及急性外伤等；掌根运转，多用于脊柱、臀部及四肢等；全掌运转，则多用于腹部、腰背及大腿等部位。

开阖：可用拇指、食指、中指端，单独或配合使用均可。凡向下按压或震颤，使气血向四周分散，称为开法；凡慢慢将指端上提，使气血还原，称为阖法。本法通于烧山火、透天凉手法。

按：指针所用的每个穴位，都可用升、降、开、阖运转之法。左右即开阖，上下即升降。凡运转，往左归阳经，往右归阴经。此外，指针手法亦有弹（弹筋）、拨（拨络）等。因指针很考究医家的指力与穴位选择，故不同于一般意义上的推拿。同时，运用指针治疗疾病，首先要辨明阴阳与虚实。凡病家脉象强，一般用泻法；而脉象弱，则一般用补法。善指针者，需善用气力，一是善用身体机能之气力，二是善用天地间气机的功能力。

②指针的应用

天谷八阵：《道藏》说："人头有九宫，其中为天谷。"天谷即百会穴，亦称天心。此穴可以运转北斗与二十八宿，主天之清新阳刚之气。此穴最为重要而常用，以此穴为中心布阵，即成天谷八阵。以耳眉一线为外圈，对应一半处为中圈，每圈分布八点。运此八阵，能使人体五脏六腑之气统一于神识，使人从容而健康。运转此阵，犹如天门开合，万里晴空，天之精见，天之情见。或由外至内，或由内至外，表里内外相互统一，一般用叩法。此八阵主管整个头部包括眼、耳、鼻、口、舌，并躯体四肢；主神志病，并内伤、外伤、不内外伤。此外，对呕吐、晕车、车祸、摔伤、撞伤、头暴痛等有立竿见影之效。

河车路：督脉上升，任脉下降，形成河车。中线是任督二脉。旁线以膀胱经为主，所有的经脉由此两经统率。前面任脉，统运诸阴经；后面督脉，统运诸阳经。为临床运用方便，一般选督脉从风府起而至长强止。这是大致而言，可单独选穴，亦可用八阵配穴。少阴脉、冲脉等亦可归于河车路。

天元八阵：即至阳穴以上风府以下，排列八阵，治咽、喉、头、项、心、肺、胸、膈、气管、食道之疾病。

人元八阵：即至阳至命门段排列八阵，治肝、胆、肠、胃、胰、脾诸病。

地元八阵：即命门至长强段排列八阵，治肾、膀胱、盆腔，前后阴之一切病症。

按：凡运用河车路、天元八阵、人元八阵、地元八阵等，均可随机配合，一般用理法。另外配穴也可，为临床方便，可重点选八会穴即膻中、膈俞、阳陵泉、太渊、大杼、绝骨、章门、中脘八穴，或者各脏腑的募穴和输穴。

③指针十八奇穴

内踝痛点：拇指、掌指关节桡侧，赤白肉际间。

胸痛点：拇指指关节桡侧，赤白肉际间。

眼痛点：拇指指关节尺侧，赤白肉际间。

肩痛点：食指掌关节桡侧，赤白肉际间。

前头痛点（亦包括胃肠痛，眼眶、前额、胸喉痛，阑尾炎疼痛，膝关节痛，踝趾关节扭伤痛）：食指第一指关节桡侧，赤白肉际间。

头顶痛点：中指尖并第一指关节桡侧，赤白肉际间。

偏头痛点（亦包括胸胁痛、肝痛、胆道绞痛、肋间神经痛）：无名指第一指关节尺侧，赤白肉际间。

会阴、肛门间痛点：小指第一指关节桡侧，赤白肉际间。

后头痛点（亦包括扁桃体炎）：小指第一指关节尺侧，赤白肉际间。

脊椎、尾骨痛点（对偏头痛、耳鸣亦效）：小指掌关节尺侧，赤白肉际间。

坐骨神经痛点：第四、五掌指关节间，靠近第四指关节处。

咽喉牙痛点：第三、四掌指关节间，靠近第三掌指关节处。

颈项痛点：第二、三掌指关节间，靠近第二掌指关节处。

腰痛点：手臂腕横纹前 1.5 寸，第二伸指肌腱桡侧、第四伸指肌腱尺侧处。

胃肠痛点（对心绞痛亦有效）：劳宫穴与大陵穴连线中点。

哮喘咳嗽点：食指掌指关节（掌面）尺侧处。

夜尿点（亦治尿频）：掌面小指第二指关节横纹处。

（以上诸穴，用指针、杵针极为方便；或用毫针针刺，留针 2～3 分钟）

急救点：中渚配合谷，成开关穴，特别利于危急（晕迷）病人的抢救。

（2）杵针撮要

①杵针源流

杵针疗法，为我国道家养生、导引的不传之秘，系道家内丹、导引及河车修炼的有机组成部分。主要为帮助修炼者导引真气、培补元气、纠正偏差，预防并治疗修炼中各类疾病而设。最初由李仲愚的入川始祖李尔绯老太祖公，受此术于湖北武当山如幻真人。后得真人印可，此术始于李氏家族中秘密流传，至李仲愚为第十四代传人。

从李仲愚始祖李尔绯老太祖公开始，李氏成为蜀中医学世家，代代传承中医哲学及杵针（指针）疗法。一方面，李氏代代在彭州行医；另一方面，其家族内部则代代择人修学佛、道教典籍及《周易》《内经》《本草》并导引诸法，传承杵针（指针）之学。至李仲愚祖父春庭公长成，时值18世纪末，鉴于民生多艰，遂将导引真气的杵针（指针）秘密应用于民众疑难杂症的治疗，积累了丰富的经验，获得极高的声誉，直至百岁后仙逝。李仲愚父亲文焕公，自幼依家传，学习医学、武功、杵针（指针），青年时感于民族灾难，慨然从军，先在熊克武部做军医官，以黑膏药、丹药、药酒与杵针为官兵治病，疗效显著，得官兵拥戴，累至团长之职。文焕公中年后退隐家乡行医，进一步研究杵针（指针）运用于疑难杂症的诸多方便，精心培育李仲愚（李仲愚17岁时，在当地即享有较高医名，即源于此）。

②杵针工具

杵针根源指针，故杵针亦可说是指针的一种显像与表达。为医家内力不具、指力不能透达脏腑之际的一种选择，亦救生护生的一种方便。由于这种选择，杵针治疗的工具就显得很重要。

杵针工具在传承过程中，曾以牛角、檀木、玉石、银质等作为基本材料，到恩师李仲愚，充分参考道家"师刀""奎星笔"等法器及密宗金刚杵（独股、五股等），遂以铜为基本材料，确定了一套四件杵针工具的标准，奠定了向社会推广的基础。

七曜混元杵：长10.5cm，一头为圆弧平椭圆形，多做运转用；另一头为横排的7个钝爪，多做分理、运转用。

五星三台杵：长 11.5cm，一头为三脚（钝齿）并排，另一头（钝齿）为梅花五脚，多做分理用，对小肌肉群很好，常用于头面、四肢，于小儿最宜。

金刚杵：长 10.5cm，一头为圆弧平椭圆形，另一头为钝锥形，多做点叩、升降、开阖、运转用。多用于穴位面积大者，如环跳、承山、委中、肩俞等，常用于肩背疼痛、腰腿痛及坐骨神经痛等。

奎星笔：长 8cm，一头为平椭圆形，另一头为钝锥形，多做点叩、升降、开阖用。多用于儿童和穴位面积小者，如听宫、太阳、睛明、颊车、下关等。

③杵针手法

杵针手法依经络运行之理，乘导引之气，融通针砭按摩之象，摄持九宫、河洛对待之数，气韵生动，简洁明了。《易》云："以体天地之撰，以通神明之德。"杵针手法心要，即以运转升降等法，调节振奋人体正气，使人体五行恢复正常的升降开阖，既治疗疾病，更维护健康，养生长命。

医家以右手持杵（或如执笔，或直握），称为刺手；左手帮助选择固定腧穴，辅助刺手，称为押手。具体手法如下。

升降：杵针尖刺在腧穴上（不离开腧穴），往上推为升，往下退为降。天宇时空，本具升降开阖；在地球世界，天气上升为阳升，天气下降为阳降，故升为补，降为泻。

运转：以杵针针尖或杵柄，紧贴腧穴，从左至右顺时针旋转则为补阳，从右至左逆时针旋转则为补阴。地球世界，日升月落，与人类关系至为密切。太阳东升西落，是纯阳之性；月亮为纯阴之性，西升经晦（初一，不见月形）、朔（初三，一弯新月）、弦（如弓弦，月亮现半圆）、望（满月）而东落，故应之以养阴。

点叩：即杵尖向施术部位反复点叩或叩击，轻快为补，重慢为泻。点、线、面均可。

分理：即分筋理气。杵针柄或杵针尖紧贴腧穴的皮肤上，左右分推为分，上下推退为理。与道家按摩的分筋、拨筋手法有异曲同工之妙。

开阖：开使气血调整，阖使气血还原。杵针针尖接触选定腧穴，医家贯力达于杵针尖，向内进杵，则为开；向外提杵，则为阖。快开慢阖为补，慢开快阖为泻。

总而言之，杵针手法以轻而快为补（人一呼一吸，脉来四至，为缓为中），重而慢为泻。杵针手法亦可达到烧山火、透天凉的效果。因进针力大，使正气内透，病人热感明显，即是"烧山火"；而退针力大，引邪外出，病人凉感明显，即是"透天凉"。临床上，一般选择人体背部河车穴行杵，至阳以上段（对应上焦），至阳至命门段（对应中焦），命门至长强段（对应下焦）。

需要说明的是，杵针的补泻，必须在八纲辨证的基础上，合度运用补泻，疗效才显著。

④杵针的特殊穴位与临床应用

杵针的特殊穴位，是李仲愚依据自己的"医道溯源，取效临床，证之实验，古今汇通"理念，秉承家传，取法易道，结合中医经络脏腑理论，并经过内修实证，扩大应用范围，来定名定位的。这里的特殊穴位，主要指八阵穴、河车穴（见前文）与河车路。

［八阵穴］

所谓八阵，是指"天地风云龙虎鸟蛇"八阵。讲奇门，是"境死惊开休生伤杜"八门，贯通先天八卦。天代表乾卦，地代表坤卦，风代表巽卦，云代表艮卦，龙代表震卦，虎代表兑卦，鸟代表离卦，蛇代表坎卦。而乾、兑、离、震、巽、坎、艮、坤则分别代表自然界天、泽、火、雷、风、水、山、地8种物质运动的形态。八阵为古代兵家排兵布阵所沿用，其中涵盖奇正、攻守之法，也是八卦原理的具体运用。

整个人身是一个太极，也是一个八卦，又具备了六十四卦。同时，无量无边的宇宙太虚，是太极，是八卦，也是六十四卦。这便是大中含小、小中寓大的道理。因为大是小的集合，大小难以分割。人身具备六十四卦，小到人体的每一个细胞，亦具备六十四卦，其中包含阴阳运行的盈虚消息之理（盈即满，虚即亏，消则减少，息为增加）。以月亮为喻，即有晦（看不见月亮）、朔（初三之夜，一弯新月）、弦（半月，如拉满之弓）、望（满月）。由此可知，人体不同部位的八卦是相互联系、相互影响并相互依存的。

这里说的八阵穴，除了对应八卦的八点，还要加中央一点（亦是八阵中最重要的枢机点），故又称九宫八卦。再将其划分为三层，阵于是成形。

八阵穴，则是以一个腧穴为中宫，以中宫到一定的距离为半径，画一个圆圈，再把这个圆圈分为八个等份，分别都在一条线上。又将中宫到边缘的距离分为三等份，画成三个圆圈，连通中宫与外圈八点，即形成内八阵、中八阵和外八阵，内、中、外八阵各点，其方向是一致的（都在一条线上）。现以督脉为例，我们在上焦（天部）、中焦（人部）、下焦（地部）选几个重要的穴位，分别布成八阵，就可统治很多疾病。

天谷八阵：即以"百会"为中心在头部所布的八阵。所谓"百会"，就有百脉会聚之意。百会穴，在道家又称为天谷，此点恰好又是九宫八卦的中心。不仅如此，人体头部百脉的气血都表现出九宫八卦的规律性。所以，天谷八阵，上可以通心火，下可以通肾水，左通肝木，右通肺金，东北通胃，东南通胆，西南通脾，西北通大肠，中通元神之府；又脑为髓海，主信慧。发动此阵，实证用泻法，虚证用补法，从而调节人体机能，可使人体脏腑的卫气营血通利，从而建立起阴平阳秘的良好环境，使"正气内守，邪不可干"，具备健康的心态与脏腑环境。因为，此阵统管任督二脉，可治疗一切涉及任脉（人体阴经）和督脉（人体阳经）的疾病，对有关神志、精神类疾病，各类神经（包括四肢、躯体疾病）及七窍之病均有效。该阵对治疗顽疾及各类疑难病尤佳，如瘫痪、中风后遗症、神经官能症、精神病狂躁、全身经脉不调、头痛失眠、心悸心累、脉搏不均、健忘、肢体痿软、气功偏差，以及癫、狂、痫等神经、精神系统疾病等。

大椎八阵：即以大椎穴为中心（第7颈椎棘突下凹陷中），左右旁开3寸处为半径所布的八阵。大椎穴为阳经聚合之处，作用仅次于百会，阳在表，主动、主外，故凡传染病初期各种病症，都可用此阵。此阵既能解表发汗，又能营中止汗，相当于麻黄汤及桂枝汤。不过杵针的治疗要通过具体手法来实现。如发汗当用泻法，止汗当用补法；寒证用灸，热证用针。所以，此阵对于外感初期的病症，如头痛、发烧、身痛、流鼻涕、气喘、痰鸣、发痒、斑疹等亦有较好的疗效。

身柱八阵：即以身柱穴为中心（第3胸椎棘突下凹陷中），到左右魄户穴的距离为半径所布的八阵。身柱穴在两个肺俞的中间，肺俞通肺，身柱本身通气管，即从咽喉到气管进入肺分支的一段，身柱都能连通。所以，身柱八阵治疗肺部疾病特别有效，如哮喘、咳嗽、胸胀、胸满、痰多等，并对外感发热、疟疾、脊背痹痛、上肢痿弱麻痹具有特殊的疗效。

神道八阵：即以神道穴为中心（第5胸椎棘突下凹陷中），到左右神堂穴的距离为半径所布的阵。相邻的厥阴通心包，而神道则通心脏，故神道八阵治疗心脏疾病是特效，如肺心病、冠心病，可随症选择补泻。如有心悸、心累、胸闷、心痛等症，又有口干舌燥、唇红等心阴虚的表现，则用杵针；若痰多且清，唇白或淡红，舌白或淡红而润，脉迟而眼睛无神，则为心阳不足，应选灸法。

至阳八阵：即以至阳穴为中心（第7胸椎棘突下凹陷中），到左右膈关的距离为半径所布的阵。此穴贯通横膈，膈以上是心肺，膈以下是肠胃，半表半里是肝胆，故至阳八阵可治疗肝、胆、肠、胃、脾、胰腺相关疾病，如肝炎，胆囊炎出现胁痛、黄疸，胰腺炎出现胁痛，以及痞满、吞酸等。此阵联系的脏腑较多，故要特别注意分清虚实寒热。

筋缩八阵：即以筋缩为中心（在第9胸椎棘突下凹陷中），到左右魂门穴的距离为半径所布的阵。此阵对应肝胆，治疗风证和筋腱的收缩，如四肢肌肉紧张痉挛、瘫痪中风、热性病抽风、小儿麻痹、肢体痿软等。另对嗳气、呃逆、黄疸等肝胆病，均有较好的疗效。

脊中八阵：即以脊中穴为中心（第11胸椎棘突下凹陷中），到左右意舍穴的距离为半径所布的阵。因脊中位于命门上三椎，故对消化道疾病，如腹部胀、痛、痞、满，二便不通均有特殊疗效。另对泄泻、黄疸、痢疾、小儿疳积、呕吐等脾胃急病有相当好的效果。

命门八阵：即以命门为中心（第2腰椎棘突下凹陷中），到左右志室穴的距离为半径所布的阵。命门意指生命之门，与神阙（精神之阙）对应，并通过带脉与此相连。先天肾气与后天脾气交汇于命门与神阙之间，故历代修炼家，都非常重视这两个穴位的作用。命门是藏真火之地，其形象犹如人体上的一个坎卦，旁边两枚"腰子"，命门在二者之间，恰是二阴中的一阳。如肾阳不足，人就怕冷、全身无力、中气不足、精神疲乏。

另外，现代医学证明，两枚肾脏分泌肾上腺素和皮质激素（中医称为肾阳）。若阳精阳气缺乏，骨会变形，骨质会变得疏松，受外界六淫影响，就会出现类风湿关节炎等。肾在五行中属水，故又称水脏，统管人体全身的内分泌，一切分泌腺均属肾管。人的脑垂体，位置很高，属肾管；人的子宫、睾丸，位置较低，也属肾管。包括各种体液（在这一点上，中医与西医不谋而合，西医学认为是神经、体液将人构成一个有机整体），亦由肾统。所以，命门八阵可以治疗下肢痿软瘫痪、男子生殖系统疾病、女子月经不调及不孕、小儿发育不全等。若配天谷八阵，则治脑海空虚。

阳关八阵：即以腰阳关穴为中心（命门下2椎凹陷中），到左右大肠俞的距离为半径所布的阵。所谓阳关，是阳气之关，对人体阳气和肾脏，都有很好的补益作用。临床上，凡脱肛、痔疮、大便秘结、小便淋沥、小腹烧痛、小便刺痛、男女不孕不育、女子带下、月经不调等，运此八阵都有良好的效果。

腰俞八阵：即以腰俞穴为中宫（腰俞穴在骶管裂孔处），从腰俞穴到左右秩边穴的距离为半径所布的阵。主治腹痛、腹泻、便秘、脱肛、痛经、带下、遗精、阳痿、早泄等。

需要说明的是，八阵穴的布阵是灵活多样的，不仅可以在头面、背部督脉、腹部任脉上布阵，还可以在俞募穴、原络穴、阿是穴上布阵。只要临床辨证准确，以此理法用于毫针和灸法，效果也很好。

［河车路］

人体气血通过经络的运行，周而复始、如环无端地升降运转。河车路就真实地反映这种规律。调整河车路的功能，能促进人体气血运行，畅通经脉，从而达到治病的目的。

河车路既与人体三焦、六经相连，又沟通人体的卫气营血与脏腑经络。习练内养功夫，可以真实体会到河车路运转的奥妙。具体说来，河车路又可分为头部河车路、腰背部河车路、胸腹部河车路。各部河车路根据所属脏腑和主治不同，又可分为若干段。

［头部河车路］

河车印脑段

定位：头部河车路印脑段共有7条：中间1条从印堂穴到脑户穴，为督脉经；目内眦至相应的脑户穴旁，为第2条线；瞳仁正中到相对应的脑户穴旁，为第3条线；目外眦至相对应的脑户穴旁，为第4条线。其中，印堂至脑户穴督脉线为单线，其余2、3、4条为左右对称，共6条，加上正中1条，共7条。

主治：中风瘫痪、肢体痿软、痉挛、抽风、头风、失眠、晕眩、癫痫、狂证、目疾、耳病、目病。

手法：指针、杵针点叩、升降、开阖、运转、分理。

河车脑椎段

定位：从脑户穴到大椎穴和脑户穴到大椎穴两旁与两眼内眦、外眦及瞳仁之间的距离相等的左右 3 条线，为河车脑椎段，有 7 个穴位，即眼点、鼻点、耳点、口点、唇齿点、舌点、咽喉点。这 7 个穴位，分别在脑户穴至大椎穴的河车路线上的七 1/7 处。

主治：眼、耳、口、鼻、舌、唇齿、咽喉诸证，以及晕眩、失眠、心悸等病症。

手法：指针、杵针点叩、升降、开阖、运转、分理。

［腰背部河车路］

河车椎至段

定位：从大椎穴到至阳穴的中线和从大椎穴到至阳穴的脊柱两旁的 3 条线，即脊柱（督脉线）旁开 0.5 寸的第 1 条线，该线与夹脊穴连线相同；脊柱（督脉线）旁开的 1.5 寸的第 2 条线，该线与足太阳膀胱经在背部的第 1 条线相同；脊柱（督脉线）旁开 3 寸的第 3 条线，该线与足太阳膀胱经在背部的第 2 条线相同。在第 1 条路线上有大椎点、陶道点、风门点、肺点、心包点、心点、督点、膈点，每穴与该段督脉经和足太阳膀胱经的同名腧穴相对应。

主治：大椎点、陶道点、风门点段河车路主治咳嗽、喘息、感冒、温邪初起、疟疾等病症。肺点、厥阴点、心点、督点、膈点段河车路主治胸闷、胸痛、心悸、怔忡、健忘、心痛等心肺疾病，以及噎膈、呃逆、呕吐等肺胃疾病。

手法：指针、杵针点叩、升降、开阖、运转、分理。

河车命阳段

定位：从至阳穴到命门穴的正中线和从至阳穴到命门穴的脊柱两旁的 3 条线，即督脉旁开 0.5 寸的第 1 条线；脊柱（督脉线）旁开 1.5 寸的第 2 条线，该线与足太阳膀胱在背部的第 1 条线相同；脊柱（督脉经）旁开 3 寸的第 3 条线，与足太阳膀胱经在背部的第 2 条线相同。在第 1 条路线上有膈点、胰点、肝点、胆点、脾点、胃点、三焦点、肾点，每穴与该段督脉经与足太阳膀胱经的同名腧穴相对应。

主治：胃脘痛、胁肋痛、腹胀、腹泻、痢疾、呃逆、呕吐、嗳气、便秘、尿频、尿急、尿痛、血尿、遗尿、月经不调、痛经、经闭、崩漏、带下、遗精、阳痿，以及下肢痿弱、瘫痪等疾病。

手法：指针、杵针点叩、升降、开阖、运转、分理。

河车命强段

定位：从命门穴到长强穴的中线和从命门穴到长强穴的脊柱两旁的 3 条线，即脊柱（督脉经）旁开 0.5 寸的第 1 条线；脊柱（督脉）旁开 1.5 寸的第 2 条线，该线与足太阳膀胱经在背部的第 1 条线相同；脊柱（督脉经）旁开 3 寸的第 3 条线，该线与足太阳膀胱线在背部的第 2 条线相同。

主治：脊强腰痛、遗尿、尿频、泄泻、遗精、腹痛、腹胀、月经不调、痛经、经闭、赤白带下、流产、头晕耳鸣、耳聋、癫痫、惊恐、手足逆冷、下肢痿痹、中风下肢不遂、腰膝酸软无力、潮热盗汗、骨蒸痨热。

手法：指针、杵针点叩、升降、开阖、运转、分理。

［胸腹部河车路］

胸腹部河车路为河车前线，该线从任脉经的天突穴直下，经过胸、上腹、下腹到会阴处，与督脉经相交。从任脉经两旁的左右 3 条线为河车左右线。

河车天膻段

定位：从任脉经的天突穴到膻中穴的任脉经中线，以及任脉经旁开 0.5 寸、1.5 寸、3 寸的 3 条线，为河车天膻段。

主治：食道、心、肺、膈等急、慢性疾病，如胸痹、心痛、咳嗽、喘息、呃逆、心悸等。

手法：指针、杵针点叩、升降、开阖、运转、分理。

河车膻阙段

定位：从膻中穴到神阙穴的任脉经正中线和任脉经旁开 0.5 寸、1.5 寸、3 寸的 3 条线，为河车膻阙段。

主治：脾、胃、肝、胆疾病，如胃脘胀痛、疼痛、呃逆、呕恶、胸痹、胁痛等。

河车阙极段

定位：从神阙穴到中极穴的任脉正中线，和任脉经旁开 0.5 寸、1.5 寸、3 寸的 3 条线，为河车阙极段。

主治：大肠、小肠、尿道、膀胱、盆腔、子宫等脏器的病变，如淋证、尿闭、尿血、腹泻、痢疾、小腹痛、月经不调、痛经、闭经、崩漏、带下、遗精、阳痿、不孕、疝气等。

手法：指针、杵针点叩、升降、开阖、运转、分理。

⑤杵针的特点

杵针除工具特殊以外，还有讲究布阵和选穴精简的特点。

杵针的布阵：前面说到杵针的几组布阵，其实人体全身的相关部位都可以布阵，如耳朵、眼睛、鼻子、口腔、腹部和肢体等。

人体的经络是立体的，有如华严世界。所以，杵针布阵绝不怕此阵与彼阵联通，也不怕此阵与彼阵重复。恰如广厦与夜市，数十盏灯到千万盏灯的灯光并没有相互妨碍，而是光光相融，相互印证与发挥。《华严经》指出，整个虚空宇宙，犹如一张大网，称因陀罗网，是由宝珠织成。因宝珠是圆形的，因而具备无数多的面，每一颗宝珠内都有整个宇宙网的形象。单颗宝珠，庄严全网时，即庄严了自身，故珠与珠之间是相互印证与融通的，亦如《周易》六十四卦的运转，这便是杵针与指针布阵的秘密。

选穴精简：杵针除八阵穴与河车路以外，仍可应用人体经穴，但选穴都很精简。比较重要的有奇经八脉交会的八个穴、十二经的原穴和络穴。

八会穴歌曰："气会膻中血膈俞，筋会阳陵脉太渊，骨会大杼髓绝骨，脏会章门腑中脘。"具体说来，凡气病选膻中，血病选膈俞，筋病选阳陵，脉病取太渊，骨病取大杼，髓病取绝骨，脏病取章门，腑病取中脘，临床均有良效。

人体十二正经，有井、荥、输、原、经、合各穴。元代推广的子午流注针法，即专用此六十六穴。而杵针，则只选用十二正经的原穴和络穴，共二十四穴。肺原太渊，相表里者为大肠，故络偏历；余下是脾原太白，胃络丰隆；心原神门，小肠络支正；肾原太溪，膀胱络飞扬；肝原太冲，胆络光明；心包原大陵，三焦络外关；大肠原合谷，肺络列缺；胃原冲阳，脾络公孙；小肠原腕骨，心络通里；三焦原阳池，心包络内关；膀胱原京骨，肾络大钟；胆原丘墟，肝络蠡沟。这样，将阴阳表里沟通，治病就很方便。除此之外，即是"阿是穴"。

此外，胸腹部最重要的12个募穴，中府（肺募）、膻中（心包募）、巨阙（心募）、期门（肝募）、日月（胆募）、中脘（胃募）、天枢（大肠募）、关元（小肠募）、石门（三焦募）、中极（膀胱募）、章门（脾募）、京门（肾募），运杵针于 12 募穴，仅用奎星笔即可。

指针和杵针，看似分途，其实同宗。分开来说，指针和杵针可以相互补充；合起来看，指针涵盖了杵针的心法，杵针则丰富了指针的应用。

3. 透穴疗法与李氏大艾灸

（1）透穴疗法

针灸疗法是李先生的特技专长，在 50 多年的临床工作中，总结出很多宝贵的经验。李先生善用长针深刺治疗慢性缠绵难愈之风寒湿痹证，临床穴多用五输穴、俞募穴、原络穴、八会穴、八脉交会穴、郄穴、下合穴等特定穴相配运用；在针法上常用齐针、杨针、围针、透穴刺等手法。尤其是透穴疗法，李先生认为，使用透穴疗法可以加强局部的针感幅度，减少进针根数，减轻病人痛苦，对畏针病人更为适宜。

透穴疗法，早在金元时期针灸学家窦汉卿的《针经指南》一书提出"一针两穴"的透穴刺法，这是采用不同的方向、角度和深度以同一根针作用于两个穴位来增加刺激强度。常用的透穴有四肢内外侧或前后侧相对穴位的"直刺"透穴，如外关透刺内关、绝骨透三阴交、昆仑透太溪、阳陵泉透阴陵泉、合谷透劳宫等；有各部上下方或前后方邻近穴位之间的"横刺"，如阳白透鱼腰、颊车透地仓、大迎透地仓、颧髎透迎香等；还有一穴透刺多穴的"多向透"，如百会向前后左右透刺四神聪穴等，以及李先生特殊穴位北辰穴的"鱼贯透刺"法等，都是李先生在临床上常用的透穴方法。

［病案举例］

高某，男，30 岁，1993 年 5 月 3 日初诊。两天前突然感到右侧面部肌肉麻木不适，口角漏水，食停颊部，因工作较忙延至今日才来就诊。检查：右侧额纹消失，不能做蹙额、皱眉、鼓颊动作，右眼不能闭合，时有流泪，右侧鼻唇沟变浅，口角歪向左侧，右侧口角向下歪斜，时感头痛，二便自调，饮食一般，舌苔薄白，脉缓。

诊断：面瘫（周围性右侧面神经麻痹）。多因络脉空虚，风邪乘虚侵袭阳明经脉，经气阻滞，肌肉弛缓而发病。

治法：祛风、活血、通络。

处方：取手、足阳明经腧穴为主。

阳白透鱼腰、大迎透地仓、颊车透大迎、颧髎透迎香，合谷、足三里。

每日 1 次，针刺平补平泻，留针 30 分钟，每 5 分钟行针 1 次，连续 6 次为 1 个疗程。在治疗期间嘱病人戴口罩，以免复感风寒之邪。

本方选穴重在病变部位取穴，配合循经远端取穴。面部乃阳明经循行部位，故取阳白、大迎、颊车、颧髎四穴，而分别透刺鱼腰、地仓、大迎、迎香，实际上起到四穴应八穴的针感。再加上手、足阳明经的远端取穴合谷和足三里，目的在于疏通面部阳明经络脉，以祛风散寒，调和气血，濡养温煦，疏通经脉，则面瘫可愈。

5 月 10 日复诊：针刺 6 次后，头已不痛，右侧面部肌肉麻木消失，口角已不漏水，但食物常有停滞于右侧颊部的感觉。右眼已能闭合，口角微向左侧歪斜，说话、大笑时更为明显。为加强疗效，继续选上方再针 6 次，手法同上。

5 月 16 日再诊：面部肌肉瘫痪症状已基本消失，为巩固疗效，嘱其再针刺 1 个疗程（6 次），隔日 1 次，选穴、手法同上。

按：面瘫，俗称口眼㖞斜，任何年龄、不论男女均可发病，临床上以 20～40 岁者居多。本病发病迅速，为单纯性的一侧面颊筋肉弛缓，西医学称为周围性面神经麻痹，有别于中年人因中风（脑血管意外）引起的面瘫。针灸对本病的治疗效果显著，李先生采用针灸透穴疗法，并配合李先生的经验方，乌附星香汤内服、外熏、外洗等综合治疗方法，一般 1 个疗程（6 次）后即可见效，2～4 周则可痊愈，比单纯采用一种治疗方法时间缩短，疗效迅速，值得在临床上推广应用。

（2）李氏大艾灸

大艾灸是在中医学传统特色疗法中的热熨、神灯照的基础上发展起来的，是针灸疗法中的灸法。经李先生几十年的临床运用，多种疾病都可采用该疗法治疗。大艾灸具有功效快捷、设备简单、易于掌握、为广受欢迎的优点，在临床上应用范围广，常能使许多疑难怪证转危为安，能使应用药物和其他疗法治疗效果不好的疾病，得到治愈或缓解。

①大艾灸的适应证

大艾灸的应用范围很广泛，归纳起来有以下几方面。

呼吸系统疾病：慢性气管炎、哮喘、肺源性心脏病、胸膜炎、肺结核等。

消化系统疾病：肝脾肿大、急慢性胃炎、肠炎、胆囊炎、胰腺炎、胃肠痉挛性疾病疼痛、胃下垂、胃及十二指肠溃疡、慢性腹泻、肠疝等。

泌尿系统疾病：肾下垂、急慢性肾炎、膀胱炎、癃闭、遗尿等。

妇科疾病：月经不调、痛经、子宫脱垂、闭经、输卵管、卵巢的急慢性炎症所引起的腰骶部及小腹疼痛、崩漏、带下、子宫肿瘤等。

神经系统疾病：脑膜炎后遗症、脊髓前角灰白质炎后遗症、外伤性截瘫、脊髓疾病（如肌萎缩侧束硬化症、脊柱结核、多发性神经炎）等。

骨骼和肌肉方面的疾病：骨结核、骨髓炎、风湿性关节炎、类风湿关节炎等。

此外，大艾灸对痈疽、压疮也有很好的疗效。

②大艾灸的灸料

艾绒：将陈旧的干艾叶去筋，研为细绒样备用。

蒜泥：把大蒜捣绒成泥状。可消炎解毒，用于化脓性炎症。

姜葱泥：生姜、葱白共捣成泥状。可祛风、散寒、除湿，用于风、寒、湿痹，闪跌扭伤，关节肿痛等。

消癥散结酒（药物）：知母、贝母、天花粉、乳香、半夏、白及、吴茱萸、肉桂、海藻、穿山甲、皂刺、金银花、川乌、金刚藤、花椒、草乌、胆南星、姜黄、大黄、栀子、土鳖虫、蜈蚣、蝉蜕、蜂房、羌活鱼、荔枝核、橘核等各等份，以五倍于药量的白酒浸泡 1 周后即可应用。该药酒只能外擦，切勿口服，以免中毒。消炎、解毒、活血、散瘀、消癥化结。适用于痈疽、疮疡、癥瘕积聚、瘿瘤结核、风寒湿痹痛、跌仆扭伤等。

③大艾灸的操作

大艾灸的操作分悬灸和着肤灸两种。

悬灸：用灸条三根或五根（自制的药物灸条）点燃，直接悬灸于人体患病部位灸治，每次以灸治至皮肤深度潮红为度（15～30 分钟）。或将药酒擦在病变部位上，或将蒜泥、葱姜泥薄薄地摊在病变部位，然后用艾条悬灸。

着肤灸：先把灸料敷在患病部位上（蒜泥、葱姜泥等），然后盖上八层以上的湿草纸（或八层以上湿草纸做成的纸匣），再把艾绒铺在湿草纸上（或纸匣上），然后点燃艾绒，使其慢慢灸治，一般燃完 3 遍艾绒即可。

④大艾灸的部位

大艾灸治疗的部位，一般内脏疾病以胸腹部的十二募穴和阿是穴为主，背部以背俞穴和阿是穴为主，以及脊柱正中（督脉经）和两旁的夹脊穴、膀胱经的腧穴。其中，心肺疾病以大椎至至阳为主，脾胃疾病以至阳至命门为主，肝肾疾病以命门至长强为主。疮疡、痈疽、肿毒及肿痛者以病变部位为主。

此外，也有病在下而取上者，如胃下垂在中脘、胃俞、百会灸治；肾下垂在京门、肾俞、百会灸治；子宫脱垂在百会、中极、关元、肾俞灸治；脱肛在百会、肾俞、长强灸治等。病在上而取下者，如高血压的头昏眩晕、头胀头痛取关元、绝骨、涌泉灸治；恶心、嗳气、呃逆取中脘、胃俞、脾俞、足三里灸治等。有病在右取之左，病在左取之右者，如中风左半身瘫痪，在头部右侧取穴灸治；右半身瘫痪，取头部左侧穴位灸治。面瘫（颜面神经麻痹）、口眼向右侧歪斜者在左侧面部取穴灸治；口眼向左侧歪斜者在右侧面部取穴灸治。有病在中而旁取之，如胃痛、泛酸、呃逆者在左右两侧的期门、章门、内关、足三里等穴灸治。有病在旁而中取之者，如胆囊炎、胰腺炎在中取中脘、至阳等穴灸治。

学术思想

李仲愚

一、以道统术，以医显道

李仲愚的学术思想根源于对人类生命智慧与主体性哲学的追求，既以道统术，又借术彰道，以利济苍生为用。

具体而言，是以《周易》为中心的传统文化与传统哲学为指导，以出世之心做入世事业的担当，圆融医家的智慧与品质。突出《黄帝内经》《神农本草经》等医经医理的辨析，倡导辨证施治，并全面融汇中医理、法、方、药、术，临床善治奇难杂症。又依于人文关爱，倡导身心同治，而实施针灸（含杵针、指针）、导引、薄贴、汤药多种方术配合的综合治疗，使各法相互补充，并以助益人生为终极目标。最终使传统医学能以人文关爱的基本理法，将敬畏生命、摄护生命、修养生命、觉悟生命的诸般理法一以贯之，而以觉悟生命为最终指归，使医学法术既是修养生命的补充，又成为行道与证道的方便。

二、善用杵针，人文关爱

杵针疗法是李仲愚家传绝技和特色疗法，传至李仲愚时已是十四代，又经李先生60多年的精深研究，遂发展成为一种独特的治病方法。杵针疗法最初秘传于道家，中医古籍及道藏亦无文字资料记载，故在传承过程中主要依靠口传心授。杵针疗法源于伏羲古易，其辨证、立法、取穴、布阵，亦与中医针灸理论相融通。20世纪七八十年代，李先生受邀为党和国家领导人治病，遂公开了杵针之术。后经李先生口述，并亲自演练操作手法，带学生完成《杵针治疗学》一书，由四川科学技术出版社出版。

杵针疗法体现了针灸辨证取穴、辨病施治原则与李先生杵针特殊取穴相结合的学术特色。杵针疗法的独特穴位有八阵穴、河车路等，且以布阵代替配穴来统治一类证候。在治疗手法上有点叩、升降、开阖、运转、分理等特定的手法。临床上，杵针疗法取穴精简、手法简易、操作简便，且针具不刺入皮肤肌肉，无疼痛损伤之苦，无交叉感染之虑，兼针刺与按摩之长，老弱妇孺无忌，对多种急、慢性疾病的治疗和康复疗效显著。

三、用药精炼，重在辨证

李先生在长期的临床医疗工作中，积累了丰富的用药经验。他在临床上主张在辨证准确的前提下，用药要精炼。"用药如用兵"，"药不在多而在于精"。李先生在对症选药上主张不拘泥于古人，认为墨守成方总有一定的局限性。"古方新病，不相能也"。因此，李先生在临床上，善师古方之法，而组合化裁为新方，但又不失古方之意，又能根据临床需要而变通，且药味精简。例如，主治痹证、面瘫、面风、面痛、中风后遗症的"乌附星香汤"，治疗风湿热及风湿性心脏病的"三痹汤"；治疗各种淋证（包括前列腺炎、前列腺增生等）的"通淋散"；治疗耳鸣、耳聋的"启聋汤"；治疗癫痫的"癫痫散"等。

李先生认为，选用药重在辨证，再根据病情对基础方进行加减。如血虚者加当归、生地黄、川芎、白芍等；瘀血阻滞者加桃仁、红花、赤芍、丹皮等；筋脉痉挛抽搐者加僵蚕、蝉蜕、全蝎、蜈蚣、钩藤、琥珀等；热者加金银花、连翘、菊花、大青叶、黄芩、黄连、栀子、黄柏等；气虚者加人参（潞党参）、黄芪、白术等；头昏眩晕者加钩藤、桑叶、菊花、夏枯草、草决明、青葙子、茺蔚子等；大便秘结者加熟大黄、芒硝、火麻仁、郁李仁、肉苁蓉、蜂蜜等。李先生认为，根据临床辨证所加药物，应用时选其中 2 ~ 3 味配伍即可，不必全部选用，可见李先生在临床上选方用药之精炼。

四、善用古方，灵活变通

李先生善用古方，尤其是《伤寒论》《金匮要略》中的方，常在临床上灵活应用，但又不拘泥于古方。李先生曾言："运用古方，要根据病情需要，取其古方之法，灵活变通。"如《金匮要略·痰饮咳嗽病脉证并治》篇中的"甘遂半夏汤"，仲景曰："病者脉伏，其人欲自利，利反快，虽利，心下续坚满，此为留饮欲去故也，甘遂半夏汤主之。"此方由甘遂、半夏、芍药、甘草、白蜜组成，为治疗留饮在心下（胃脘），症见心下痞坚胀满之症，应用本方攻破利导，下而去之。方中甘遂攻逐水饮，半夏散结化痰，芍药、甘草、白蜜酸收甘缓以安中。甘草与甘遂相反而同用，仲景取其相反相成，激发留饮得以尽去。李先生认为，甘遂半夏汤乃治疗痰饮的有效方剂，本方性烈攻逐，见效迅速，非病急而体质壮实者不可用。仲景用以治疗心下（胃脘）部位的痰饮病。李先生常用本方治疗其他部位痰饮积液所引起的诸般怪症，其效甚佳。可见李先生在临床上应用古方及有毒药物之经验颇为丰富，实为深谙中医理论之奥妙，才能不泥于古人之方而灵活变通。

五、内外合治，确保疗效

李先生在多年的临床工作中，对一些慢性疾病、疑难怪症、难治病证等，多采用在内服药物治疗的同时，配合外治法（药物外治），以提高临床疗效。李先生常在内服药物的基础上，根据病情的不同分别配合外敷、外洗、外贴等多种外治方法治疗。

1. 外敷疗法

李先生对一些外科疾病，如疮疡、肿瘤、跌仆损伤、局部疼痛等病症，常在内服药物的基础上，配合外敷药物，能收到显著的疗效。

（1）清热解毒外敷药

金银花藤、连翘、野菊花、蒲公英、紫花地丁、矮桐子、芙蓉花、黄芩、黄连、黄柏、栀子、大黄、硼砂、白矾、芒硝等，各药等量，加冰片少许，共碾为细末，用蜂蜜或凉开水调敷患处。本方适用于外科的疮疡、痈疽、疔疖，以及无名肿毒红、肿、疼痛初起之症。《医宗金鉴·外科心法要诀》中说："痈疽原是火毒生，经络阻隔气血凝。"本方既清热泻火，又有解毒消肿的作用。

（2）解毒消肿外敷方

川乌、胆南星、芒硝、白芷、防风、半夏、草乌、姜黄、大黄、栀子、白及、蒲公英、硼砂、木香等，各药等量，加冰片少许，共碾为细末，蜂蜜或米醋调敷于患处。本方适用于肿瘤、无名肿毒、跌仆损伤等肿痛部位固定者，将该药直接调敷于肿块部位，有解毒消肿的作用，可使肿块逐渐消散。若是内脏的肿块，若能确定部位，可在体表的相应部位敷上该药，也能起到消肿散结止痛的作用。

（3）活血化瘀外敷方

乳香、没药、血竭、桃仁、红花、赤芍、丹皮、川芎、归尾、大黄、木香、血通、香通、淮通、三七、川乌、胆南星、半夏、草乌、姜黄、苍术、黄柏等，各药等量，共碾为细末，白酒或米醋（均可加蜂蜜以黏合）调敷于患处。本方适用于跌仆损伤、扭挫闪跌等，有行气活血、化瘀消肿、通经止痛作用，也适用于陈旧性损伤、骨质增生、骨折等。

2. 外洗疗法

李先生常用中药煎水外洗，治疗风湿痹痛、类风湿关节炎、全身瘙痒（风疹、湿疹、荨麻疹）等疾病，疗效显著。

（1）祛风通络、除湿止痛外洗方

川乌、胆南星、草乌、半夏、防风、秦艽、松节、土茯苓、苍术、黄柏、当归、川芎、羌活、防己、桑枝等，各药等量，煎水外洗，或将煎好的药液倒入浴缸中，让患者在浴缸中浸泡，每日1次。本方有祛风散寒、除湿止痛、通经活络、活血祛瘀作用，适用于风、寒、湿邪气所致的痹证，以及类风湿关节炎、骨质增生、肩周炎、腰痛等骨关节疾病。

（2）祛风解毒、杀虫止痒外洗方

荆芥、薄荷、白芷、防风、紫草、金银花、连翘、蝉蜕、苦参、川楝子、蛇床子、地肤子、白鲜皮、大青叶、白矾、硼砂、陈艾、花椒、芒硝、大黄、苍术、黄柏、土茯苓等，各药等量，煎水外洗全身或患处，也可将煎好的药液倒入浴缸中，让病人在浴缸中浸泡，每日1次。本方有祛风除湿、清热解毒、凉血透疹、杀虫止痒的作用，适用于全身性发疹性瘙痒症，如风疹、湿疹、蛇丹（带状疱疹），以及妇人阴痒（霉菌性阴道炎、滴虫性阴道炎）等。

3. 外贴疗法

李先生在临床上很重视外治法中外贴疗法的应用，尤其是中医传统膏药外贴疗法。李先生常用的黑膏药则根据临床实际适应范围不同，其方剂组成也有不同，一般可分以下几类。

（1）万应神贴止痛膏

麻黄、桂枝、细辛、防风、川乌、草乌、胆南星、半夏、栀子、大黄、桃仁、红花各等量，李先生用祖传炼制方法，煎熬成黑膏药，贴于相应的穴位上，或直接贴于疼痛部位。该药有温经散寒、祛风除湿、通经活络、行血止痛、祛瘀消肿等作用，适用于风、寒、湿邪气阻遏所致的各种痹证疼痛、各种肿瘤疼痛、跌仆损伤或扭挫闪跌外伤疼痛，以及一些内脏疼痛等。该药的临床及实验研究，曾被列为国家中医药管理局科研课题。

（2）降压药贴膏

大黄、姜黄、蝉蜕、桃仁、红花、吴茱萸、胡黄连、草决明、青葙子、僵蚕、菊花、钩藤、石决明、夏枯草、霜桑叶、生地黄、玄参、牛膝各等量，李先生用祖传炼制方法，煎熬成黑膏药，贴于涌泉、太冲、太溪、肝俞、胆俞、肾俞、内关、神门等穴位。本方有清热平肝、滋水涵木、息风潜阳、镇静降压等作用，适用于头昏眩晕（高血压）、口苦咽干、颜面潮红、小便短赤、大便秘结、舌质红、苔黄、脉弦滑数之肝胆郁热证伴肝阳上亢者。

（3）止咳平喘药贴方

麻黄、杏仁、桂枝、细辛、五味子、干姜、法半夏、生石膏、土茯苓、苏子、莱菔子、白芥子、厚朴、白芍、海浮石、紫菀、白前、桔梗、款冬花、百部各等量，李先生用祖传炼制方法，煎熬成黑膏药，贴于定喘、肺俞、膏肓俞、大椎、中府、云门、膻中、足三里、丰隆等腧穴。本方有宣肺平喘、降气化痰、理气止咳、宽胸利膈等作用，适用于急慢性喘咳（急慢性气管炎、支气管炎、支气管扩张、过敏性支气管哮喘等）病症。

（4）软坚化积膏

桃仁、红花、荔枝核、橘核、乳香、没药、三棱、莪术、木香、赤芍、丹皮、血竭、当归、川芎、大黄、玄参、浙贝母、延胡索、牡蛎各等量，李先生用祖传炼制方法，煎熬成黑膏药，直接贴于肿瘤、包块部位，或邻近部位，也可循经选择相关穴位进行药贴疗法。本方有行气活血、软坚化积、理气止痛、祛瘀消肿等作用，适用于各种肿瘤、囊肿和无名肿块等。

李先生用中医传统的制作工艺将膏贴中药制成黑膏药，其基本原理和方法是：将制作膏贴的中药饮片（全部生用）按一定的份量用香油或食用菜油浸泡

1～2周（冬天2周，夏天1周），让油充分浸透生药。然后将油与药先用武火煎炼，一直煎至油中药物成焦黄状为度，滤其药渣，其药油又用文火煎熬至冒青烟（油温应在300～320℃），再将广丹按一定比例少许、慢慢地加入油中，注意一定不能让油和广丹漫出锅外，要使油与广丹充分溶解。广丹加完后，再用文火煎熬15～30分钟，蘸药油滴在水中成为油珠而不散（所谓滴水成珠）者，为火候相当，可以熄火，让油自然冷却，至油温在60～70℃即可摊用。一般用牛皮纸或桑皮纸摊涂，也可以用布料摊涂。用时将膏药在火上温化即可贴在穴位，或疼痛部位、病变部位。

4. 外擦药酒疗法

李先生在长期的临床医疗实践中，善用白酒浸泡中药，制成药酒涂擦患处或涂擦在一定的腧穴上。常用浸泡药酒的中药有：海马、脆蛇、三七、广木香、川乌、胆南星、半夏、草乌、桃仁、红花、山甲、蜈蚣、当归、川芎、血通、赤芍、苏木、三棱、莪术等，用白酒浸泡1～2周即可应用。本药酒只能外用，切忌入口。用棉花蘸药酒外擦患处，或一定的腧穴上，每日数次；或用棉花浸透药酒后，摊于病变部位，再用艾条在药酒棉花处悬灸。本方有行气活血、软坚散结、消肿定痛作用，适用于跌仆损伤、扭挫闪跌、风寒湿痹痛、骨质增生、包块肿瘤等。

川派中医药名家系列丛书

代表论著

李仲愚

一、论文

1. "大道归于自心——我看老子的道德观"

老子之学，因其玄奥，使得上千注家的阐释，呈现出"远近高低各不同"的局面。本文愿用"以经解经"的办法，谈自己对老子之学的理解。

（1）道的本体

老子本人，既被道家学派奉为祖师，那么，道的本体究竟是什么呢？

①理智、语言无法理解和说明其实体

心行灭处，言语道断，理智、语言无法理解和说明其实体。

道体随缘不变，不变随缘。所以或指自然，而显现宇宙本体；或示人生准则，展示万事万物发生、发展、转化等规则，具有寂然不动、感而遂通的本性。我们看《道德经》，"道可道，非常道，名可名，非常名……此两者同出而异名，同谓之玄，玄之又玄，众妙之门"（第一章）；"视之不见名'夷'，听之不闻名'希'，搏之不得名'微'，此三者不可致诘，故混而为一。其上不皦，其下不昧，绳绳兮不可名，复归于无物。是谓无状之状，无物之象，是谓惚恍，迎之不见其首，随之不见其后"（第十四章）；加上诸如"道者万物之奥"，"道之出口，淡乎其无味，视之不足见，听之不足闻，用之不足既"，"道常无名"，"道隐无名"……从各方面都说明，道体不可以感官和理智测度。

我们再看《道德经》，"道冲而用之或不盈，渊兮似万物之宗"（第四章）；"谷神不死，是谓玄牝。玄牝之门，是谓天地根。绵绵若存，用之不勤"（第六章）；"道之为物，唯恍唯惚，惚兮恍兮，其中有象；恍兮惚兮，其中有物。窈兮冥兮，其中有精，其精甚真，其中有信"（第二十一章）；"有物混成，先天地生。寂兮寥兮，独立而不改，周行而不殆，可以为天下母。吾不知其名，字之曰道"（第二十五章）。这就说明，道不可通过感官而察知，不可以语言、意识而拟议。然而谷神不死，玄牝之门，众妙之门，万物之宗，天地之根，其中有物，其中有精，其精甚真，其中有信，用之不足既，独立不改，周行不殆，可以为天下母，说明道似乎恍惚抽象而又真实存在。

道，非具体形象之物，给道以什么名象都不恰当，因为名是随着形象而来的。形象要经过六根的判断而显现，道无确定之形象，故不可得而名，只有强为之名曰道。道不是具体事物，根尘具泯，凡具体事物都有生灭变化。道是永恒存在的，不生不灭，不垢不净，不增不减，道体无限，不可以名相限定，亦无法用概念表达。

但是道虽然无具体固定的形体，超越了人们感觉器官的察知，但并非空空洞洞，一无所有，死而无灵。道，随缘而不变，不变而随缘。道不因外物变化或外力推移而改变或消失。

道体在宇宙间是唯一的、绝对的，然而由于道是"周行而不殆，可以为天下母"，所以又能生出繁杂众多、相对的万事万物。道非固定不变，它是在不断地运动着的。道变动不居，周流六虚，不可为典要，唯变所适。道无固形，亦无断灭，非断、非常，随感随应，因感应而隐显，由隐显而假现生灭。

道生一，一生二，二生三，三生万物。道生一太极也，一生二两仪也，二生三四象也，三生万物八卦也。八卦具天地、山泽、风雷、水火、五运六气，万物蕃庶其中矣。一心一念三途六道，凡圣攸分，故人心唯危，道心唯微，唯精唯一，允执厥中。

道是宇宙的本体，宇宙也就是道的本体；道是大自然的本体，大自然亦是道的本体。人是宇宙的缩影，也就是道的缩影，人和万物的变化即是道的变化，万物的生灭即是道体的隐显。道体有周行而不殆，万物有代谢而无穷。

道寂然不动而存绝对之理，感而遂通即起相对之事，北牖开而南风至，草木生而蛰虫起。至微生万象，至道无形体。道者万物之奥，宇宙及万物深隐之生命力也。宇宙及万物者道之显相，屈伸呼吸者也。物质非精神不活，精神非物质不显，彼有故此有，此无故彼无，不知其姤，不有其终，此亦不可道之道也。

我们再看《道德经》，"'无'名天地之始，'有'名万物之母"（第一章）；"天下万物生于'有'，'有'生于'无'"（第四十章）；"道冲而用之，或不盈。渊兮似万物之宗"（第四章）；"'道'生之，'德'畜之，物形之，势成之。是以万物莫不尊'道'而贵'德'……故'道'生之，'德'畜之，长之，育之，亭之，毒之，养之，覆之"（第五十一章）。

以上文字，都指明了道是万物之宗，是一切隐显事物存在的根源和始源，是宇宙无始无终的生命力，具有无穷的创造力和推动力，万物生生不息，欣欣向荣，蓬勃生长，四时代谢春生夏长秋收冬藏，就可以看出"道"具有无穷的活活泼泼的生命力。"道"不仅创生万物，而且毫不自私地利益万物。

"道"是象帝之先，又周行而不殆，所以时间和空间都限制不了"道"的存在，"道"也不会因万事万物的生灭变化而有所改变。然而道既超越时空和万物而又内存于时空和万物，与宇宙为一体，熔万物于一炉，与宇宙及万物同呼吸共命运，同为一个不可分割的整体。说它"无"，是因为含藏无量生机而未显，说它"有"，是先机显露而刹那生灭。"无"和"有"只不过是"道"的幽隐潜藏和生发显露而已。至于幽明之故，原始反终，则是道的运动和变化了。

"是以圣人无为故无败，无执故无失"。道既恍惚抽象，而又真实不虚，理智不能测度，言语不能道尽。一落言筌都成局限，一入思维即陷哑谜。事理之赜、隐、深、远、显，均藏于道，未悟道者，各执己见，分割真理，即成偏见，枉辟争端，老子不得已强为之容，又强名之曰道。

②道的规律性

道体虽然无形无质，无声无臭，恍惚抽象，无从捉摸，然而道却存在于万事万物之中，在万异千差的众多事物之中又能根据客观现实表现出客观规律。

反者道之动：动极必反，穷则变，变则通，通则久。事物发展到极高阶段，即向相反的方向运动发展，也可能返回原态，相反即成对立，而阴阳对立为其总纲，对立亦称对待；反回则成流行，而四象八卦为其总纲，天地之四时八节二十四气七十二候，都是大自然动力所产生对峙和运动，人事亦即贫、富、贵、贱、穷、通、毁、誉、功、过、赏、罚，新兴、没落，人事沧桑，相反相对，相辅相成，何尝不是道的规律在自然和社会的表现呢？

有无相生：所谓"长短相形，高下相倾，音声相和，前后相随"；"天下皆知美之为美，斯恶矣。皆知善之为善，斯不善矣"，说明任何事物无不有其对立一面，一切事物，相反相成，互相转化。"祸兮，福之所倚；福兮，祸之所伏"。正复为奇，善复为妖。

所以，人们应对事物从正面看到反面，从反面想及正面，积极创造优势，改造客观环境，争取主动。一般俗人逞雄逞强，攀援于财色名食睡，居功透过，老子则知雄守雌，知白守黑，知荣守厚。

老子云："将欲歙之，必固张之；将欲弱之，必固强之；将欲取之，必固与之；将欲废之，必固兴之。"因此，一切事物都有其相反、对立的伏机，自然界与一切社会人事，无不如此。

德是操行的标准、人生的原则，"道"依附于人生则为"德"。大象无形，道德无名，凡人依循自然无为，致虚守静，生而不有，为而不恃，功成而不居，柔弱居上，慈俭，不为天下先，见素抱朴，少思寡欲。"曲则全，枉则直，洼则盈，敝则新，少则得，多则惑"，"或损之而益，或益之而损"，"天之道其犹张弓与？高者抑之，下者举之，有余者损之，不足者补之"。

以上都属于道的德行，能做到一分，就得一分道。德亏道隐，故古真创戒，教人守真持戒，即是抱道，抱道则能得道，不守戒则失道，失道则三途有份。

（2）道的相、具、量

道是绝对的，不可分析，不可言说，不可臆测，心行灭处，言语道断，无言而言，将道归之于"无"，人为之名，皆是变幻不实，故"道隐无名"。名非本然，人们假定，依物假名，故常一物多名，一事多名，"道"乃绳绳不可名。因为视之而不见，听之而不闻，搏之不得，此三者不可致诘，故混而为一，其上不皦，其下不昧，绳绳兮不可名，复归于无物，是谓无状之状，无物之象，是谓惚恍，迎之不见其首，随之不见其后，能执古之道以御今之有，"常名"无变化，"常道"无生灭。无变化，无生灭，而又随缘显应，随机应现，因果不爽，色不异空，空不异色，色即是空，空即是色，受想行识，亦复如是。

"道"生"一"，一生二，二生三，三生万物，名物滋起，是非从环境认识而生，美恶从观点利害而起。众生各具六尘境界，心如工画师，能造诸形相，喜、怒、哀、惧、爱、恶、欲皆由境生心，能不入尘生心，无住生心，生无所住心，慈悲喜舍，既是道心，又是行道方便。严持斋戒，清净无为，损之又损，久之心垢净除，灵光露放，入水不溺，入火不焚，五眼六通，成真得道，不生不灭，与道长存，逆驾慈航，随缘普度，自然现证道妙了。

凡是名相，都是相对的。"天下皆知美之为美，斯恶矣；皆知善之为善，斯不善矣"；"信言不美，美言不信"；"大道废有仁义，智慧出有大伪，六亲不和有孝慈，国家昏乱有忠臣"；"善人者，不善人之师；不善人者，善人之资。不贵其师，不爱其资，虽智大迷，是为要妙"。名相繁多，是非各异，麟凤喜静，蚊蝇喜秽，牛羊食草，虎狼食肉，人爱兰香，狗贪粪臭。毛嫱、丽姬，人之所美也，鱼见之深入，鸟见之高飞，麋鹿见之决骤，均天之乐，人闻之喜，兽闻之奔而鸟闻之飞，花木闻之而蕃秀，是非好恶，心境异也。

（3）无为的妙用

①无为而为

"天地之间，其犹橐龠乎？虚而不屈，动而愈出"；"谷神不死，是谓玄牝。玄牝之门，是谓天地根。绵绵若存，用之不勤"；"大道泛兮，其可左右。万物恃之以生而不辞，功成而不有。衣养万物而不为主，可名于小；万物归焉而不为主，可名为大，以其终不自大，故能成其大"。所以，大道如水泛滥，不辞责，不居功。"道生之，德畜之，物形之，势成之，是以万物莫不尊道而贵德。道之尊，德之贵，夫莫之命而常自然。故道生之德畜之，长之育之，亭之毒之，养之覆之。生而不有，为而不恃，长而不宰，是谓玄德"。四时行焉，生长化收藏，道何尝居其功？正所谓"天下之至柔，驰骋天下之至坚，无有入无间，吾是以知无为之有益"。

②以静治国

我们看《道德经》，"是以圣人之治，虚其心，实其腹，弱其志，强其骨，常使民无知无欲，使夫智者不敢为也。为无为则无不治"。"道常无名，朴虽小，天下莫能臣也。侯王若能守之，万物将自宾。天地相合，以降甘露，民莫之令而自均"。"道常无为，而无不为，侯王若能守之，万物将自化，化而欲作，吾将镇之以无名之朴，镇之以无名之朴，夫亦将不欲，不欲以静，天下将自定"。"取天下常以无事，及其有事，不足以取天下"。"故圣人云：我无为而民自化，我好静而民自正，我无事而民自富，我无欲而民自朴"。

"治大国若烹小鲜"。"为者败之，执者失之。是以圣人无为故无败，无执故无失。民之从事，常于几成而败之，慎终如始，则无败事。是以圣人欲不欲，不贵难得之货；学不学，复众人之所过，以辅万物之自然而不敢为"。"民之难治，以其上之有为，是以难治"。

（4）以道处世

我们看《道德经》，"上善若水，水善利万物而不争，处众人之所恶，故几于道。居善地，心善渊，与善仁，言善信，政善治，事善能，动善时，夫唯不争，故无尤"。"挫其锐，解其纷，和其光，同其尘"。"故不可得而亲，不可得而疏，不可得而利，不可得而害，不可得而贵，不可得而贱，故为天下贵"。"我独泊兮，其未兆，沌沌兮，如婴儿之未孩……俗人昭昭，我独昏昏；俗人察察，我独闷闷"。

以上说明，柔弱、处下、居后、不争，少私寡欲，清静恬淡，慈俭，去贪、去甚、去奢、去泰，乃道流显露于人生之德。

相反的情况即会导致"强梁者，不得其死"。"勇于敢则杀，勇于不敢则活"。"舍后，且先死矣"。"人之生也柔弱，其死也坚强；万物草本之生也柔脆，其死也枯槁。故坚强者死之徒，柔弱者生之徒，是以兵强则不胜，木强则拱"。"处众人之所恶，故几于道"。"知其雄，守其雌；知其荣，守其辱"。

凡事反乎"有无"，主张"无为"。无为即无住相，无贪、嗔、痴、慢、妒、疑。满腔太和处世则内圣外王，静圣动王，修真则大丹可成，飞升有份。

（5）养性指归

我们看《道德经》，"见素抱朴，少私寡欲"；"绝学无忧"；"寒胜热，静胜躁，清正为天下正"；"致虚极，守静笃，万物并作"；"知者不言，言者不知"；"多言数穷，不如守中"；"大辩若讷"。寡欲、弃智，主静守默，无名之朴，浑然道体，不见可欲使心不乱，不著六尘而真心现。所以，寡欲之道一是去欲，二是尚俭，三是知止。

①由静生定

"夫物芸芸，各复归其根"。所谓闹处求财，静处安身是也。身不能安，人生的种种进步，又何从说起呢？

"重为轻根，静为躁君"。一心不乱，一意不散的定力，才能和宇宙同体，使群疑众难不能改变决心，权势利禄不能左右信仰，天下大乱不能波动心志，从而成就自性的智慧。所谓"发菩提心由定生慧"是也。

②静中窝动

"谷神不死，是谓玄牝。玄牝之门，是为天地根"。明白此理，加上精勤努力，会亲证圆陀陀、光灼灼、清清静静、活活泼泼、乐明无念的境界，犹如虚空为体，光色为象，大悲周遍即为用。这便是天地与我并生，万物与我为一，无法相，亦无非法相的境界。

③守欲证道

"信言不美，美言不信"；"天之道不言而善应，不召而自来"；"多言数穷，不如守中"。所谓道有情有信，无为无形，可传而不可受，可得而不可见，唯"听人心斋"而已。因凝神心符，心有知觉犹起攀援，但气无情虑，虚柔任物，而能应心。这时，宇宙即是自身的宇宙，自身即是宇宙的自身；宇宙元气无时无地不运行于自身之内，自身元气亦无时无地不运行于宇宙之中，宇宙即我，我即宇宙。

这样，大道归于自心。《庄子·逍遥游》中"藐姑射之山，有神人居焉，肌肤若冰雪，淖约如处子，不食五谷，吸风饮露，乘云气御飞龙，而游乎四海之外"的境界，即不再是神话（《文史杂志》，2001 年第 2 期，18～21 页）。

2."五行生克"原理与精神疾病及其他

中医治疗精神疾病的"五行生克"原理，包含了深刻的哲学思想，当为现代社会所重视。中医所说的精神疾病，与现在西医学精神科疾病，并不完全一致。它主要是指七情对人体的损伤，是中医三大病因（外因、内因和不内外因）中的内因，包括七情内因的喜、怒、惊、恐、忧、思、悲对人体的不良影响和损伤，同时又贯通对五行对应的五德偏执或狭隘理解导致的疾病。理解和掌握这些道理，是做好病家思想工作的前提。

（1）五行生克原理及其他

中国古人认为，全部构成我们地球世界的功能不过五种，即木、火、土、金、水，是为五行（行特指动态功能）。五行的概念很广泛。比如，以天道运行的四季而言，木代表春天，火代表夏天，土代表长夏，金代表秋天，水代表冬天。以人体脏腑而言，木对应肝胆，火对应心、小肠、包络、三焦，土对应脾胃，金对应肺、大肠，水对应肾、膀胱。以五脏与五德的对应关系而言，肝对应仁，心对应礼，脾对应信，肺对应义，肾对应智。以五脏与七情的对应关系而言，怒对应肝，喜对应心，思对应脾，忧悲对应肺，惊对应胆，恐对应肾。说到这里，有个问题，即《素问·阴阳应象大论》所谓"怒伤肝""喜伤心""思伤脾""忧伤肺""恐伤肾"。那么，它们之间如何又有对应关系呢？所谓怒为肝志，有发泄之意，在一般情况下，略有助于肝气的疏泄条达；但若大怒不止，肝气则会上逆，血因此随气上溢，从而出现面赤、气逆、呕血、吐血，甚至昏厥猝倒的现象。喜为心志，在正常情况下，喜能缓和紧张的情绪，从而使人体气血调和，营卫通利，心气舒畅。但若狂喜过度，则血气涣散，不能上奉心神，使神不守舍，从而出现失神、狂乱等症状。思为脾志，思虑过度，使脾气郁结，结于胸腹，于是胸脘痞塞，使脾气受伤，运化无能，出现不思饮食，或食后消化不良、腹胀便泄等。忧悲为肺志，悲哀太甚，使肺气抑郁，甚至耗气伤阴，致形悴气乏等。惊恐为肾志，大惊卒恐，则精气内损，肾气受伤，气陷于下。五行中相生的顺序是：木生火，火生土，土生金，金生水，水生木。相克的顺序是木克土，土克水，水克火，火克金，金克木。以上内容看似简单，但真正能深谙此理，不仅对圆成医道，甚至对把握生命的真谛，做到因果不昧和生死无悔，都是很重要的助缘。

（2）五德的相生相克及其他

前面说到，古人总结的仁、义、礼、智、信五德，与五行中的木、金、火、水、土有逐一对应的关系。这里，文章就出来了：五行有相生相克，那么，相对独立而完整的五德之间，是不是也有相生相克呢？如果有，又该如何理解呢？答案很简单：五行有相生相克，五德同样有相生相克。因为，太极的一气运转，分化而成五行，即木、火、土、金、水五行，五行之间，相对都是独立而完整的，但都只是分别展现了太极五分之一的理、气、象、数，合之方成完整的太极。人的德行亦一样，仁、义、礼、智、信五德，全是从人的圆满清净的良知中演绎出来的，都是良知的一部分，分则为五，合则为一。这就解开了一个千古之谜的谜底：若五行攒簇、五德和合，不是又恢复了人生本有的圆满清净的良知吗？历代祖师千经万典，亦不过太极五行，五行太极而已矣。

具体说来，恻隐之心谓仁，辞让之心谓礼，无妄之心谓信，羞恶之心谓义，是非之心谓智。从相生的关系而言，仁对礼有益，礼对信有益，信对义有益，义对智有益，智对仁有益。另一方面，过分执著于仁德，会伤害信德；偏妨的信，又可以用仁德去克制；执著于礼，会伤害义德；执著于信，会伤害智德；执著于义，则会伤害仁德；执著于智，又会伤害礼德。

比较好理解的，是相生的关系。比如仁爱之人，守规矩容易，辞让谦下亦容易；辞让谦下、守规矩的人，自然不容易失信；不说假话、讲信用的人，容易讲义气；讲义气、有羞恶之心，自然容易明辨是非；明辨是非，更能推己及人，己欲立而立人，己欲达而达人，从而能更加完善仁德。

接下来是德性的相克。先说仁对信的克制。中国教育学的先驱者孔子，有一个不是最好但很有名的学生子路。有一段时间，子路经人推荐担任了一名负责水利建设的小官，他牢记孔子仁者爱人的教导，决心善待自己的部下。但是现实的情况却很糟糕：参与水利建设的工匠，不仅劳动量大，而且伙食都很差。他的恻隐之心油然生发。官家的经费不足，他于是拿出自己的工资，叫部下按期买肉，以改善工匠的伙食。他的老师孔子知道了这件事，于是叫小徒弟子夏立马赶去，并且要打破子路吃饭的钵。子夏是个很本分的弟子，真的立即前往工地，并按孔子的要求，砸烂了子路的饭钵。这在当时是件很严重的事，子路怒气冲天，于是带了子夏回来面见老师。孔子一席话，终于使子路拜服。孔子告诉他，食君之禄，当忠君之事，修建水利工程的工匠，既然劳动强度大，伙食又差，就应当及时向君王报告，不仅使下情上达，更努力让君王通过政策法令保证不仅你的部下，并使全国更广范围、更长时间内参与水利建设的工匠的伙食都能得到改善，这才是大信。你既不下情上达，更以私利赠人，不仅破坏了君民之间本来应有的信任，更有笼络人心之嫌，你说你的饭钵不该砸吗？这便是偏执于仁而损伤信的道理。但是，孔子为什么要采取打破饭钵的方式教育子路呢？其实，孔子用的是大义的内涵，即羞恶之心，去克制子路偏执的仁，因为金是可以克木的。

其二，偏执于礼会损伤义。相传四川的金堂县，有一位唐姓的老者，很有本事。他或是替官家看管监狱，或是在路边卖草药，平日穿草鞋，着旧衣。既吃得老酒肥肉，也吃得稀饭豆腐。在民间，有一个他教化惯偷的故事很能给人启发。他教化的这个惯偷，既是出了名的惯偷，又是远近闻名的孝子。他母亲守寡，带他很艰难，他长大了也特别孝顺他的母亲。但凡母亲有交代，必然想方设法去办到，不论出再高的价钱，走几十、几百里路，都要办到。如母亲闲话说到，你小时家中艰难，某家对我们有恩。他就必然想方设法回报，或以母亲的名义为其家送钱财，或以母亲名义使钱托人替人家消灾，哪怕是去偷别人的钱财！明眼人都知道他是拘于孝理，但就是更改不了他惯偷的习气。恰遇唐姓老者又应召去看管监狱的时候，这个既是孝子又是惯偷的人被抓进来了。唐姓老者也不管他，当时社会秩序很乱，监狱人满为患，况且偷的东西不多，关十天半月也就放出去，于是不闻不问，照旧喝够了酒，给狱中人说善书打发时光，当天说的是二十四孝，说得孝子惯偷频频点头。但不想唐姓老者勃然大怒，指着惯偷的鼻子，骂他是天底下最不孝的人。惯偷当然不服，唐姓老者再细细地告诉他，你进监狱，难免挨打饿饭，不是痛在你母亲的心尖上？你母亲为给你送衣送饭，东拼西凑，不是又遭人白眼？到监狱门口排队看你，不知又被多少人指背脊骨说闲话！更不用说你很可能偷了其他真正的孝子千辛万苦攒来、刚刚给父母的钱，或是孝子为救自己父母生命的买药钱。这个惯偷还未听完，即哭成泪人，还叩破了额头。从此即不再偷。唐姓老者因为运用了是非的道理，即智慧的方式，克制了偏执的孝礼，当然手到擒来，教化成功。

其三，偏执于信，会损害人的智慧。历史上，著名的触龙说赵太后的故事就很感人。赵太后心痛儿子，不愿其为质，故不管国家利益，说凡有再说这件事的，都统统杀头。这自然是不明智的。为了克制赵太后偏执的信，触龙选择了让儿子们胜过自己才是父母仁爱心体现的主题说太后，赵太后的思想也就通泰了。

说到这里，顺便说明一下，现代的儿女，明知父母已身患绝症或生命力已衰竭，而不告诉其实情，无疑偏离了信德，义德因此不生，智德因此不成。到临终逼迫，使父母手忙脚乱、含恨带悔而死者比比皆是，又哪里具备仁德！这又是相克的条件不具备而被反克的情况了。如五行中，土克水，但大水冲毁堤坝之事哪个朝代又没有！

（3）七情的相生相克及其他

七情即喜、怒、惊、恐、忧、思、悲七情。如怒为肝志，人无暴怒，则肝气不逆，利于心气的平和；心气平和，自然思想清爽，故少有忧悲；肺金润利，皮毛疏通，呼吸则深透，故利于静定，生发智慧，遇大事，亦不惊恐。因无惊恐，哪来暴怒之理呢？这便是相生。

运用相克之理也简单。即凡大怒之人，不宜单纯规劝，而宜以忧悲动其肝志；对习惯思考问题，顾忌又多的人，则宜以怒气相激；忧悲之人，宜以欢乐之气调其肺金之志；遇事惊恐之人，宜以缜密的思考，明辨前因后果，从而消除惊恐。临床上，常见的精神病狂躁症，则宜以惊恐敛其狂性（《儒林外史》中以惊恐对治范进狂喜而致疯之症就很妙）；但若精神病中的阴症，属心气不足，则宜以狂喜来改正。假如医界都能明白这个道理，精神病院中，对狂躁病人减去体罚和镇静之药，而辅以恐怖的住所、恐怖的影片和声音、形象；对默默独坐的阴性病人，辅以喜剧影片或电视节目，对其饮食、休息等加以夸张和渲染，努力增加他们的爱心，效果是不是要好一些？再说梁山伯与祝英台，假如有人在他们中间说是非，说对方早就心有他属，两情相悦，不过逢场作戏。这样，是不是可能引发怒气，从而克制相思以及由相思产生的忧悲，得以挽救他们可贵生命？

这些道理，其实都是古人的发明。放在这里，不过为辨证施治旁通一小门罢了（《文史杂志》，1999年第4期，16～18页）。

3. 从灸至阴穴转胞胎谈对经络及腧穴之体会

至阴穴是足太阳膀胱经的井穴。太阳根于至阴结于命门（此处命门指目，不是督脉的命门穴，更不是《难经》所指出的右肾），与少阴为表里。至阴者，阴之极也。阴极则阳生，为阳气生发之处，经至阴贯涌泉而入于肾及冲、任、督、带诸脉。

至阴穴位于脚小趾外侧，距小趾甲根约一韭叶处；用来矫正胎位，以往用来治难产。

在至阴穴放如小麦大的艾炷，直接着肤灸三壮，其胎位即可转正。

案例：本院余某怀孕七月，经妇科检查为横位，经灸一次后即转正，后顺产。又如本院沈某怀孕八月余，经妇科检查横位，灸第一次后转正。隔了几天又出现横位，补灸了一次，即又转正，后顺产。

至阴穴转胞胎是可靠的。我曾向一些从事妇产科的同仁介绍，他们用后，都反映有效。不过，还应该注意：如果临产时胎位不正，出现难产，而产妇精神已经疲乏，最好同时用独参汤（人参9～15克），配合灸治更为可靠。平时矫正胎位，为了巩固疗效，可加灸督脉的命门穴三壮。

至阴穴是人体下肢最末梢一个小小的穴位，灸治后为什么能把几斤重的胞胎转动，而且恰好转成正位呢？凡是研究过针灸疗法的人都会很快地回答："这是因为针灸激发了经络的气机而产生的能量。"人体和其他生物身上，像至阴穴这样的小穴位能起大作用的，是非常多的，都能激发经络的气机，产生能量。

由至阴穴转胎位这一案例，李先生总结了经络腧穴在医疗上的作用。

（1）发散解表

一切热性病的前期，都出现表证。表证就是躯体外出现的症状，如头痛、身痛、恶寒、发热、发疹、面部发肿（如肾炎初期）、皮肤发痒等。每取用大椎、陶道、风池、风府、曲池、足三里、后溪、外关、申脉、足临泣等，每次选二三穴。表热用针，表寒用灸；表虚用补，表实用泻，一般头、项穴位与四肢穴位同用，效果很好。例如，疟疾取大椎、外关、陶道、后溪；感冒、脑炎、脑膜炎取风池、风府、大椎；肾炎恶寒面肿取大椎、人中等，都能使表证消除。

（2）消炎抗菌

刺激经穴能消炎抗菌，这是很有现实意义的。经穴能调节机体，使人体达到阴平阳秘的正常生理功能，同时也就使致病因子（包括细菌、病毒、原虫等）在人体中失去了生长活跃的条件而消灭，故经穴的消炎抗菌是十分科学的。内脏的炎症，如肺炎、肾炎、肝炎、胆囊炎、胰腺炎、胃炎、肠炎、痢疾、膀胱和尿路的感染等，常可取受病脏腑的腧穴、募穴、原穴、络穴、郄穴、五俞穴等治疗。一切痈疽、疮毒在未溃脓时，刺激经穴可使之消散；已溃脓时，可使之加速愈合。余治冷脓包（如骨结核、骨髓炎之类），经常是刺激经穴而治愈。急性炎症，像腮腺炎这类病，常取颊车、翳风、外关、足临泣等穴位，很多病例是一二次就治愈，最多不出六次。其他内脏炎症，在急性期疗效较满意，慢性期疗效虽缓，但只要坚持治疗的病人，疗效仍然是可观的。

（3）抗原虫

如疟疾、阿米巴痢疾、血吸虫病、血丝虫病等，取大椎、崇骨、陶道、内关、外关、百虫窠等穴；而阿米巴痢疾取天枢、关元、肾俞、大肠俞、小肠俞等穴，可使原虫受到抑制，症状消失，尤其是对疟原虫的转阴，更为明显。

（4）透疹止痒

最常见的过敏性荨麻疹，取大椎、曲池、足三里、血海、劳宫、涌泉等，每次选二三穴，急性用针，慢性用灸或温针，常获良效。其他如麻疹、猩红热、脑膜炎等所出现的斑疹，经针刺经穴后，亦可清血和营、透疹解毒。

（5）疗瘫起痹

疗瘫起痹更是经穴治疗的特点。脑血管疾患、脊髓及周围神经疾患、面神经麻痹、风湿及类风湿关节炎、肌肉疾患等，用经穴治疗，效果非常好。此类病症，患于颜面者，以上关、下关、颧髎、大迎、颊车、头维、阳白、地仓、迎香、人中、承浆、睛明等穴效果佳；患于四肢者，上肢以巨骨、肩髃、肩髎、臂臑、臑会、臑俞、曲池、肘髎、少海、外关、后溪、合谷、内关、尺泽等穴，下肢以环跳、阳陵泉、风市、足三里、髀关、伏兔、阴陵泉、绝骨、血海、梁丘、三阴交、曲泉、膝关、丘墟、解溪、中封、商丘、申脉、照海、丰隆、承山等穴，效果颇佳。病在四肢，同时可加用督脉经穴和夹脊穴，如大椎、陶道、身柱、神道、灵台、至阳，及大椎穴到至阳这一段每一椎棘突下旁开0.5寸的夹脊穴，对恢复上肢瘫痪很有帮助。至阳、筋缩、中枢、脊中、命门，以及至阳到命门这一段每一椎棘突下旁开0.5寸的夹脊穴对腹肌和肠道及腰部的瘫痪多有帮助。命门、至阳、腰俞，以及命门至腰俞每一椎棘突下旁开0.5寸的夹脊穴，对下肢瘫痪、麻痹和疼痛都有良效。脑血管病变所致的肢体、颜面瘫痪或痿软，可加头顶穴位，如百会、头维、上星、通天、前顶、后顶、风府、风池等。

（6）兴奋强心

大吐、大泻、大汗脱阳、心力衰竭，用经穴回阳效果常非常迅速。中华人民共和国成立之前，我国霍乱流行，很多四肢厥冷、面如尘蒙、肤如紫靛、腹凹舟伏、形如骷髅、奄奄一息的危重霍乱病人，余以上桂、胡椒、公丁香、吴茱萸、干姜、附子各等份为末，用少许填脐中，上盖以炒干的食盐，盐上再盖一层姜片，然后在姜片上放艾炷灸治，每7～49壮，常起死回生，吐泻停止。如心衰明显时，再加上食窦穴、中脘穴或虚里穴，常使心力恢复（虚里穴是胃经的大络，在左乳下脉动处，如虚里无脉者多死，应急灸之），或用参附麝香注射液从第五胸椎棘穴下旁开五分的心点或内关穴，注射亦佳，以上普遍适用于阴寒证出现的心衰亡阳的症状。如果热性病出现心、肺循环及周围循环衰竭时，用内关、心点或膻中、虚里（浅针三分），行补法，较为适宜。

（7）镇静

心悸、怔忡、失眠、烦躁、情绪易于激动、狂癫痫证发作，以及癔病哭笑喧闹、梦游症、强迫性神经症等，以经穴镇静，其效不亚于药物。

常用穴位：大椎、陶道、身柱、神道、灵台、大陵、神门、间使、厥阴点、心点、百会、神庭、印堂、手鬼眼、足鬼眼。

每次选用一二穴，寒证用灸、热证用针；虚证用补，实证用泻，其中鬼眼穴对癔症和阴癫证有明显效果，即是两少商（手鬼眼）、两隐白（足鬼眼），无论取手、取足，必须艾炷放在爪甲和肌肤之中，燃时要四处着火方可生效。

（8）解痉

许多疾病，如破伤风、脑炎、脑膜炎、痫证、癔症、癫痫发作和其他脑血管疾患都能引起抽风、搐搦。此外，受风寒刺激可引起指端及腓肠肌痉挛；精神过劳，再加感受风寒会引起面肌痉挛；饮食寒热不调，常会出现膈肌痉挛（呃逆）、胃肠痉挛（脘痛腹痛）。刺激经穴可以达到解痉的目的。

大椎、身柱、陶道、筋缩、命门、长强、申脉、后溪等穴对全身痉挛有效，如破伤风、痫证、癔症等均可选用；脑炎和脑膜炎可针百会、风府、风池、头维、神庭等穴；高热不退而抽风频发者，百会、头维、大阳、攒竹、十宣、十二井穴及督脉经各穴皆可用砭刺放血疗法；腓肠肌痉挛可取承山、飞扬、丰隆等穴；手指痉挛取后溪、中渚、合谷等；足趾痉挛取申脉、足临泣、然谷、太冲、公孙、涌泉等；面肌痉挛取风池、风府、睛明、太阳、客主人、下关、颊车、大迎、颧髎等；手颤抖取孔最、郄门、少海等，下肢颤抖取风市、血海、阳陵泉、足三里、阴谷等。以上均有不同程度的效果。

（9）镇痛

疼痛的原因很多，在身体各部位都会出现。五脏六腑的疼痛，可取受病脏腑背俞穴和募穴、郄穴或原穴、络穴；肢体、头面、五官的疼痛，可在病位和邻近取穴，亦可循经诱导。此外，许多疾病的病位并不出现痛证，但每每在输、募、郄、原、络、井、荥、输、经、合或本经其他处出现压痛感，在这些压痛点上，施以针灸、按摩、薄贴或角、砭，每每疾病就随之好转，并且这些压痛点常有助于诊断。若配以心经相关穴位，则疗效更佳。

（10）止血

部分疾病，常有出血症状，如肺痨、胃肠溃疡、痔疾、尿路感染、妇女崩漏、鼻衄、耳衄、齿衄、目衄、发衄（发衄，是血从发根流出。余业医四十多年，见到过此病两例）、皮下紫斑等，以经穴治疗，其效甚显。余治此类病，常以膈俞、肝俞、脾俞、肾俞为主穴，再从患部选用配穴。为什么以这些穴位为主？因为血会于膈俞，肝藏血，脾统血，肾纳血，因此这些穴位对出血症状具有疗效。局部配穴，如鼻衄配上星或印堂，耳衄配听宫或翳风，齿衄配大迎、颊车或承浆、地仓，发衄配头维、颔厌、悬颅、悬厘，痔出血配承山、郄门，尿血及崩漏配中极、关元，其他胃肠出血配命门，皮下紫斑配血海、三阴交，收效良好。

（11）清肠通便

清肠是清除肠道炎症，通便是使大小便恢复正常。肠炎、痢疾，取天枢、关元、归来、三焦俞、肾俞、大肠俞、小肠俞、足三里、内庭、条口等，既能通便，又能止泻。肾、输尿管、膀胱、尿道等炎症引起小便淋沥，取肾俞、三焦俞、膀胱俞、中极、水道、太溪、阴陵泉、水泉等穴，多获显效。

（12）温中止泻

肠胃疾病疗养不当，转为慢性，则出现经常腹泻，甚至滑泄不止者颇多，灸神阙、关元、气海、中极、天枢、石门、水道、脾俞、肾俞、命门、次髎、长强、大肠俞、小肠俞、三焦俞、膀胱俞等。以上穴位每次随选三四穴使用悬灸，不久即愈。小儿顽固腹泻，在命门到长强这段夹脊两旁进行推、揉、运的操作之后，再行灸治，不拘任何原因引起的腹泻均有良效。

（13）利尿通淋

膀胱、尿道炎症都常出现小便不畅，甚至癃闭、水肿。小便淋沥可针肾俞、三焦俞、膀胱俞、中极、关元、太溪、阴陵泉、曲泉等，较易医治。肝硬化、心衰、肾衰，以及肿块和淋巴疾患引起肝脏门静脉循环障碍而小便不利者，必须用太乙熏脐法配合背俞及募穴长期耐心灸治，始能获效（太乙熏脐法见龚庭贤《寿世保元》及张介宾《类经图翼》等书，此处不赘）。

（14）消癥散痞和疗瘿消瘰

肝、脾肿大和内脏或体外炎性肿块，以及瘿、瘤、瘰疬，经穴治疗有一定疗效，尤以炎性肿块疮疡痈肿和瘰疬（淋巴结核或其他炎变）、痰核（尤以体外囊肿）最为有效。一般以俞、募穴和循经取穴为主，再配合病位治疗。余常以神灯照、隔药大艾灸，配合针刺和薄贴治疗，常获良效。

（15）镇吐

呕吐这一症状经常见到，原因亦很多，经穴治疗有特效。除癌肿、肠梗阻外，不论哪种呕吐，取膻中、巨阙、上脘、中脘、不容、承满、梁门、膈俞、胃俞、内关、公孙等，每次随选一二穴，斟酌病性或针或灸，效果满意。

（16）镇咳祛痰

痰是肺中炎性分泌物，咳嗽是肺部防御疾病的本能。一般镇咳药用得不当，便会使痰咳不出，病邪滞于肺部，对病症更加不利。经穴镇咳祛痰却无这种副作用。痰与咳虽然在病因上分外感和内伤，在病性上分寒热和虚实，但选用经穴大体上是一致的，只是补与泻、针与灸等操作不同而已。一般取大椎、肺俞、身柱、中府、天突、璇玑、华盖、膻中、乳根，以及本经五输穴中的"经穴"，都有镇咳作用；祛痰可取中脘、丰隆、脾俞、胃俞等。热证用针，寒证用灸，虚证用补，实证用泻，或用这类经穴拔罐亦可。

（17）健脾和胃

中医论脾胃，实际是指整个消化系统。胃主受纳，脾主运化，而且脾胃还必须赖命门真火的熏蒸和肝木的疏泄，才能完成其消化和吸收任务。胃强则受纳旺盛，食欲亢进，但如果脾弱和肝不疏泄，命门火不能熏蒸，不能消化食物和吸收营养，就会造成腹泻。吃得愈多，泻得愈多，造成营养障碍；如果脾强，肝木疏泄过旺，但胃弱受纳不佳，又会出现饿得快，但食欲又差。选用经穴健胃和脾，其效果常比药物有效，很多消化系统疾病，如肝炎、胃炎、胆囊炎、胰腺炎、肠炎等，尤其是当疾病转入慢性时，经穴治疗的优点常比药物优越。取穴以中脘、章门、期门、日月、食窦、不容、承满、梁门、天枢、神阙、肝俞、胆俞、膈俞、肾俞、脾俞、胃俞、三焦俞、中枢、脊中、公孙、照海、内关、足三里、内庭、太白等穴为佳。随虚、实、寒、热，确定补、泻、针、灸。

（18）调经和血

气血不和，月经不调，是妇科常见病。可分为以下几类。

一是月经不至：月经不至也要分寒、热、虚、实。虚证，由于气血干枯，外见形容枯槁、面色苍白、精神疲乏、脉虚、唇舌淡白等；实证，则见精神健旺、唇舌老红、易怒，或胸胁胀满、少腹满、脉实；热证，则见颜色发赤、唇干舌红、心胸烦热、少腹热、脉数、掌中热；寒证，则见肢冷、畏寒、少腹冷或冷痛。取穴中极、关元、归来、气海、太冲、合谷、三阴交、血海等，每次取一二穴。寒证温针或灸，热证用针，虚证用补，实证用泻。临床常见有闭经数月针一次即愈者。有几例病人属于实证经闭，上午针后，下午月经即至，可见经穴之妙。

二是月经先期而至：月经先期而至有因血热妄行者，多见五心烦热、失眠、易怒而脉数；有因正虚，肝不藏血，脾不统血，肾不纳血者，多见食欲不振、胸胁痞满、心悸心累、腰酸腿软、脉虚、气息微弱。取穴命门、肝俞、脾俞、肾俞、膈俞、关元、中极等。热证用针，虚证用灸。

三是月经后期而至：人们往往认为月经超前为热，延后为寒，实则不然。超前亦有因肝、脾、肾三阴虚寒不能摄血者，延后也有肝、脾、肾阴亏血少而致者。因此，月经后期而至，不能一概定为寒证。寒证固然有，热证、虚证、实证亦不少。其辨证施治与月经不至基本相同。

四是月经淋沥和崩漏：此病症既有肝、脾、肾虚寒不能摄血而致者，亦有热伏阴分迫血妄行者，亦有癥、聚、石瘕（如子宫、卵巢、输卵管的炎症肿瘤等）所致者。取穴膈俞、命门、脾俞、肝俞、肾俞、八髎、中极、关元、气海、血海、阴陵泉、蠡沟、三阴交，以及包块处五温针等，随虚、实、寒、热运用针灸补泻，常获显效。

五是乱经：乱经是月经很无规律，或少或多，或早或迟，或时间长，或时间短，或淋沥，或崩漏。此类病常与七情有关，取其俞募、原络，益精神，愉其心志，诸疾可疗。

（19）固胎保产

肝、脾、肾不调与正气虚损，以及七情横逆，常有流产、滞产和难产。流产属于偶然者，无须治疗，如果无子女又有习惯性流产者，则应施治。余治习惯性流产，常取用百会、命门、肝俞、脾俞、肾俞、脊中、悬枢等穴，每次一二穴，从怀孕后起，每周悬灸二三次，可以避免流产；至于滞产、难产胎位不正，则灸至阴穴甚为可靠，合谷、三阴交也有帮助。

（20）强身保健

经络有强身保健的作用，内养家非常重视。炼胎息的人常能使任、督二脉实现河车运转、八脉周流。修藏密者常能运转三脉、五轮。此外，有些人逢大的节气（如春分、秋分、冬至、夏至）在自身神阙、气海、关元、足三里等处施灸，确能使人目明耳聪，身体轻健，却病延年。

（21）活血逐瘀

经穴的活血逐瘀运用是相当广泛的。脑血管病变，如脑出血、脑血栓形成、脑栓塞、蛛网膜下腔出血等，属实证者取百会、头维、攒竹、丝竹空等砭之，虚证取关元、气海、足三里、三阴交、涌泉灸之，常可使病情好转；急性期后，取风池、风府、哑门、百会、太阳、神庭、上星、肩髃、曲池、肘髎、环跳、风市、阴陵泉、阳陵泉、足三里、血海、曲泉、三阴交、绝骨、阳辅、丘墟、解溪、昆仑、太溪等，常可使瘫痪得到明显的改善；冠状动脉硬化性心脏病，取膻中、乳根、食窦、虚里、心点、神道、心俞、厥阴俞、内关、间使、郄门、阴郄、照海、公孙、足三里、丰隆等，常可改善心悸、胸满、胸痛及脉搏结、代、促等症状；肝脾瘀血肿大，取章门、期门、膈俞、肝俞、痞根、脾俞、三焦俞等，常可使之消失或缩小；如因心衰而致肝、脾肺瘀血者，加灸虚里、食窦、膻中、气海、神阙、中脘、关元、水分；脉管炎按病位循经取穴；扑、跌、扭伤除循经取穴外，在瘀肿疼痛区取阿是穴或针或灸或砭，随虚、实、寒、热确定针、灸、补、泻，效果良好。

（22）消肿利水

肝病、心脏病、肾病、营养不良等，常出现水肿，其中以肝病门静脉循环障碍的腹水较为难治，心脏病水肿次之，肾病和营养不良的水肿比起前两者较为易治。肝病所致者，取肝俞、期门、章门、水分、痞根、三焦俞、神阙、曲泉、阴陵泉、水道等；心脏病所致者，取膻中、巨阙、虚里、食窦、水分、气海、关元、紫宫、神道、心点、心俞等；肾脏病所致者，取肾俞、三焦俞、膀胱俞、气海俞、关元俞、京门、水分、水道、中极、太溪、阴谷等。随虚、实、寒、热确定补、泻、针、灸，常可补药物之不逮（成都中医学院学报，1978年第1期，第47～85页）。

4. 神经官能症的临床管见

（1）神经官能症的中医学认识

神经官能症，是临床极常见的机能性疾病。中医学对此类疾患，首先重视人的意志。《灵枢·本脏》说："志意者，所以御精神，收魂魄，适寒温，和喜怒者也。"又说："志意和，则精神专直，魂魄不散，悔怒不起，五脏不受邪矣。"

这里的志意，是指高级神经的活动状况。中医学认为，脑为元神之府，脑的功能即是人的灵气。人的灵气分神、魂、魄、意、志，"神"是灵明，即知觉感应；"魂"是指识别的能力，即是说对外界事物，形形色色，好的坏的，正确的、错误的，能加以分析和认识；"魄"是指人的气魄和毅力；"意"是指人的思维活动；"志"是指人的志向和愿力。神、魂、魄、意、志直接关系着人的性格、思想、道德和才能，是通过后天的熏染，学习和锻炼而建立起来的，全属精神作用，也即是大脑皮层的活动状况。五脏六腑及器官、组织在大脑皮层都有射影，这种射影通过反射弧（经络）及反射点（穴位）而统御各脏腑、器官、组织而维系整体作用。

神、魂、魄、意、志分藏于五脏，即心藏神、肝藏魂、肺藏魄、脾藏意、肾藏志。虽然分藏于五脏，但主要由心来主宰。这里说的心，是指心理学的心，也就是高级神经的功能，中医学称为主管十二官（即六脏六腑）。《素问·灵兰秘典论》说："主明则下安，以此养生则寿……主不明则十二官危，使道闭塞而不通，形乃大伤，以此养生则殃"。

因此，精神因素可导致各脏、各腑、经络、器官、肢体等一系列症状。反之内脏和躯体、经络器官的病变，也可影响精神、神经系统。例如，久病体虚、任督损伤、肝胆胃肠病变、内分泌功能的变化，妇女月经的变化、脑外伤、五官疾患等，都可能出现神经官能症症候群，但有些并不是单纯的机能反应，而是有器质病变的反应，应高度重视，仔细诊查，不能笼而统之曰神经官能症。

神经系统和躯体、内脏、经络、器官是不可分割的整体，而且这个整体全靠神经系统来维系。神经系统也即是中医学所指的"心"，又名"元神"。元神统御元气（凡各系统、脏腑、经络、器官的正常功能都称元气），元气统御元精（凡各种内分泌腺，疾病中产生的抗体、免疫力、各种酶和酶原，血液、体液的生成组合，都是元精的作用），故中医学称精、气、神为人身之三宝。元神发源于心肝，元气发源于脾、肺及命门，元精发源于肾，三者互为其根，元精为阴，元气为阳，元精、元气相合而生元神。元神统御精气，阴中有阳，阳中有阴，阴为物质，阳为精神，阴为形体，阳为功能，代谢不已，生息无穷。

神经官能症，由于患者的禀赋差异、偏阴偏阳、偏盛偏虚、脏腑盛衰和神经类型等，可表现出多种症状，大致可分为神经衰弱、癔病、强迫性神经症等。此类疾病的病因大致有以下共同点。

①特殊的性格，如狭隘、浮躁、敏感、情绪易于激动、缺乏理智的控制、拘谨、固执、萦思追索、行为孤僻、生活单调、胸怀不展。此类性格，每遇精神创伤，多致神经官能疾患。

②七情所伤。怒伤肝、喜伤心、思伤脾、忧悲伤肺、恐伤肾、惊伤胆，往往由于急剧精神创伤，长期精神紧张，七情五志之火内动，使真气郁滞，真阴耗

损，人体阴平阳秘的健康情况遭到破坏而出现高级神经活动的慢性障碍。

③体力和精神的过度耗损，以及久病体虚和任督脉损伤等，都能引起经脉功能的紊乱。

（2）神经衰弱的辨证治疗

神经衰弱多由于长期的精神过劳和精神紧张，情志不遂，精神抑郁，以致气机阻滞，真精耗损。神经衰弱大概分如下证型辨治。

①心脾虚损及肝阳不潜

由于精神过劳，或情志不遂，以及思虑伤脾，心、肝、脾三经之郁火消灼肾中之阴液，以致心肾不交，肾阴虚不能上济于心，心不宁静则心火不能下藏于肾，兼之肾阴亏损又不能涵养肝木，因而肝阳不潜，心肝之火拂郁于神明之府，而出现头部晕闷、眼花耳鸣、失眠、头痛、烦躁、健忘、易怒、多梦、心悸、怔忡、思想不能集中、脉弦细数或兼促结代脉、唇舌红而少津。

针灸治疗

主穴选心俞、肝俞、肾俞、厥阴俞、巨阙、膻中，期门、京门等。辅穴选百会、头维、太阳、风池、印堂、神庭、大陵、内关、神门、阴郄、灵道、通里、太冲、行间、照海、太溪、然骨等。

心俞、厥阴俞、膻中、巨阙入心与包络；期门、肝俞入肝；京门、肾俞入肾，以调补心、肝、肾三经。

百会、头维、太阳、风池、印堂、神庭等，可醒脑提神、安眠、镇静；大陵、内关、入手厥阴心包，神门、阴郄、灵道、通里直入心经，太冲、行间入肝，照海、然骨、太溪入肾，以调节心、肝、肾、心包络功能，收到平肝潜阳、宁心、益肾补脑安神之效。

均宜针补，每次选二三穴。

药物治疗

可用养心汤、天王补心丹、归脾汤等。

脉数有力者，可加黄芩、黄连、知母、栀子、连翘心、竹卷、芭蕉卷等以清热泻火；脉数无力者，可加入天冬、麦冬、石斛、玄参、地黄、女贞子、何首乌、玉竹等以养阴增液；脉弦数者，可加入刺蒺藜、草决明、石决明、珍珠母、磁石、生赭石、生铁落等以平肝潜阳；脉弦细者，加山茱萸、玄参、生地黄、白芍、五味子、何首乌等以滋养肝肾；脉弦数有力者，可加龙胆草、黄芩、夏枯草、栀子、黄连等以直泻肝火。

养心汤：黄芪、人参、炙甘草、茯苓、茯神、川芎、当归、柏子仁、法夏曲、远志、五味子、肉桂。

（养心汤用草芪参，二茯芎归柏子寻，夏曲远志兼桂味，再加酸枣总宁心）

参、芪补心气，芎、归养心血，二茯、柏子仁、远志宁心泄热，五味子、酸枣仁收敛心气，半夏去扰心之痰涎，甘草、肉桂补脾，子旺则母实矣。

天王补心丹：柏子仁、酸枣仁、天冬、麦冬、生地黄、当归、党参、丹参、玄参、朱砂、五味子、远志、茯神。

（天王补心柏枣仁，二冬生地黄与归身。三参桔梗朱砂味，远志茯神共养神。或以石菖蒲更五味，劳心思虑耗真阴）

玄参、生地黄补肾阴，使肾水上交于心阴。当归、丹参补心血，参、苓益心气使心火下交于肾，二冬清心肺之火、养心肺之阴且益水之上源。二仁以安心神，远志以宣其滞，五味子以收其散，更假桔梗之上浮而为向导。使心得所养，易五味子加石菖蒲者，嫌五味子之酸敛而易石菖蒲之辛开通气于肾故也，肾气充在髓，通气于肾即醒脑也。如不寐者仍以五味子为宜。

归脾汤：白术、黄芪、茯神、人参、远志、木香、甘草、酸枣仁、龙眼肉、当归。

（归脾汤用参术芪，归草茯苓远志随，酸枣木香龙眼肉，煎加姜枣益心脾，怔忡健忘俱可却，肠风崩漏总能医）

参、术、芪、草补脾，远志、茯苓、酸枣仁、龙眼补心，当归养血，木香调气。

②忧悲伤肺

出现太息、疲乏、气促、焦虑不安，因七情五志均能生火，忧悲之火，耗损肺阴肺气，以致清肃之气不行，升降失利，神机受阻，气息不顺，痰浊之气阻于胸臆。

针灸治疗

主穴选身柱、肺点、肺俞、膻中。辅穴选百会、头维、神庭、天庭、少商、商阳、合谷、太冲。

身柱、肺点、肺俞、膻中补肺调气。百会、头维、神庭、天庭定志安神，少商、商阳、合谷、太冲清热涤痰、调气降逆。

均用针补，每次选用二三穴。

药物治疗

可用清气化痰汤、涤痰汤、合生脉散或合甘麦大枣汤主之。

清气化痰汤：胆南星、法夏、橘红、杏仁、枳实、瓜蒌实、茯苓、黄芩、生姜汁。

（清气化痰星夏桔，杏仁枳实瓜蒌实，芩苓姜汁糊为丸，气顺火衰痰自灭）

气不顺则生火，火能生痰，陈杏降逆气，枳实破滞气，黄芩、瓜蒌除热气，茯苓行水气且安心神，星夏涤痰，水湿火热皆生痰之本，故化痰以清气为先。

涤痰汤：半夏、胆南星、橘红、枳实、茯苓、人参、石菖蒲、竹茹、甘草，加姜煎服。

（涤痰汤用半夏星，甘草橘红参茯苓，竹茹石菖蒲兼枳实，神昏舌强服之醒，除去石菖蒲能安寐，消痰顺气此为珍）

枳实、陈皮利气，甘草和中，茯苓利湿除饮，气顺湿除痰饮自散；又以人参扶正、石菖蒲开窍、竹茹清金，顽痰怪症则消失。

生脉散：人参、麦冬、五味子。

（生脉麦味与人参，保肺清心治暑淫，气少汗多兼口渴，病危脉绝急煎斟）

人参大补元气而强心，麦冬清心润肺，五味子敛肺生津。盖心主血脉，肺为华盖而朝百脉，补肺清心则气充而脉复，将死脉绝者，服之能令复生。夏月火旺烁金尤宜服之。

甘麦大枣汤：甘草、小麦、大枣。

（甘麦大枣治脏躁，功能补肺益心脾，悲伤欲哭神无主，失眠数欠喜伸身）

甘草、大枣补脾，益肺之母；小麦补心气以益脾，三味合用，取其甘温，首先入脾，使脾精上输于肺，肺阴既充，则下足以贯百脉，外足以输精皮毛，内外调达，气机舒畅，抑郁不和之气得之而解。此方养心安神亦善。

③思虑伤脾及肝侮土

出现食欲不振、腹胀、腹泻、胸胁胀闷、四肢酸软、身体消瘦、咽喉梗塞等。

针灸治疗

主穴选中脘、梁门、关元、天枢、期门、章门、脾俞、肝俞、胃俞、三焦俞、公孙、内关、照海、列缺。辅穴选百会、头维、上星、神庭、印堂、山根。

中脘、梁门、章门、脾俞、胃俞健脾和胃；期门、肝俞疏肝行气；天枢、关元、三焦俞调理肠道，便秘可通，泄泻可止；公孙补脾调冲脉；内关补心入阴维；列缺补肺调任脉；照海补肾入阴跷。心脾肝肾之气阴充足，则肝木不横逆；冲、任、阴维、阴跷得调，则三阴之气无阻，胸膈廓然无累。百会、头维、上星、神庭、印堂、山根等穴善于宁神醒脑、镇静安眠，为之辅佐。

每次选用二三穴。

药物治疗

可选用逍遥散、参苓白术散、香砂六君子汤、厚朴半夏汤等。

逍遥散：当归、赤芍、柴胡（根）、茯苓、白术、甘草、薄荷、生姜。

（逍遥散用当归芍，柴苓术草加姜薄，散郁除蒸功最奇，调经八味丹栀着）

归、芍养血平肝，术、草和中补土，柴胡升阳散热，茯苓利湿宁心，生姜暖胃祛痰，薄荷消风理血，少量且能增食健胃。

参苓白术散：人参、白术、茯苓、甘草、扁豆、怀山药、薏苡仁、陈皮、莲子、砂仁、桔梗、大枣。

（参苓白术扁豆陈，山药甘莲砂薏仁，桔梗上浮兼保肺，枣汤调服益脾神）

四君子汤加味而成，参、苓、术、草、扁豆、怀山药、薏苡仁补脾除湿，莲子补心益脾，桔梗性浮，载药上行，且能升提止泻。

香砂六君子汤：茯苓、白术、人参、甘草、陈皮、法夏、木香、砂仁。

（苓术参甘四味同，方名君子取谦冲。增来陈夏痰涎涤，再入香砂痞满通。水谷精微阴以化，阳和布敷气斯充）

茯苓、白术、人参、甘草性味中和，不寒不热补中益脾，名四君子。加陈皮、半夏涤痰降逆名六君子；再加木香、砂仁温中行气，名香砂六君子。笔者常以六君子加枳实宽中下气，竹茹涤痰降热，治胃不和而卧不安者，累效。

半夏厚朴汤：半夏、厚朴、茯苓、生姜、苏叶。

（半夏厚朴用茯苓，生姜苏叶五般珍，咽中梗塞如炙脔，此名梅核效如神）

思虑伤脾，脾虚生湿，湿痰阻塞咽中，则气机不利，如有物梗塞，吐之不出咽之不下，无可形容，仲景曰如有炙脔，俗称梅核气。方用姜夏以去痰，厚朴宽胸利膈，苏叶开肺，茯苓泻湿，使脾肺气舒，湿浊下降，则咽喉出纳快畅。

④肾虚

肾阳虚出现腰酸腿软、少腹胀满、阳痿、遗精早泄、尿频；肾阴虚出现耳鸣头晕、记忆力衰退、阳强梦遗、早泄或无精。

针灸治疗

主穴选关元、气海、命门、肾俞、神阙、百会。辅穴选然骨、太溪、三阴交、涌泉。

气海、关元、神阙入任脉，命门入督脉，然骨、太溪入肾，均能内达丹田，培补元气。百会补脑提神，三阴交入肝脾肾三阴，能扶脾，益肝补肾。以上各穴，阴虚用针，阳虚用灸，补泻各随其宜，均可获效。每次选用二三穴。

药物治疗

肾阴虚者，以六味地黄丸、八仙长寿丸、都气丸、归芍地黄汤、参麦地黄丸、知柏地黄汤、左归饮等主之；肾阳虚者，以金匮肾气丸、济生肾气丸、右归饮、参茸地黄丸、盘龙地黄丸等主之。

六味地黄丸：熟地黄、丹皮、山茱萸、怀山药、茯苓、泽泻。

都气丸：六味地黄丸加五味子。

八仙长寿丸：六味地黄丸加五味子、麦冬。

参麦地黄丸：六味地黄丸加入人参、麦冬。

生脉地黄汤：六味地黄丸加入人参、麦冬、五味子。

杞菊地黄汤：六味地黄丸加入枸杞子、菊花。

归芍地黄汤：六味地黄丸加入当归、白芍。

知柏地黄汤：六味地黄丸加入知母、黄柏。

参茸地黄丸：六味地黄丸加入人参、鹿茸。

盘龙地黄丸：六味地黄丸加入紫河车、鹿茸。

金匮肾气丸：六味地黄丸加入附片、肉桂。

济生肾气丸：即金匮肾气丸再加入车前子、牛膝。

（金匮肾气治肾虚，熟地怀山药及山萸，丹皮茯桂加泽附，引火归元热下趋。济生加入车牛膝，二便通调肿胀除。钱氏六味去桂附，专治阴虚火有余。六味再

加五味麦，八仙都气治相殊。更有知柏与杞菊，归芍麦味各分途。盘龙紫河鹿茸入，参茸益气肾阳扶）

金匮肾气丸乃补肝肾之祖方，治命门火衰、脾弱便溏、腹痛尿多、阳痿早泄等症，以熟地黄、山茱萸补肾摄精，山药茯苓补脾，泽泻渗湿，丹皮清心经及包络之火而和血，肉桂温肝，附子温肾而扶阳。济生肾气丸即金匮肾气丸加入车前子和牛膝，治脾肾阳虚，不能行水，小便不利，腰重脚肿，腹胀便溏，喘急痰盛者。

六味地黄丸专治先天阴虚；八仙长寿丸治阴虚劳热，敛肺止咳；都气丸能滋补肾阴纳气归元；知柏地黄丸治阴虚火旺；杞菊地黄丸滋肝肾明目，老年尤宜；归芍地黄汤治肝肾真阴不足；参麦地黄丸治金水不足短气喘咳烦心；生麦地黄汤治肺肾俱虚、短气喘急、烦渴心悸；左慈丸：即六味地黄丸加柴胡、磁石，治水亏火升耳鸣目眩。诸方皆于六味地黄丸中化裁，各臻其妙，用者审之。

右归饮：肉桂、附片、山茱萸、杜仲、地黄、甘草、枸杞子。

左归饮：即右归饮减去肉桂、附片，加入麦冬、龟甲。

（右归饮治命门衰，桂附山萸杜仲施，地草淮山枸杞子，便溏阳痿服之宜。左归饮主真阴弱，桂附当除易麦龟）

右归饮用桂附直补真火，用山茱萸养肝，杜仲、地黄、枸杞子益精补肾，甘草、怀山药补脾。脾肾旺，则膏丰而火明，故治命门火衰、腹痛阳痿及脾弱便溏等症。减去壮阳之桂附，加入益阴之麦冬、龟甲，名左归饮，治肾水不足，腰酸腿软、遗精盗汗、口燥咽干等症。

（3）癔病

①症状

病人精神状态颇为特异，其性格多愁善虑、奇思怪想、心胸狭隘、百忧感其心，一不称意则拳拳服膺，不自解脱。这种性格再加之精神创伤、七情五志之火郁而不散，煎熬津液成痰，扰乱神明，阻滞清窍而发病。其症状表现多种多样，古称为尸厥、飞尸、鬼疰、邪祟等，形容此病鬼鬼祟祟、花样百出。

怒气伤肝，肝风内动，肝火内发，痰气上逆：出现肢体震颤，各种奇特的舞蹈样动作，各种痉挛性麻痹，或尸厥、抽搐或呈现癫痫样发作，但意识并不消失，瞳孔仍有反应，并且绝无咬伤舌头及大小便失禁等。亦有如破伤风样之痉挛、呼吸困难，更有表现为精神错乱、哭笑无常、乱唱乱骂者。

恐惧伤肾：出现弛缓性麻痹、失聪、失明、失语，以手示意，或以书写示意，或尿频。

思虑伤脾：出现食欲不振，或食欲异常增加，或呕吐、呃逆、咽部阻塞感等。

忧悲伤肺：出现呼吸困难、自汗、潮热感或冷感。

忧愁思虑、失荣、脱精所欲不遂，五脏俱伤：出现遗忘症、睡行症、双重人格、假性痴呆等（注：睡行症即在睡梦中起来行动或做各种工作，醒后不能自知。双重人格即两种不同的人格在同一个人身上先后或交替出现。假性痴呆即当询问时，病人做出错误而相反的回答）。

②治疗

癔者，意也。意也者，人之情也。情有所不伸，意有所不遂，不知自解，拂逆于胸臆，胸臆拂逆，则阻其气机，乱其神明，而痰火生焉。痰之为病，怪状百出。因此，昔人有怪病从痰治之说，癔病亦不能越乎此法。

针灸治疗

主穴选百会、头维、神庭、上星、风府、风池、四神聪、手鬼眼、足鬼眼、天庭、印堂、山根等。辅穴选合谷、太冲、丰隆、间使、神门、老龙眼等。

百会、头维、上星、神庭、印堂、山根、天庭、风池、风府等醒脑安神、解痉、镇静。鬼眼、合谷、太冲、丰隆、间使、神门、老龙眼等，能平冲降逆、豁痰宁神。

每次选用二三穴轻刺留针，鬼眼穴则用灸法。

失语者，可选用天突、廉泉、哑门、天柱等。失聪者：可选用听宫、听会、翳风、天容、耳门等。失明者，可选用头临泣、阳白、睛明、太阳等。瘫痪者，上肢可选大椎、肩髃、肩髎、臂臑、臑会、曲池、手三里、肘髎、外关等；下肢可选用环跳、风市、髀关、伏兔、阳陵泉、三阴交等。震颤者，可选孔最、内关、少海、外关、合谷、后溪等。

药物治疗

发病期以涤痰为主，可选用二陈汤、导痰汤、温胆汤、清气化痰汤、涤痰汤、滚痰丸等。症状平静后以养心汤、归脾汤、天王补心丹等善后调养。

二陈汤：半夏、陈皮、茯苓、甘草。

导痰汤：二陈汤加入胆南星、枳实。

温胆汤：二陈汤加入枳实、竹茹。

归脾汤、养心汤、天王补心丹：俱见神经衰弱、心脾虚损及肝阳不潜条下。

（二陈汤用半夏陈，益以茯苓甘草臣。理气调中兼去湿，诸凡痰饮此为珍。导痰用此加星枳，顽痰胶固力能驯。若加竹茹与枳实，汤名温胆可宁神，不眠惊悸虚烦呕，懊恼满闷常觉惊）

二陈汤用陈皮利气、甘草和中、半夏涤痰、茯苓降逆除湿，气顺湿除，痰饮自散。加胆南星以助半夏涤痰之力，加枳实破滞气，名导痰汤，除风痰、湿痰，其功更宏。加枳实宽胸下气，竹茹清膈化痰，治虚烦不眠、惊悸呕逆等症。

涤痰汤：即导痰汤加人参、石菖蒲、竹茹。

（涤痰汤用半夏星，甘草橘红参茯苓，竹茹石菖蒲兼枳实，痰迷舌强服之醒）

本方治痰迷心窍、失语、尸厥、失聪、失明、哭笑詈骂无常等症。加入人参扶正，石菖蒲开窍，竹茹清肺利膈。

以上四方随症化裁，对癔病发作常获良效。哭笑詈骂乱闹不休、唇舌老红者，加入清热泻火的黄芩、黄连、栀子、连翘心、竹卷心、芭蕉卷；尸厥者，加乌药、郁金、藿香、木香、降香等；失语者，加郁金、贝母、桔梗、僵蚕、蝉蜕、石菖蒲、胖大海等；失明者，加磁石、朱砂、石决明、珍珠母等；失聪者，加柴胡、龙骨、龟甲等；睡行症及双重人格者，加琥珀、朱砂、磁石、龙骨、牡蛎、珍珠母、硼砂、贝母、胆南星等。

（4）强迫性神经症

强迫性神经症每每在强烈的精神创伤后发病。强迫状态是一种不能摆脱、自知不合的观念、情感和行为。由于病人尚具有良好的自知力，故整日陷入不堪痛苦的折磨之中。

①症状

强迫观念：在思想上为一些无关紧要的，明知无谓的观念所盘踞。明知不当而无法排除和克制。如明知是平安的环境，而偏偏怀疑出了故障。明知别人是好人，偏偏怀疑是坏人等。

强迫行为：做出一些明知不必，而且又不可克制的行为。如明知手未被污染，而却不断洗手；明知路途远近，而却认真地数路旁树木、电桩、石块、石桩等。强迫行为常与强迫观念同时并存。

强迫情绪：对某些事物或环境，产生不必要的恐怖而无法控制，在此种情绪出现时，常伴有呼吸急促、脉搏快、出汗、颜面苍白或潮热。

②治疗

强迫性神经症亦可选用养心汤、归脾汤、天王补心丹等。

唇舌老红、神志欠宁静者，可加入知母、黄芩、栀子、黄连以清热宁神，亦可适当加入贝母、瓜蒌、胆南星、夏曲、竹沥、姜汁等以涤痰醒脑。同时也可用一些潜阳镇静、安魂定魄之品，如龙骨、牡蛎、琥珀、朱砂、生赭石、生铁落、磁石、龟板等，在用金石介甲药时，要适当加宽中理气、帮助消化的药物，如神曲、山楂、麦芽、谷芽、厚朴、木香之类，这样介石药和金石药才容易被消化吸收。

药物治疗

养心汤、归脾汤、天王补心丹俱见神经衰弱条。

针灸治疗

主穴选百会、头维、神庭、上星、风府、风池、鬼眼、心点、脾点、肝点、肺点、肾点、心俞、肝俞、肾俞、大椎、陶道、身柱等。辅穴选神门、间使、合谷、太冲、四关、大陵、印堂等。

百会、头维、神庭、上星、风池、风府等可醒脑安神；心、肝、脾、肺、肾诸点，入五脏以调节其神魂魄意志；鬼眼、神门、间使、合谷、太冲、大陵等，可宁心镇静。均加轻刺留针，每次选用二三穴。

体会：治病必须求本，本病多系精神因素所致。治疗七情病，必须首先启发病人，要从思想上得到解脱。昔人说："心病还用心药医"。良好的暗示对病人很有好处，反之可增加病情的发展，或变生他症。因此，探讨其精神创伤、精神积劳等致病因素，启发病正确理解该病的本质及其以正确态度对待，培养坚强的意志，并通过适当的劳动锻炼和体育运动以增强体质，再配合以上治疗方法，神经官能症是不难疗治的（成都医药通讯，1977年第6期，62～71页）。

二、著作

李仲愚毕生最重要的两部著作分别是《气功灵源发微》和《杵针治疗学》。

1.《气功灵源发微》

《气功灵源发微》是李仲愚一部很重要的著作，由四川科学技出版社于1987年首次出版。当时，气功与伪气功，特别是伴随气功的迷信思想猖獗，李仲愚挺身而出，著成此书。全书仅用五万余字，阐释了气功学的根本规律，更从身心统一、性命双修的辨析，示人以达道。又以"嘘字气功"为例，指示了下手的方便。再对气功偏差的防治提示津梁，是当代国内气功学说的上乘之作。

"气功"一法，随我国古代原始宗教的发生而发展，后为儒、释、道三家，特别是佛道两家所吸收并升华为更加博大的体系，故要相宜阐释气功规律、源流及实修是很难把握分寸的。李仲愚依《周易》"穷理尽性，以至于命"的性命双融、身心统一的哲学思想，以"发微"破题，使气功之法，能深入浅出，便于人们理解和掌握，为反对伪气功和破除迷信思想，提供了生命科学的依据。

全书共分为十二部分，包括概语，人与自然，人体脏腑、经络、气血与气功的关系，气功与自然界、人的整体性，怎样练功，"嘘字气功"，采气法，运气法，练气法，气功治病，练功时出现偏差怎么办，道家服食药方等。

全书从太极混然元气图、伏羲先天八卦图、文王后天八卦图、人的身体图、人体情志图、天干五运图、人体内脏与外窍关系图、人体气血运行图、十二时气血流注十二经图、一年十二月阴阳气血盈虚消长图、奇经八脉流注图、六十四卦周天图、北斗七星图、二十八宿图等辨析入手，说明了人体是宇宙的缩影，人体与自然界息息相关。

全书从第三部分开始，从容辨析人体精神与脏腑统一、性功与命功、三华五气、人体干支、人体经络、脏腑与五官九窍以至生死规律，阐发了人类敬畏生命、摄护生命、修养生命以至于觉悟生命之必需，将气功法术定位于觉悟生命的助缘，为气功在新时期服务人类健康奠定了思想与生理基础。

全书从第五部分到第九部分，从怎样练气功开始，描述了练功的捷径，特别是清晰的阐明了"攒簇五行，和合四相"的丹家最高的内丹心法，为人类觉悟生

命指明了方向。紧接着，李仲愚更将过去秘传的"嘘字气功"予以公开，并一一
说明采气法、运气法及练气法等，更予密宗"破瓦"（开顶法）做了慈悲的开许，
给予后学特别的方便。

本书十至十二部分，又分别阐明了气功治病的原理，指明了气功偏差（走火
入魔）的根源及基本防治方法，附带又对延寿长生丹、资生丸、健身益寿糜、芡
实薏仁粥及神仙酒的使用，予以详细说明。

该书因依于海慧禅师的清净传承，更因李仲愚六十年亲身实证，故既显微阐
幽，又通俗易懂，是我国当代不可多得的气功学著作之一。

2.《杵针治疗学》

《杵针治疗学》是李仲愚著、钟枢才和李淑仁整理出版的李仲愚又一部重要
著作。于1990年由四川科学技术出版社首次出版。全书共两篇六章二十六节，
系统介绍了杵针疗法的源流、基本理论、常用穴位与特殊穴位、杵针工具、杵针
手法，并列举了中医临床上常见70多种疾病的杵针治疗，为医家提供了救生护
生的一种方便，助益更广大的人群。

杵针疗法，为我国道家养生、导引的不传之秘，系道家内丹、导引及河车修
炼的有机组成部分。主要为帮助修炼者导引真气、培补元气、纠正偏差、预防并
治疗修炼中各类疾病而设。最初由李仲愚的入川始祖李尔绯老太祖公，受此术于
湖北武当山如幻真人，后得真人印可，此术始于李氏家族中秘密流传，到李仲愚
是为第十四代传人。李先生依据自己归纳的"医道溯源，取效临床，证之实验，
古今汇通"的理念，秉承家传，取法易道，结合中医经络脏腑理论，并经过内修
实证使范围扩大，对杵针的特殊穴位进行了定名和定位。

全书分上下两篇，上篇为"经络腧穴"，包括四章内容，前两章对经络和腧
穴的概念、内容、作用和定位做了相应的说明，并介绍了腧穴命名的文化内涵。
第三章详细介绍了十二经脉、奇经八脉等的循行、主治病症和具体腧穴，并着重
对杵针疗法的特殊穴位，即八阵穴、河车路和八廓穴做了较为详细的介绍。第四
章介绍了杵针治疗的具体方法，包括杵针工具、手法练习、治疗前的准备、具体
手法等，为后学提供示范和指导。

下篇为"杵针治疗"，共分两章，第一章总论杵针治疗，指出杵针治疗是根
据脏腑、经络学说，结合临床诊察和辨证，明确病因、病机、病位和病性，进行

相应的配穴处方，使通经络，调气血，阴阳归于相对平衡。第二章为各论，李先生对内科 38 种疾病、妇科 14 种疾病、儿科 9 种疾病、外科 8 种疾病、五官科 7 种疾病，做了深入的辨析和阐释。

作为省级非物质文化遗产保护项目，杵针疗法突出了中医针灸辨证取穴、辨病施治的原则与李先生杵针特殊取穴相结合的学术特色。对此疗法的研究，被列入国家重点科研课题，并获得四川省科学技术进步二等奖、四川省中医药科学进步二等奖。《杵针治疗学》丰富了中医学理论，是国内甚至国际杵针学说的先驱。

学术传承

川派中医药名家系列丛书

李仲愚

　　李仲愚祖上业医，从其入川始祖李尔绯老太祖公开始，李氏遂成为彭州医学世家，代代在彭州行医，其家族内部亦择人修习佛、道教典籍，《周易》及导引法术，以此传承中医哲学和中医技艺。至李仲愚，已达十四代。李仲愚曾传授学术于子女李怀仁、李淑仁（善针灸、汤药治疗疑难杂症，成都中医药大学附属医院主任中医师，已逝）、李素仁、吕春焘等，传授学生钟枢才、张炽刚、刘全让、邓又新、释惟海、赵文等。

　　钟枢才（1941—），李仲愚女婿，主任中医师，全国首批名老中医药专家李仲愚学术经验继承人，临床擅长以针灸（杵针、指针）和汤药治疗内科杂病。曾协助李仲愚完成《杵针治疗学》《气功灵源发微》《李仲愚临床经验辑要》的整理出版工作，著有《杵针学》等。曾在成都中医药大学附属医院针灸科及四川省针灸学校任职，现已退休。

　　张炽刚（1948—），高级工程师，李仲愚私塾弟子，因其夫人黄嘉陵20多年襄助李先生翻译之故，拜师李先生，并得李先生内功、导引、指针、杵针、佛学与道学真传，具拙火成就，传授欧美弟子甚多。

　　刘全让（1950—），主任中医师，1976年毕业于成都中医药大学，全国首批名老中医药专家李仲愚学术经验继承人。就职于成都中医药大学附属医院，从事中医医疗、教学、科研工作多年，长于内科疑难杂病，亦擅长运用针灸治疗耳聋、偏头痛、中风瘫痪、痹证等疑难病症。

　　李素仁（1951—），李仲愚次子，主任中医师，毕业于成都中医学院（现成都中医药大学），跟随父亲李仲愚学习中医。从事中医工作多年，在继承李仲愚临床经验的基础上博采众长，擅长将针、灸、角、砭、膏、丹、丸、散等传统医疗手段灵活结合运用，善治内科、神经科等疑难杂病，尤擅治疗各类痛症，如痛风、三叉神经痛、坐骨神经痛等。曾在四川省中西医结合医院针灸科任职，现已退休。

　　邓又新（1951—），主治中医师，出生于医学世家，少时受家庭传统文化熏陶，萌发学医之意。后从家训学习中医，并于成都中医学院（现成都中医药大学）毕业。师从李仲愚学习医道与针灸。以医事为业，就职于成都中医药大学附属医院，后个体开业。临床擅以杵针、针灸疗病，尤善以孙真人、马丹阳针法配合汤药治疗奇难杂症。

吕春焘（1955—），李仲愚女婿，幼承家训学习传统文化，后在其父吕洪年引荐下，拜李仲愚、徐庶遥为师，学习中医典籍并临证。与夫人李惠仁共同侍奉李仲愚多年，得李先生理、法、方、药传授。

释惟海（1960—），毕业于成都中医药大学，先依止李仲愚学习医学与佛学，毕业后在青海中医院工作。后于普陀山出家，闭关十年修炼，任紫竹林方丈。以中医学与佛学积累，著作《五蕴心理学》，在海内外佛教界具有较大影响。

赵文（1963—2016），主任中医师，成都中医药大学教授，李仲愚传人。出生医学世家，1985 年始至 2002 年，侍李仲愚学习传统医道，尽得导引、杵针、薄贴、汤药（经方）传承。其间，还师侍刘立千、李孔定、杨思澍诸明师，学习传统中医、道医、藏医并儒、释、道三家之学，著作《宗教与中医学发微》等。

逸闻趣事

川派中医药名家系列丛书

李仲愚

阴地不如心地

20 世纪 80 年代末，时中国道教协会副会长（后任会长）傅圆天，约请李仲愚到青城山道教学院讲授《道德经》及针灸学等，邓又新与赵文随侍。

一时，傅大师兴起，亦为让李仲愚休整，再三邀请李先生一同看望其师兄刘元常（刘元常实为傅大师授业恩师，当时刘元常感念傅大师虔诚修道决心，遂一同礼拜其师墓地，并允代师传法）。傅大师一路颂扬刘师兄功德，再述选择阴地诀窍，并预言青城山今后兴盛种种情形。

回程之际，我私下请教李先生，当如何看待"阴地"。李先生缄口良久，缓曰："阴地，阴地不如心地！不然傅大师为何终生素食，且勤修金丹大道！"我当时身心一震，从此更加尊崇李先生。

都是真传

李仲愚在青城山道教学院讲学间，或述《老子》，或述《阴符经》，再有天文地理并指针、导引与针灸法术。若有外国留学生学针灸，亦间或带到青城山天师洞安住，每天上午学文，下午习武（或动功），晚间复习练功并答疑。

一时，一位长住青城山的老居士私下问我："我听李先生的课，少也有 20 次，但每次均有差异，你侍师时间更长，究竟哪次是真传呢？"我笑问他："哪次不是真传呢？都是真传！只因听众文化程度与信仰层面不同，而有入门方便的差别罢了。"居士然之，拱手而去。

评赵朴老调身

李仲愚与全国佛教协会会长赵朴初相交甚笃。一时，我问及赵朴老的人品书品，说老而弥坚，甚是难得。师曰善。又曰："赵朴老为正信宗教场所的恢复，奔波全国，游说八方，甚是辛劳，一段时间手臂震颤，以至难于提笔写字，很是苦恼。于是咨询我，我考虑其服药既不方便，遂传净明动功'铁臂推胡虏'式，嘱心至气随，心净神安，如何能忘'本来面目'。是时，都相互合什作礼，不想赵朴老勤而行之，念兹在兹，只半月间，即完全康复，这是赵朴老与佛家精神感应道交啊！赵朴老身居高位而能谦下，胸怀大愿而自从容，才有他庄严典雅之书法，亦有他含弘圆润的笑容。"

自然科学思维的陷阱

李仲愚先生曾受邀在北京做杵针讲座与演示。杵针以头面布阵及背部河车路为依，加上真气导引，对很多疑难杂症几分钟即能生效。有一名德国留学生专注观察李先生演示后，便要购买李先生手中的杵针（铜质材料），考虑到李先生用顺手了，李先生的之女李淑仁教授当即回绝。不想这位德国朋友一味死缠，并说以美元支付，李先生笑曰："让给他吧"。后来，李先生告诉我，该德国人拿到杵针后，当即拍照，检验放射线等，最后将杵针全部磨成粉，发现除纯铜之外，并无其他物质，更无放射线。于是又设法找到李先生，说没有刺破皮肤，又无反射线，怎么能治病呢？

李先生告诉我，这是自然科学（形而下）思维的陷阱，既落陷阱，生命科学的真理与经络的功能如何能理解呢？

巧治假肢痛、假牙痛

李先生述经络具有传感作用，并有对称原理时，他举了一例，说20世纪50年代，一转业军人，因受伤膝盖处截肢再装假肢，但每年逢受伤那天，假肢会剧烈疼痛，痛不可忍，以至遍地打滚。服镇痛药物后程度减轻，但未能根治。3年后再痛时，找到李先生，先生即依经络传感与对称原理，在正常的右下肢足三里、三阴交下针，并依"诸痛痒疮，皆属于心"的原理，加双手内关透外关，留针1小时，当即痛止，3天（每天一次针）后完全康复，以后亦未再犯。

我当时未深入辨析，后侍李先生诊病时，遇一美国数学博士求诊李先生。自述下牙痛，待痛牙拔去，旁边牙齿又痛，直到下牙全部换了假牙，又感觉假牙痛，多处求医不治，才辗转来到李先生处。李先生问我如何下手，我说还是从经络下手，师曰善。遂由我为其在合谷、中渚、颊车下针，师说该患者拖延日久，还应加杵针，故又在其天谷八阵叩打，该患者当即痛止，后经半月治疗，痊愈回美。

通过以上两个病案，我更感知经络的伟大。

戏说方药组合

20世纪90年代初，李先生为十几个德国留学生讲课，当时由黄嘉陵教授任翻译，讲到麻黄汤（麻黄、桂枝、杏仁、甘草）善治无汗的风寒感冒；若将其中的桂枝换为生石膏，即成麻杏石甘汤，又善治无汗的烧热了。时有德国人瑞拉特提问："中医的方药如何这样怪呢？换一样药，方剂的名称就变了，性能也变了？"师戏言："你设想一下，比如一个家庭，或爸爸，或妈妈，他们其中一人变了，家庭的姓氏、作用变不变呢？"大家都笑起来，课堂充满了活泼温馨的气氛。

我从此感悟，中医不仅有科学特质，更有生命与人文的特质。下来请教李先生，先生说："很好，若你能将每味药，都想成活生生的生命，对你理解方剂的组合与应用会更多助益。"

净明动功

20 世纪 90 年代，李先生受成都中医药大学委派，为十余个德国留学生讲授"中医与气功"，时间半个月。为避免干扰，李先生将这批学生全部带到青城山天师洞（常道观）驻扎，借观中教室场地教学，也使后勤得以保障。

李先生根据学生层次，上午为其讲授《道德经》《阴符经》和《周易》常识，下午教其习练道家净明派动功（导引十式），晚间监督其练功，间以答疑。

7 日后的一个傍晚，一位德国老学员（女，年已过七十，挚爱中医与中国文化，自己开有一家针灸诊所，每年积累一笔钱即到世界各国参观学习，包括印度瑜伽等，一年前听李先生课后，次年又通过报名随李先生学习），在练完整套净明动功（十式）后，突然告师，说她全身气血涌动，很想舞剑，有一同练功的道士即递她一把剑，她捏剑一气乱舞，但逐渐就慢下来，剑法怪怪的，但又很独特，周围人都凑过来观看，李先生随着她的动作念出招式：洞宾舞剑清风绕，湘子吹箫情未了……并说是一套失传已久的八仙剑法。她问其故，李先生笑言："或是你过去生作道士时习练的吧！"我想，或因动功振奋经络功能，将其激发之故。附记于此，待后人做更深的生命科学研究。

"千斤闸"气功

20 世纪 80 年代，李仲愚在中南海为领导治病期间，有人向中央保健局推荐了一个气功师，该气功师很积极地吹嘘他的"千斤闸"气功，他先运气，再拍打身体，之后"嘿嘿"发声，果真能将十米外的石碑打碎，观者无不惊异欢呼。后来气功师更吹嘘，只要经过他发功治病，都能立竿见影，而吃药、打针、针灸与按摩等都是多事。李先生见他说得离谱，于是戏曰："我也学过气功，但未试过'千斤闸'，不如你向我发功，看我是否能承受？"气功师曰："你老是有岁数的人了，哪能开这种玩笑呢？"师曰："无妨，这里这么多人，你又不成心害我。我单手至少50斤力，双手即100斤，你不如从100斤开始试，不行再加如何？"气功师说："那我们玩玩吧。"遂于师前站住，忽然出左手卡师颈动脉（人迎脉，卡住该脉会使人迅速闭气），李先生当即吞气缩身旋以右手凤眼锤（握拳而屈食指），做势点击气功师左乳下虚里穴，气功师一惊，当即退下。李先生曰："你还是来试我功夫吧！"气功师即于师前十米处站住，"老人家莫怪了！"即以双手在身前上下按动，周围的人似乎都感觉气机鼓荡，再双手回于胸前，又猛力推出，发声"嘿嘿"，却见李先生似乎毫无感觉，气功师说："我加力了！"当即又是舞动双臂前推，凡三，凡六，凡九，气功师浑身大汗淋漓，观李先生气定神闲，如天人一般，终于惨淡言之："传说中有你这样的气功高人，终于见识了！"老先生说："我们并未分上下啊！"

李先生为我讲授此事时，我已练过净明动功与"嗡字气功"，但于此境尚有未明，遂请教李先生："你老人家当时是用了佛家的'金钟罩'？"李先生曰："我唯以一心观般若空性而已！我空无一物，气功师的'千斤闸'又从何着力呢？"

涌泉穴授记

师侍李先生，仿佛是我童年梦想。但22岁见李先生，一时毛发竖立，皮肤紧缩，说话结结巴巴，终于表达拜师愿望之后，即低头侍立，一改狂傲之气。师只嘱曰："十日后周三，早点来舍见我。"

当时，我读过《史记》，熟知张良事迹，遂于第九日亥时，潜至师楼下花园，盘膝打坐，只待师窗口一亮，即现身师前。但经过秋风黑暗之后，仍不见师窗口的灯光。待清晨五点，再也忍不住，即跪于师之门前，七时之后，有隔壁人家（后知是李先生女儿家）为师送早饭。开门间，我说请告知老师，话未完门已关上，让我更加茫然。门再开时，送饭者说："老人家让你楼下等。"我埋了头，就是不起身，心想一定要等到李先生。近九时，老先生才开门出来，见我跪待门前，只说："随我听讲，今天有一大课。"

到达大礼堂门口，李先生似改变主意，对我说："刚好今天要录像，你随某教授先去录像，再来听课，脚要洗干净哈！"我随教授去电教室，录像师问教授："是他吗？"教授说："临时说的，凑合吧！"录像场地很简陋，只有地上一块地毯比较干净，我想到"脚洗干净"之嘱，又赶忙出门在水龙头处反复冲洗双脚，再轻声走上地毯，用手帕擦了脚底，问录像师："要赤臂吗？"录像师笑起来："又不是打把式，录个单踟跌、双踟跌即可。"我马上打点精神，规矩做了双踟跌，之后又按录像师要求，做了单踟跌及散盘坐等。后来看到录像，才知道是为李先生净明动功录资料，或因我当时太紧张，面部不太自然，录像师干脆将我头部删去，所以，若能看到李先生净明动功最初的录像，那个没有头的人像，就是我。

到礼堂向李先生回话，李先生指了最前排一个座位，径直讲下去："今天因有特别诚心的人员听讲，故三元功法一齐讲。"他说"人法地，地法天，天法道"，故从地元说起，地元之根在涌泉，李先生于是脱去布鞋，又脱去布袜，展示足心涌泉穴，我当时想，涌泉谁不知！这李先生还是有点迂。此时，李先生以食指压涌泉，眼光似无意地扫向我，并说："从此吸气，一直到会阴。"那一瞬间，我全身犹如触电，一股麻热的电流，从我双脚心涌泉穴开始，一直就连到会阴。

我感知李先生秘密的授记，从我脚心涌泉穴开始。

"气胸"之辩

20世纪70年代，李先生奉命急救一部队领导重症呃逆。李先生救人心切，虽经长途颠簸，下车伊始，未及休息，当即切脉问诊，因重症呃逆，以针灸最为便捷，遂在肺俞、中脘下针，留针半小时，当即止呃。

不想李先生刚刚洗漱用餐，听下面医生议论说，患者因气胸引起发烧，要抢救等。李先生马上放下碗筷，当即找院长了解情况，院长说："李老您就不管了嘛，现在患者高烧到39℃，估计气胸，已安排抢救，你好好休息吧！"师一听，当即回曰："感谢院长关心，我既奉命救治首长，就有责任，还请上科主任同我们一起看患者吧。"院长面露难色，但终于推不过，遂叫上科主任一同到病房。师见患者大汗高烧，忙叫拿病历，当阅到病历写明一个半小时前，患者输入血清300毫升，当即心中了然，于是问主任血清来路，并说血清副反应亦会出现发热，主任说："这是从日本进口的血浆，日本科技那么发达，难道还有疑问吗，是针刺导致气胸，我们会抢救，李老还是休息吧！"又以目示院长，李先生当即制止说："我们请部队医院专家会诊，不然，我不好回复单位领导。我针刺很浅，不会是气胸。血清有无问题，我们再输一缺血病人验证。"

部队专家半小时到，赞同李先生意见，遂以患者输过一半的血清为另一患者输血。一小时多，刚输血患者亦发生与抢救患者一样的高热，最后专家一致同意李老先生人参白虎汤救治，抢救患者之事，得以圆满。

李先生曾专嘱余曰："如今（约是 1993 年），从事中医者不足 40 万，西医就有 400 万，西医动辄将屎盆子往中医头上扣，你今后实施中西医结合治疗时，既要敢于担当，更要眼明心细。"我对此惆怅良久。

以画说法

大约在 1993 年，时有四川著名画家沈先生，历尽艰辛，有望探索一条画派新路，因过度劳累并加之西藏工作的损伤，患上面瘫之疾，辗转托李先生诊治，约一月后，病情大有好转，又请李先生复诊。

时我陪侍李先生到草堂公园游，遂在草堂茶铺接待沈，李先生切脉之后，口述药方与针灸方，待我录方完毕，先生见沈并无马上离开之意，即大谈远古甲金文用笔与石壁图画，谈吴道子及敦煌壁画云："敦煌壁画之所以不朽，是作者将全部心志融于佛家大慈、大悲、大喜、大舍。从此，作者人品与画品得到升华与拓展。"说得沈喜笑颜开。最后李先生再嘱曰："师古人，古人已成死人；师今人，今人并无大家；唯师造化，能使画作得造化之功，启谛勉励后人。"沈先生沉思良久，作礼而去。

10 年后，我受邀参观沈先生画作，似乎真具造化之功，始知李先生以画说法之语不虚。

是头脑病还是身体病

1991 年，李先生以白衣身份，当选成都市佛教协会副会长。一时，我侍李先生于市佛协（文殊院内）公干，一位执事僧人向李先生报告一事，问有无补救办法。说一位老修行，近 50 岁，出家之后，历尽千辛万苦，因修法得力，身体得暖助等，或因身体逐渐强壮，阴茎自每晚子时勃起，至次日晨间才退，很是苦恼。因严守佛家淫戒，遂自己一刀去势。之后，身体多病。李先生慨然言曰："护戒之心令人景仰！但这是头脑之病，哪里是身体之病呢？"师遂传执事僧文武火调息之法，亦嘱让老修行进修禅定，努力认知般若心性，以求即生与即身解脱。

从那天起，我明白李先生所传的"嗌字气功"可以方便调节人体气血，特别是武火，能十口气将勃起阴茎吹软，并将功能转化（亦说明道家"练精化气"之说不虚）。同时，我开始留意出家或在家修行人群特殊的身心疾病。这是我后来写作《宗教行为与心理治疗》的远因。

"久肿必虚，久虚必肿"

约在 1960 年，李先生奉命为新都疗养院 300 余人治肿病，师查房后，再看食堂煮糠粥，就心知肚明了。当即处方：薏苡仁、芡实、糯米、大枣、枸杞子、花生、莲子、怀山药各 30 克，每人一天一剂，大锅煎煮，红糖调服。

那批肿病患者服这样特殊的粥药未及三天，有人找李先生询问："为什么要开那样的药？"李先生诚恳告之："因为他们虚。"来人又问曰："如何会虚呢？"

"肿久了就虚"。

"为何会肿"？

"虚久了就肿"。

此事不了了之，但肿病患者糯米粥是吃不成了。

李先生曾告诫我们："良相良医，根本一如。唯良相通过治理社会疾病而助益人生，良医以助益人生而回报社会罢了。"我因之感悟，李先生晚年，曾呈送"振兴中医"上书，是李先生做医生的分内事。

指针延命

20 世纪 80 年代，我目睹了李先生在临床中除了运用汤药外，还经常使用一些奇特的治疗方法来配合疾病的治疗，每次都有意想不到的奇效。

记得随侍李先生诊病期间，一天上午，诊室来了一位年轻人。他并不看病，直到中午十二时后，最后一个病人看完，才告诉老师，称自己的母亲患了绝症，是食道癌，现在正在附属医院住院，慕名前来，希望老师能到病房看一看。我们几个学生担心老师已经累了一上午，连水都未喝一口，正想推辞，不想李先生马上答应了。及至病房，我记得第一眼看到躺在病床上的病人，原来已属极晚期，癌细胞已全身扩散，面容枯槁，全身透黄，连水都咽不下去，看来也就几天时间可活，可能老师也无法了。水已不下，如何服药？大家都看着老师，不知怎么办。老师进病房一直未开口，只是轻轻揭开病人脚下被子，略微抬起病人一只脚，两手拇指点在脚背两个穴位上，凝神运气。大家都未出声，病房内寂静无声。大概有两分钟时间，我们一直在观察病人，看她有没有什么反应。但直到老师松开两手，我们也没见到病人有什么明显的反应。当时，老师也没再说什么，大家都跟老师一起离开了。我想，这样的病人，还抱什么希望呢？然而，令人惊奇的是第二天我刚随老师到门诊，昨天那个年轻人早就等在那里了，见老师来了，欣喜地告诉老师，说老师昨天走后，下午他母亲突然说想喝水，子女们感到奇怪，好多天都不能进水了，一喝就吐，如何能喝呢？又不便拒绝，就试着给她喝了一点，太神奇了，居然就喝下去了，今天想请老师再去看一看。就这样，老师利用中午下班后共去了三次，都是用指针治疗。最让我感到惊奇的是第五天上午那个年轻人又来了，并扶着一位陌生的妇女进了诊室，我感到奇怪，就问他：“怎么又带了一个病人来看病？”他的回答让我大吃一惊，说这就是他的母亲，现在已经能吃稀饭了，还能下床轻微活动，不好再麻烦老师，故自己来诊室求诊，我再仔细观察病人，皮肤黄色已退大半，和前几天第一次看到的判若两人。

这个病人后来经过老师的治疗，病情不断改善，又存活了一年多时间。如此绝症，能有如此之效，可见李先生指针的神效啊！

巧治麻疹坏症

李先生曾有巧治麻疹一事，值得纪念。

那时曾开设了短期中学西培训班，李先生亦参加学习。由于时代影响，西医对中医不甚了解，抱有误解和成见。有一位西医老师经常拿中医开涮，总说中医不科学，如上课讲到阑尾炎时就说：“你们看，西医好简单，一刀就解决了，中医咋个办？”没想到，不久这位医生的小孩患了麻疹，麻疹那时不常见，依中医理法，是遵循烧三天、出疹三天、恢复三天，10来天就平安度过了。但这位医生开始一见发烧，就大量使用青霉素，结果五六天高烧不退，疹透不出，病情转急。当时这位西医焦急万分，又束手无策，情急之下找到李先生，问中医有没有办法，李先生笑曰：“你怎么不开刀呢？”但当即随其看了病孩，李先生又安慰他：“中医刚好最善此类病，这是治疗不当，冰敷使热邪关闭，加上输液损伤心阳，致使麻疹内陷，中医治病主张祛邪外出，一副药让疹子出来就好了。”果然，李先生以一副麻杏石甘汤共几分钱的药，第二天，病孩的疹子就出得红彤彤的，几天就好了。这位医生感激万分，从此对中医大为折服，并开始学习中医，后来成为很有水平的中西医结合医生，留下一段佳话。

治疗破伤风深度昏迷患者始末

李仲愚曾成功治愈一破伤风患者自主呼吸停止、伴深度昏迷 30 天的重症病例。被誉为医学史上的奇迹。

1975 年秋，什邡县迥兰乡的一个农妇，前一天劳动时，不小心被铁钉刺伤脚底（当时农村医疗条件差，预防医学知识欠缺，故并未对伤口进行消毒处理，更谈不上打破伤风针了）。紧接着，第二天做了输卵管结扎术。该妇女 1 周后感染破伤风发病，高烧、牙关紧闭、浑身痉挛、抽搐，被送往什邡县人民医院救治。当地村民及家属误认为是计划生育手术造成的，造成了不良的社会影响。有关部门立即抽调专家成立抢救班子火速赶往什邡县，虽然多方采取措施，患者病情继续恶化，陷入深度昏迷，自主呼吸消失，只有微弱的心跳。专家组立即给患者使用呼吸机以维持呼吸，同时又增派专家。但事与愿违，患者一直高烧不退，体温一直维持在 40℃左右，伴深度昏迷、浑身痉挛、抽搐、卧不着席，完全靠输液、呼吸机维持生命体征。在维持到第 26 天时，专家提出是否请中医试一试。因此，派遣李仲愚赶赴什邡增援。当天中午，李先生赶到什邡进行临床诊断时，患者高烧 40℃，浑身痉挛、抽搐、卧不着席、深度昏迷，且自入院后大便一直未解。腰骶臀部已大面积压疮，骶骨外露，肌肉腐烂，面部潮红，脉浮如葱，芤脉已现。李先生当即处方：生晒参 30 克，生大黄 10 克，生石膏 100 克，知母 30 克，青蒿 30 克，甘草 10 克，嘱煎好后马上鼻饲。当时在场的西医置疑道："中药有效吗？"李先生笑曰："西医不是没办法了吗？死马当成活马医吧！"旁边更有西医讨论道："中医汤药都能把这样的危重病人医好，我手心煮豆腐请他！"患者通过鼻饲给药后，奇迹出现了。当天傍晚体温开始下降，约晚九时大便通了。第二天早上，体温居然奇迹般地恢复正常，浑身痉挛、抽搐的症状也有所减轻。效不更方，李先生嘱再进 1 剂。第三天患者体温稳定无反复，李先生遂改二方：生晒参 30 克，荆芥 30 克，防风 15 克，制白附子 10 克，制胆南星 10 克，制半夏 10 克，广木香 10 克，沉香 10 克，甘草 5 克，嘱服 3 剂。三诊后患者情况进一步好转，浑身痉挛、抽搐、卧不着席的症状消失。三剂尚未服完，奇迹发生了。患者昏迷 30 天后，自主呼吸恢复了，看到周围亲人，眼中流出眼泪，说明意识开始恢复。四诊李先生改方：生晒参 30 克，黄芪 50 克，麦冬 30 克，五味子 10 克，石菖蒲 15 克，荆芥 30 克，桂枝 30 克，当归 20 克，甘草 5 克。嘱其服 1 周。1 周后患者神志、意识完全清醒，饮食正常，已能下床活动，唯有长期昏迷卧床造成的大面积压疮折磨着患者，仍有"败血症"的可能。鉴于当时的情况，救治组西医专家提出："在我们西医呼吸、输液等支持疗法做后盾的情况下，中医把病人从死神那里拉了回来，好事做到底，病人的压疮治疗问题就交给中医了。"李先生同意将病人转往中医院继续治疗。

在有关部门的安排下，患者从什邡县人民医院转入当时的成都中医学院附属医院，继续治疗。为此，李先生以祖传秘方"鼓和丹"外用，专门为其治疗压疮。内服中药以补中益气汤、八珍汤、十全大补汤、五味解毒饮等，随证加减治疗。为时不足 3 个月，患者压疮完全治愈而出院。

长针疗疾

李先生在临床上除了用汤药疗病之外，尤善用长针治疗奇难杂症，医道同仁赞誉李先生为"李长针""多宝道人"。

我记忆深刻的一个例子是诊治精神病之事。当时成都军区某领导之女，20 岁左右，患精神分裂症，狂躁打人，到诊室后，李先生叫三位军人将患者强压在椅子上，用 20 厘米的长银针直刺入百会穴，另以短针选四象穴三个，针刺后即叫三位军人放手，瞬间病人安静如常人，在场者无不惊讶。后经月余治疗，该患者痊愈。

同穴不同效

我曾在李先生的针灸诊室见到一位五十年全瘫病人用担架抬来求医，李先生处以方药和针灸。当时李先生身边有近十位当时成都军区总医院派来学习的军医，他们按照李先生所处配穴进行施治，轮番上阵（病人浑然不知），众人曰："此病久矣，初刺故无针感。"遂请李先生示范赐教。李先生微笑着接过同样尺寸的银针，刺入穴位，患者当即连声怪叫，说胀麻感如强电流注入。

同样的穴位，为何有如此迥异的效果呢？原是因施治者的手法不同，而产生了不同的功效。李先生不仅善于辨证取穴，更善以提、按、捻、转的补泻手法，使道、法、术相统一，自然疗效明显。

"鬼祟穴"巧治癔病

20 世纪 80 年代，一位副教授带来一妇女（50 岁左右）来李先生处求医。自述为治病走了很多城市，中西医治疗皆无效。患者气若游丝，心烦意乱，脸色苍

白，李先生诊为癔病，并用艾火灸手、足鬼眼穴（手鬼眼为两少商旁，足鬼眼为
二隐白穴旁），将二指（趾）靠拢，用米粒大的艾炷灸三壮。李先生只用灸法 7
次，加上相应汤药施治，即愈此病。

　　李先生在临床的五十年间，运用鬼祟穴诊治了五百余起情志病患者，效果
神奇。

学术年谱

川派中医药名家系列丛书

李仲愚

1920 年 2 月，出生于四川彭县九尺正街一世代业医家庭，父亲李成焕，祖父李春庭。

1926 ~ 1932 年（6 ~ 12 岁），在秦小詹、唐寿山二位老人合办的私塾读书。

1932 ~ 1937 年（12 ~ 17 岁），从师刘悦仁先生学医。

1937 ~ 1940 年（17 ~ 20 岁），从师邱俊扬学医并师丁光庭、张宣生等师攻读百家典籍。

1940 ~ 1945 年（20 ~ 25 岁），因诸师先后逝世，李先生遂独立行医。

1945 ~ 1950 年（25 ~ 30 岁），家乡行医。1945 年，因有效治疗霍乱流行，声名大显。

1950 ~ 1952 年（30 ~ 32 岁），任彭县第五区文教卫生副主任委员、九尺乡联合诊所主任（时西南卫生部和中央卫生部有专人到访九尺乡联合诊所）；1951 年，彭县土改，李先生担任巡回医疗队队长。

1952 ~ 1953 年（32 ~ 33 岁），在彭县预防医学班学习三个月。

1953 ~ 1955 年（33 ~ 35 岁），任彭县第五区文教卫生主任委员、彭县人民代表。其间，1953 年 10 月 ~ 1954 年 11 月，在温江专区中医进修班学习；1954 年 2 月，出席四川省中医代表大会，在会上介绍举办联合诊所的经验。

1955 年 2 月 ~ 1956 年 6 月（35 ~ 36 岁），任彭县人民委员会委员（分管卫生工作）。

1956 年（36 岁），调成都中医进修学校任教。

1957 年，成都中医进修学校更名为成都中医学院，李先生随调成都中医学院附属医院，从事中医、针灸的教学和临床工作。

1969 ~ 1971 年，被调参加"523 科研"，连续三年被评为先进工作者。

1978 ~ 1979 年，连续两年被评为成都中医学院先进工作者。

1983 年，治愈彭真委员长耳疾，借机向其呈送振兴中医上书。

1987 年，为澄清气功界妄人说法乱象，撰著《气功灵源发微》（四川科学技术出版社出版）。

1990 年，出版著作《杵针治疗学》（四川科学技术出版社）。

1991 年 9 月 26 日，成都市佛教协会第五届代表会议在文殊院召开，会议选举李仲愚为成都市佛教协会副会长。

1991 年 10 月 1 日，被国务院授予有突出贡献专家称号，享受政府津贴。

1993 年，应德国针灸学会邀请，赴德国讲学中医、针灸杵针、气功等。

1993 年 10 月 15 日，李仲愚作为成都佛教界代表，参加了北京召开的中国佛教协会第六届代表会议。

2000 年 5 月，由李仲愚传授，由学生赵文编撰出版《医道家课》。（四川科技出版社出版）

2001 年，出版著作《李仲愚临床经验辑要》（中国医药科技出版社）。

2002 年 7 月，由李仲愚传授，赵文编撰出版《医道灵源》。（四川科技出版社出版）

2003 年 1 月，逝世。

感怀师恩（代后记）

川派中医药名家系列丛书

李仲愚

　　"川派中医药名家系列丛书"《李仲愚》即将完稿，作为李先生的弟子，甚多感怀与感动。

　　恩师李先生认为，中医药学，本源易道，故能弥纶天地，凡八达之外，六合之内，放之无不准也。因此，西医应该学习中医，特别是学习中医身心统一的哲学观念！并依科技发展的先进检查手段，以三才学说整体观念为纲，辨证与辨病结合，更融汇中医卫气营血、三焦脏腑、经络腧穴、五运六气乃至四诊八纲，才能确保医疗品质，更好地服务人类健康事业。这是非常精到的。

　　《周易》三才统一整体观的根本，是身心统一的哲学思想，它既是传统中医药学发生、发展的源薮，更是传统中医人文关爱的灵魂！于是有传统医道依据身心统一之理，展现出围绕身心健康的敬畏生命、摄护生命、修养生命以至觉悟生命的选择与次第；有依于人文关爱辨证论治与临证导引、针灸、汤液、薄贴综合应用的数术表达，使形上与形下沟通，道法术全体统一。恩师李先生的全部生命流，便是传统医道人文关爱与身心统一理法的上妙注解。

　　故恩师李先生的一生，是追求身心统一的一生，是依于身心统一之理不断修养生命的一生；是以辨证施治为纲，综合应用中医法术活人性命、导人觉悟的一生！这样的人生，能不令弟子们感怀与感动！

　　试作《悲愿颂歌》，权作供养：

　　敬礼师尊——不动金刚！

　　（一）

　　我用百合装饰您的苗圃，

　　我用紫荆编织我的辔辔。

　　忍冬藤连接，

　　山菊花秋风正黄。

　　（二）

　　您为我种下万年青的种子，

　　我的胸襟，沾满泪水，

我瞻仰您圣洁的旅次，

聆听您空灵的呼吸。

您只是慢慢脱去鞋袜，

展示凹陷足心的涌泉穴。

从此，感知您秘密授记，

如您行道的历史，

充满神力，走遍十方。

（三）

记得太阳之上，

供水闪出金黄，

您安好银色的曼荼，

将供酒洒向苍茫。

那时，大地开始摇晃，

幻出七色香光。

我身体融入光芒，

认知您风与明点的吟唱。

（四）

那段时间，没有供养，

我脱去长袍，敞开胸膛。

服食甘苦的青草，

畅饮恒河的琼浆。

夜晚，在印有您脚印的石板上睡觉，

听月光追赶太阳。

（五）

发现您胸襟的海洋，

感知我更加渺小。

小到一段溪水，

溪水中一朵浪花的歌唱！

（六）

记得您生时的肖像，

双目凝神，威猛慈祥。

您说，祖师是金色圆光，

犹如太阳，高悬天上。

那天，您拉住我的手，

让天谷冲破顶轮，

让夜幕遮止创伤，

将您喜舍的甘露，

点点滴到我的心上。

（七）

恰如时轮深广的坛场，

无尽天女，舞动云裳。

欢悦悲悯，碰铃振响，

风云高树幢幡之上。

唯将我心安放坛城中央，

燃放您无尽无漏的薪火，

香光庄严，回供沧桑。

祈愿恩师李先生六时吉祥！是为记。

赵文　谨识

2014 年 4 月 22 日

参考文献

1. 李仲愚 . 气功灵源发微［M］. 钟枢才整理 . 成都：四川科学技术出版社，1987.

2. 李仲愚 . 杵针治疗学［M］. 钟枢才，李淑仁整理 . 成都：四川科学技术出版社，1990.

3. 李仲愚 . 李仲愚临床经验辑要［M］. 北京：中国医药科技出版社，2001.

4. 赵文 . 宗教与中医学发微［M］. 北京：宗教文化出版社，2013.

5. 李仲愚 . 神经官能症的临床管见 . 成都医药通讯［J］，1977（6）：62.

6. 李仲愚 . 从灸至阴穴转胞胎谈对经络及腧穴之体会 . 成都中医学院学报［J］，1978（1）：47.

7. 钟枢才，刘全让 . 北辰穴、八荒穴及其临床应用 . 中国医药学报［J］，1993（8）：35.

8. 刘全让，钟枢才 . 李仲愚学术思想与经验特长 . 北京中医，1994（3）：3.

9. 李仲愚，赵文 . "五行生克"原理与精神疾病及其他 . 文史杂志［J］，1999（4）：16.

10. 李仲愚 . 大道归于自心——我看老子的道德观 . 文史杂志［J］，2001（2）：18.